中国康复医学会"康复医学指南"丛书

中西医结合康复指南

主　　编　陈立典　陶　静
副 主 编　王鹏琴　冯晓东　李　丽
　　　　　金荣疆　赵　焰　唐　强

人民卫生出版社
·北京·

图书在版编目（CIP）数据

中西医结合康复指南 / 陈立典，陶静主编 . —北京：
人民卫生出版社，2021.10
ISBN 978-7-117-32235-5

Ⅰ.①中… Ⅱ.①陈… ②陶… Ⅲ.①中西医结合 –
康复医学 – 指南 Ⅳ.①R49-62

中国版本图书馆 CIP 数据核字（2021）第 205669 号

人卫智网　www.ipmph.com	医学教育、学术、考试、健康，购书智慧智能综合服务平台	
人卫官网　www.pmph.com	人卫官方资讯发布平台	

中西医结合康复指南
Zhongxiyi Jiehe Kangfu Zhinan

主　　编：陈立典　陶　静
出版发行：人民卫生出版社（中继线 010-59780011）
地　　址：北京市朝阳区潘家园南里 19 号
邮　　编：100021
E - mail：pmph @ pmph.com
购书热线：010-59787592　010-59787584　010-65264830
印　　刷：北京汇林印务有限公司
经　　销：新华书店
开　　本：787 × 1092　1/16　印张：15
字　　数：384 千字
版　　次：2021 年 10 月第 1 版
印　　次：2021 年 11 月第 1 次印刷
标准书号：ISBN 978-7-117-32235-5
定　　价：75.00 元

编者（按姓氏笔画排序）

马丙祥（河南中医药大学第一附属医院）

王　磊（南京中医药大学）

王芗斌（福建中医药大学）

王鹏琴（辽宁中医药大学附属医院）

冯晓东（河南中医药大学第一附属医院）

毕鸿雁（山东中医药大学附属医院）

朱路文（黑龙江中医药大学附属第二医院）

刘志臻（福建中医药大学）

李　丽（山东中医药大学第二附属医院）

李　柏（海军军医大学附属长海医院）

杨　楠（中山市中医院）

杨珊莉（福建中医药大学附属康复医院）

余　航（江西中医药大学附属医院）

张　宏（上海中医药大学附属岳阳中西医结合医院）

张为民（长春中医药大学附属医院）

张安仁（中国人民解放军西部战区总医院）

陈　枫（中国中医科学院望京医院）

陈立典（福建中医药大学）

陈红霞（广东省中医院）

陈奇刚（昆明市中医医院）

陈尚杰（深圳大学第二附属医院）

邰先桃（云南中医药大学）

卓文磊（陆军军医大学第二附属医院）

金荣疆（成都中医药大学）

赵　焰（湖北省中医院）

胡　军（上海中医药大学）

胡志俊（上海中医药大学附属龙华医院）

姜迎萍（新疆维吾尔自治区中医医院）

夏文广（湖北省中西医结合医院）

郭永明（天津中医药大学）

唐　强（黑龙江中医药大学附属第二医院）

唐　巍（安徽中医药大学）

陶　静（福建中医药大学）

黄　佳（福建中医药大学）

隋　红（哈尔滨医科大学附属肿瘤医院）

蒋松鹤（温州医科大学附属第二医院）

虞乐华（重庆医科大学附属第二医院）

编写秘书

夏　锐（福建中医药大学）

中国康复医学会"康复医学指南"丛书

序言

受国家卫生健康委员会委托,中国康复医学会组织编写了"康复医学指南"丛书(以下简称"指南")。

康复医学是卫生健康工作的重要组成部分,在维护人民群众健康工作中发挥着重要作用。康复医学以改善患者功能、提高生活质量、重塑生命尊严、覆盖生命全周期健康服务、体现社会公平为核心宗旨,康复医学水平直接体现了一个国家的民生事业发展水平和社会文明发达程度。国家高度重视康复医学工作,近年来相继制定出台了一系列政策文件,大大推动了我国康复医学工作发展,目前我国康复医学工作呈现出一派欣欣向荣的局面。康复医学快速发展迫切需要出台一套与工作相适应的"指南",为康复行业发展提供工作规范,为专业人员提供技术指导,为人民群众提供健康康复参考。

"指南"编写原则为,遵循大健康大康复理念,以服务人民群众健康为目的,以满足广大康复医学工作者需求为指向,以康复医学科技创新为主线,以康复医学技术方法为重点,以康复医学服务规范为准则,以康复循证医学为依据,坚持中西结合并重,既体现当今现代康复医学发展水平,又体现中国传统技术特色,是一套适合中国康复医学工作国情的"康复医学指南"丛书。

"指南"具有如下特点:一是科学性,以循证医学为依据,推荐内容均为公认的国内外最权威发展成果;二是先进性,全面系统检索文献,书中内容力求展现国内外最新研究进展;三是指导性,书中内容既有基础理论,又有技术方法,更有各位作者多年的实践经验和辩证思考;四是中西结合,推荐国外先进成果的同时,大量介绍国内开展且证明有效的治疗技术和方案,并吸纳中医传统康复技术和方法;五是涵盖全面,丛书内容涵盖康复医学各专科、各领域,首批计划推出 66 部指南,后续将继续推出,全面覆盖康复医学各方面工作。

"指南"丛书编写工作举学会全体之力。中国康复医学会设总编写委员会负总责,各专业委员会设专科编写委员会,各专业委员会主任委员为各专科指南主编,全面负责本专科指南编写工作。参与编写的作者均为我国当今康复医学领域的高水平专家、学者,作者数量达千余人之多。"指南"是全体参与编写的各位同仁辛勤劳动的成果。

"指南"的编写和出版是中国康复医学会各位同仁为广大康复界同道、

为人民群众健康奉献出的一份厚礼,我们真诚希望本书能够为大家提供工作中的实用指导和有益参考。由于"指南"涉及面广,信息量大,加之编撰时间较紧,书中的疏漏和不当之处在所难免,期望各位同仁积极参与探讨,敬请广大读者批评指正,以便再版时修正完善。

衷心感谢国家卫生健康委员会对中国康复医学会的高度信任并赋予如此重要任务,衷心感谢参与编写工作的各位专家、同仁的辛勤劳动和无私奉献,衷心感谢人民卫生出版社对于"指南"出版的高度重视和大力支持,衷心感谢广大读者对于"指南"的关心和厚爱!

百舸争流,奋楫者先。我们将与各位同道一起继续奋楫前行!

中国康复医学会会长

方国恩

2020 年 8 月 28 日

中国康复医学会"康复医学指南"丛书

编写委员会

7

中国康复医学会"康复医学指南"丛书

目录

30. 精神疾病康复指南	主编	贾福军		
31. 生殖健康指南	主编	匡延平		
32. 产后康复指南	主编	邹 燕		
33. 疼痛康复指南	主编	毕 胜		
34. 手功能康复指南	主编	贾 杰		
35. 视觉康复指南	主编	卢 奕		
36. 眩晕康复指南	主编	刘 博		
37. 听力康复指南	主编	周慧芳		
38. 言语康复指南	主编	陈仁吉		
39. 吞咽障碍康复指南	主编	窦祖林		
40. 康复评定技术指南	主编	恽晓萍		
41. 康复电诊断指南	主编	郭铁成		
42. 康复影像学指南	主编	王振常		
43. 康复治疗指南	主编	燕铁斌	陈文华	
44. 物理治疗指南	主编	王于领	王雪强	
45. 运动疗法指南	主编	许光旭		
46. 作业治疗指南	主编	闫彦宁	李奎成	
47. 水治疗康复指南	主编	王 俊		
48. 神经调控康复指南	主编	单春雷		
49. 高压氧康复指南	主编	潘树义		
50. 浓缩血小板再生康复应用指南	主编	程 飚	袁 霆	
51. 推拿技术康复指南	主编	赵 焰		
52. 针灸康复技术指南	主编	高希言		
53. 康复器械临床应用指南	主编	喻洪流		
54. 假肢与矫形器临床应用指南	主编	武继祥		
55. 社区康复指南	主编	余 茜		
56. 居家康复指南	主编	黄东锋		
57. 心理康复指南	主编	朱 霞		
58. 体育保健康复指南	主编	赵 斌		
59. 疗养康复指南	主编	单守勤	于善良	
60. 医养结合康复指南	主编	陈作兵		
61. 营养食疗康复指南	主编	蔡美琴		
62. 中西医结合康复指南	主编	陈立典	陶 静	
63. 康复护理指南	主编	郑彩娥	李秀云	
64. 康复机构管理指南	主编	席家宁	周明成	
65. 康复医学教育指南	主编	敖丽娟	陈健尔	黄国志
66. 康复质量控制工作指南	主编	周谋望		

前言

随着人口老龄化和慢性病发病率增高，社会对康复医疗的需求急剧增加。我国政府高度重视发展康复服务。中共中央、国务院于 2016 年 10 月 25 日印发并实施《"健康中国 2030"规划纲要》（以下简称《纲要》），强调"强化早诊断、早治疗、早康复，实现全民健康"。我国医疗卫生服务从关注单一疾病的治疗，逐渐上升到更多关注整体健康水平的改善。同时在《纲要》中强调"充分发挥中医药独特优势"。世界卫生组织 2017 年在日内瓦召开的"康复 2030"国际大会，也呼吁关注日益增长的康复需求，明确了康复在实现联合国 2030 年可持续发展目标中的重要作用，并呼吁采取国际性的协调和具体的行动，强化健康服务体系中的康复服务。促进和改善人体功能水平与活动能力的康复服务成为卫生与健康工作中不可或缺的组成部分，我国康复事业发展进入了新阶段，同时也对中西医结合康复提出了新的要求。在这种背景下，中国康复医学会中西医结合专业委员会组织编写了本指南。

传统康复与现代康复的融合是我国康复医学的优势和特色。现代康复医学强调从外到内，从细分到整合对人体进行干预，重点作用于肌肉骨骼及神经系统，综合运用各种手段改善功能状态。而传统康复的功能训练则充分体现了"整体观""辨证论治""形神合一"以及"治未病"等中医原创思想，强调身心并练、形神兼养、动静结合，着重通过躯体和精神、心理的调适及平衡促进健康与康复，如针灸、推拿、太极拳等传统康复手段，在疾病康复中发挥着重要的作用。

本指南选择康复医学常见的、有中医药治疗特色的病种，通过系统评价的方法，理论与实践相结合，既从现代康复角度介绍了这些病种的定义、流行病学、诊断、康复治疗，又重点介绍了中医相关术语、病因病机和中医特色疗法。本指南内容涉及神经、肌肉骨骼、心肺、内分泌及代谢性疾病、肿瘤的中西医结合康复，涵盖儿童、女性等特殊人群，共计 25 个病种。现代康复部分详于评定，中医康复部分详于治疗，并按证据和推荐级别从高到低排序相应的内容。本指南立足临床，侧重康复治疗，突出中医特色，可供广大中西医康复医师、治疗师参考。

衷心希望广大中西医康复医师、治疗师在使用过程中提出宝贵意见，以便进一步改进与完善本指南。

陈立典

2021 年 4 月 28 日

目录

第一章 绪 论

中西医结合康复是我国康复医学固有的优势。中医康复蓬勃发展，与西方康复医学共同构筑了有中国特色的中西医结合的康复医学体系。

一、中西医结合康复发展现状

《"健康中国 2030"规划纲要》提出要充分发挥中医药在疾病康复中的核心作用。中医在疾病康复中的作用越来越受到重视，中医康复服务在全国各地普遍开展。

从 2007 年国家中医药管理局设立中医康复重点专科，经过十多年的建设，中医康复重点专科协作组成员单位已达 82 家，专病协作组超过 93 家，分布在全国 22 个省市。中医康复科专有床位数 4 000 多张，服务人群约为 3 000 万人，约占康复医疗服务总量的一半。2016 年"中医康复服务能力建设"被列入国家中医药公共卫生服务项目。但中医康复在实践中仍然存在以下问题：

在临床中仍存在重疾病治疗而轻康复的现象。不少人错误地认为只要接受了临床治疗，在疾病治疗过程中丢失的功能和活动能力必然会随着疾病的治愈而恢复，而忽略了介入康复的必要性。实际上，疾病治疗过程中，纵使病理逆转、病因消除，丢失或受限的功能和活动能力也不会主动恢复到最大化。例如脑卒中研究显示，如果患者接受康复治疗，能够重新行走并自理生活的比例可以达到 90%，但如果不接受康复治疗，则比例只有 6%。而丢失或受限的功能和活动能力一定会进一步加重疾病的发生发展，增加疾病的复发率，是造成并发症增加，死亡率上升，药物依赖加重，后期医疗费用增加的最主要因素。有研究显示，肺癌患者进行术前心肺康复训练，其术后并发症发生率为 16.9%；对比术前没有接受心肺康复训练的患者，术后并发症发生率高达 83.1%。

对健康的认识也存在误区。对功能和活动能力在人的健康中的重要性和意义关注不够。因此，在日常生活中把预防疾病当作健康维护的根本目标，而忽略了人在增龄过程中，在不同的自然环境、社会环境中可能带来功能和能力的限制，而这种限制会提高疾病的发生率。人们也往往忽视了一些看似简单的运动功能障碍，其实这些障碍的持续存在，可能引发内脏各系统功能的丢失，造成更多疾病和功能障碍的发生。

《健康中国行动（2019—2030 年）》提出要"提供系统连续的预防、治疗、康复、健康促进一体化服务，提升健康服务的公平性、可及性、有效性，实现早诊早治早康复"。当前，我国人口基数大，医疗卫生资源分布不均衡，如何发挥中西医结合康复的优势，大力发展具有中国特色的康复服务体系，是以较低成本取得较高健康绩效的有效策略，是提高康复服务公平性和可及性问题的现实途径。

二、中西医结合康复服务的特色与优势

结合中西医康复医学各自的特点，优势互补，相互融合，是发展中西医康复，提高康复临床疗效的重要途径，也是中国特色康复医学体系发展的主流趋势。

（一）中医康复思想与现代康复理念互通

中医学的理论核心是整体观，"形神合一""天人合一"。中医康复包含以整体观为核心的全面康复思想，全面康复不仅关注肢体运动功能、脏腑生理功能、精神心理功能等的恢复，同时也注重社会生活能力和适应自然环境的能力的全面恢复。在整体观指导下，强调人体功能的康复，既要注重肢体、脏腑、神志功能的协同统一，保持"形神合一"；还要实现环境适应能力和社会活动参与能力的全面康复，达到"天人合一"的健康状态。

从中医康复"形神合一"的角度将人体复杂变化的功能障碍表现看成是形、神功能失调的结果。局部的功能障碍会影响到整体的功能变化，如下肢运动功能障碍，行走不利，气血运行受阻，经络不畅，可导致脏腑功能失调，情志异常。因此，中医康复临床诊疗往往从形、神两方面进行康复，不仅注重肢体功能的锻炼，还注重脏腑、情志功能的调节。

中医学认为，中医康复将人与社会的统一性纳入了"天人合一"的范畴，综合考虑到外界环境对功能的影响。人适应自然、参与社会生活的能力是人良好的功能和活动能力的表现。肢体功能的障碍不仅很大程度上影响了患者的日常生活活动能力，也可能降低了社会参与能力，从而影响到患者的全面康复。

此外，以中医康复思想中"正气为主"的功能观还强调顺应自然，培养正气，避免伤病；倡导合理的生活方式，维持良好的功能水平，达到"形与神俱"的最终状态。"杂合而治"的康复理念不仅综合了摄生养护的传统方法和临床常用的中医康复技术，同时也注重自然环境和社会环境对健康的影响。

这些中医康复思想与现代康复医学的国际功能、失能和健康分类（international classification of functioning, disability and health, ICF）的理念有相通之处，ICF 从身体结构和功能、活动和参与、环境因素和个人因素等方面评价人的健康状况，同样注重功能的全面康复。ICF 解决了功能障碍的分类问题，但还需要建立功能与能力之间的相关性，从整体功能恢复的角度对康复工作进行设计。中医康复虽然很明确提出整体功能观指导思想，但缺乏功能障碍系统分类，可量化的标准也较欠缺。在中医康复理论指导下，结合康复医学分类模式，可共同构成我国康复医学整体功能观的理论框架和工作实践基础。

（二）中西医康复技术融合优势互补

现阶段，中医康复有效技术已经成为疾病康复的核心手段。世界卫生组织权威发布，针灸对 28 类疾病疗效确切，广泛应用于缺血性脑卒中、偏头痛、颈痛、术后疼痛、膝关节炎等，改善各类功能障碍，缓解疼痛，提高生活活动能力。例如，英国皇家内科医师学会2012 年编写的《国家脑卒中临床指南》显示，在脑卒中功能障碍的康复过程中，针灸已被应用于改善运动功能、疼痛、平衡障碍等。传统运动如太极拳、八段锦、易筋经等不仅能改善运动能力、提高心肺功能，还能有效改善认知功能，改善精神和心理功能等，有广泛的实践基础。有研究整理分析了时间跨度 41 年，超过 500 篇有关太极拳的临床研究及 120多项系统评价，综合高质量的证据显示太极对预防跌倒、骨关节炎、帕金森病、慢性阻塞性肺疾病和认知障碍的康复证据极好，对抑郁、心脏康复、脑卒中康复和痴呆的康复也有良好的证据。大量的临床研究与实践还表明，中医药在早期促醒、控制感染、恢复肠道功能与膀胱功能、恢复吞咽功能等方面优势明显；中医药益气活血能有效改善慢性病患者的运动功能、平衡能力及日常生活活动能力，促进神经功能恢复等，对老年康复也大有裨益。

康复医学客观、规范、量化的功能评定标准有益于康复功能水平和结局指标的评价。中医康复思想和方法结合康复在功能障碍分类评估方面的优势，从繁到简，梳理、优化出最基本、最普遍适用的中医康复有效技术,并在实践中与现代康复相融合,形成可重复、可推广、规范化的康复方案,可以促进中医康复技术、方案的推广应用。

(三)中西医康复融合促进优化服务

中医康复思想与现代康复理念的融合是我国康复医学的优势和特色,将中医康复有效技术和现代康复方法进行融合是康复方案不断优化的过程,这种融合也是提高临床疗效、改善康复结局的必然趋势。如中医推拿结合现代康复的评估和治疗,较单纯采用现代康复技术(神经生理疗法与作业疗法),能更好地改善老年脑卒中偏瘫痉挛期患者的痉挛状态、神经功能和肢体运动功能;针刺联合计算机辅助认知训练康复方案(带针训练),较单纯的针刺疗法或计算机辅助认知训练疗法,能更好地改善脑卒中后认知功能障碍。针灸、推拿配合传统运动疗法及物理治疗,较单纯的传统康复不仅能更针对性地缓解膝骨关节炎患者的关节僵硬、疼痛等症状,改善关节活动度和肌肉协调性等康复结局,还能更好地提高患者的肌力和平衡功能,改善负面情绪等,帮助预防跌倒,提高活动和参与的能力。

然而,在中西医康复融合的过程中,存在中西医康复技术无序叠加的现象,导致康复疗效不增反减,甚至可能造成二次损伤。如脑卒中偏瘫患者的患侧上肢容易发生半脱位,稳定性较差,加上肩胛骨的对位不佳,肩肱节律等运动学表现容易出现异常,在融合中医康复手法治疗时,如果没有依据这些功能障碍的特点,根据上肢相关的运动学机制进行,很容易导致肩部尤其是肩袖损伤,而多次反复创伤可能引起慢性炎症,导致粘连性肩周炎;脑卒中偏瘫患者的下肢痉挛可采用针刺结合肌肉牵伸技术进行治疗,但如果仅将两项技术简单相加,没有结合康复评估的结果和神经生理学的机制考虑,采用不恰当的治疗顺序、强度、时间等可能导致局部痉挛的加重。

只有在整体功能观指导下进行康复实践,考虑局部与整体功能的一致性,将中西医康复有效技术进行合理的融合,实现康复方案的优化,才能真正起到提质增效的作用,也实现全面康复结局的管理。如太极拳、八段锦等中医传统运动有利于提高人体平衡能力,预防跌倒;改善纤维肌痛患者疼痛、焦虑等;改善帕金森病患者的运动、定向能力等。肌力训练有利于增肌减脂、增加骨密度、改善心血管健康状态、改善慢性疾病与疼痛等。将中医传统运动与肌力训练进行合理的融合与优化,结合个体功能障碍的评估结果,应用于肿瘤康复、心血管康复等,可优势互补,提高康复疗效。在认知功能障碍的中医理论梳理基础上,提炼"脏腑为用,督脉为枢"的共同病机和"通督调神"的基本治法,选择督脉的百会、神庭进行针刺,同时配合计算机辅助训练及太极拳等传统运动训练,不仅改善认知功能,还能通过肢体运动功能、心理情绪的改善提升患者的功能独立水平及其环境适应能力等。中西医康复的最佳融合方式、融合点、治疗顺序先后、治疗的最佳频次、强度等仍有待进一步探索和研究。随着持续不断的指南总结及其循证实践的拓展应用,中西医结合康复方案将更好地进行推广应用,并形成指南推荐更好地指导康复专业人员的循证实践。

三、中西医结合康复服务的展望

中西医结合康复,以整体观思想和全面康复的理念相结合形成整体功能观,在康复评定、康复治疗和康复结局管理方面综合体现和应用。以功能为核心,将中西医康复相互协同,互相借鉴,优势互补,重视功能评估和社会参与的目标,在康复协作组中共同制订康复计划,相互配合实施,并将康复治疗与康复工程相结合等,可以避免单一中医或西医康复治疗的局限性,也能通过优化组合改善各种身体的功能,提高活动和参与的能力。中西医结合康复不仅在医院康复服务中发挥重要作用,同时也是实现长期的、可持续的社区康复服务不可缺少的重要组成部分。

(一)将整体功能和活动能力作为中西医结合康复工作的指标

在疾病康复过程中尤其要关注人的功能和活动能力,考虑功能的恢复和改善直接关系到疾病的状态的减轻、健康水平的改善、医药费用的减少。体现中医健康思想和有效康复技术的优势,同时在中医疾病康复的评价中符合中医"形与神俱"与"天人合一"的健康要求。

(二)提高中西医结合康复整体服务水平和能力

临床上应针对功能和活动能力恢复开展康复工作,避免对功能和活动能力的评价的片面性,仅仅从单一的器官或部位入手,忽略了障碍的整体性。因此,需要基于中医"整体观"和全面康复的思想,体现"杂合而治"的综合康复理念,真正地从功能的角度进行评价和干预。

(三)加大中医康复临床服务能力的建设

加强中医医院康复科建设,加强二级以上综合医院康复医学科中医康复人员配备。鼓励社区广泛提供中医康复服务。中医康复技术简便可行,具有切实的临床疗效和广泛的群众基础,要充分发挥中医康复技术在社区康复中的独特作用,提升社区康复服务能力,推广普及科学有效、简便可行的技术和设备,推动我国社区康复的发展。鼓励社会资本举办中医特色康复服务机构。加强各级各类康复医疗机构中医康复人才专业化培训,提高中医康复服务能力。

(四)加强中西医康复在慢性病和康复养老中的应用

慢性病群体介入康复才能达到功能水平的最大化。中医康复具有"简、便、验、廉"的特点,易于在基层、社区甚至家庭中推广,在减轻慢性病群体的疾病状态,减少药物依赖,降低医疗成本,改善整体健康中的作用极其重要。老年人因为增龄,存在不同程度的身心功能障碍。功能水平低下是加重、加快老年人疾病发生、发展的主要原因,也是造成老年人医疗支出不断提高的主要因素。中医药在慢性病、老年病的预防保健、养生康复方面的优势突出,中医顺应自然、培养正气的健康思想与"致中和者必久寿"的摄生主张在维持良好身心功能、预防各种疾病发生发展、减缓因增龄导致功能和活动能力下降中都发挥着重要的作用;"形神合一"的传统运动与导引术(如太极拳和八段锦)不仅能改善运动能力、提高心肺功能,还能有效改善认知功能,改善精神和心理功能;针灸能改善各类功能障碍,缓解疼痛,提高生活活动能力等;大量的临床研究与实践还表明,中医药能有效改善内脏各系统功能、减轻慢性病患者疾病状态、减少药物依赖等。结合现代康复在慢性病、老年病康复方面的建议,例如根据功能障碍的程度和特点,考虑患者的兴趣和能力水平,制订和实施运动处方,采用有氧运动或传统运动训练,能最大限度地改善患者的功能水平和活动能力,显著提高其生活质量。

(五)加大中医康复科技的投入和研发

加强功能评估与中医康复技术的结合应用,对中医康复理论进一步挖掘整理、梳理优化,形成更多的可重复、可推广的、可在社区落地的中西医康复方案和有效技术。开展中医康复结局研究,解决制约康复结局的问题,拓展中西医康复共性技术;加强中医康复专有设备研发、推广、应用;加强中西医康复规范化、标准化研究等。

(六)加强正确健康观的科普教育

紧紧围绕人的功能水平与活动能力在健康中的重要性,将中医健康思想、整体功能观作为重要内容,在康复中注重健康理念的传播和宣传,使中西医康复技术在帮助恢复和提高功能水平和活动能力方面合理应用,同时提倡合理的健康生活方式,实现从"以疾病为中心"向"以健康为中心"的转变,彰显中西医结合康复的核心作用。

四、中西医结合康复指南的意义

康复医学指南是针对康复治疗中的问题,基于系统评价的证据,平衡不同康复干预措施利弊的基础上,形成能够为有功能障碍的人提供最佳康复服务效果的推荐意见。中西医结合康复的发展需要更高质量的循证依据和方法,因此中国康复医学会中西医结合专业委员会根据学会工作规划,组织编写了本指南。以服务人民群众健康为目的,以满足广大康复医学工作者需求为指向,以康复循证医学为依据,以康复医学科学规范为准则,以康复科技创新为主线,以康复技术、管理为重点,充分发挥中西医结合专业委员会的人才技术优势,统一思想,明确责任,努力编写代表当今水平的中西医结合康复指南,为广大康复医学工作者提供参考,为人民群众提供健康服务。

在知网检索"中医康复"或"中西医康复"的近五年文献有2 600多篇,PubMed上近五年的相关文献近8 000篇,说明中西医康复的快速发展及其国际化,但也存在文章质量不齐,操作缺乏标准及规范,学科和地域发展不平衡等问题。因此亟需通过制定临床实践指南为中西医结合康复治疗的实施和评价提供科学的证据基础,帮助康复机构按照证据支持的方案进行操作,提高康复效果,使患者获得最大的康复效益。

本指南目的在于制定中西医康复评定和康复治疗规范,提供在一般情况下适用于大多数患者的临床实践策略。撰写指南前,组织资深专家组成编写小组,并多次召开线上线下编写会,查阅国内外现有的康复指南作为参考,以指南制定的规范或方法学作为编写指南的指引。指南所覆盖的临床关键问题遵循PICO(Patient, Intervention, Comparison, Outcome)模型,即临床问题应包括目标人群,重要的干预措施及方法,干预措施间的比较,干预措施的结局效应、危害和风险及其临床可行性、对临床经济学的影响等。对已有的系统评价进行质量评价,对未有系统评价的内容进行新的评价,再汇总系统评价进行证据等级排序后形成综合意见。突出中医康复及中西医结合康复的特色和优势,内容强调具体评估和操作的规范,适应证与禁忌证,体现指南的实用性和可操作性。响应世界卫生组织"康复2030"计划中对强化健康服务体系中的康复服务的呼吁,作为康复指南系列的一部分内容,中西医结合康复指南希望作为康复医学领域中国方案的重要组成部分,为中西医结合康复的国际化、科学化、规范化发展奠定坚实的基础!

(陈立典 陶 静)

参 考 文 献

[1] 陈立典.新时代 新视野 新康复.康复学报,2019,29(04):1-3.

[2] 陈立典.充分发挥中医在疾病康复中的作用.康复学报,2018,28(02):1-4.

[3] 陈立典.健康中国战略下康复服务发展的探讨.康复学报,2018,28(01):2-4,12.

[4] Gao K, Yu P, Su J, et al.Cardiopulmonary exercise testing screening and pre-operative pulmonary rehabilitation reduce postoperative complications and improve fast-track recovery after lung cancer surgery: A study for 342 cases.Thoracic Cancer, 2015, 6: 443-449.

[5] 李安巧,邱卓英,吴弦光,等.康复2030:国际康复发展状况与行动呼吁.中国康复理论与实践,2017,23(4):379.

第二章

神经系统中西医结合康复

第一节 脑 卒 中

一、定义与术语

（一）定义

脑卒中是指起病迅速，由脑血管病变引起的局限性脑功能障碍持续时间超过 24h 或引起死亡的临床综合征，又可称为"脑血管意外"（cerebral vascular accident，CVA）。

（二）中医术语表达

1. 中风　是以猝然昏仆，不省人事，半身不遂，口眼㖞斜，语言不利为主症的病证。
2. 运动功能障碍　可用"偏枯""偏风""猥腿风"等术语来描述。是指由风邪侵袭，营卫俱虚，真气不能充于全身，邪气侵袭于半身偏虚之处所致一侧上下肢偏废不用之证。
3. 认知功能障碍　可用"善忘""痴呆"等术语来描述，中风后认知功能障碍的病因为气机逆乱、血瘀痰结，即"血并于下，气并于上乱而善忘"。
4. 吞咽障碍　可用"卒喉痹""舌强""舌謇"等术语来描述，为邪气郁闭脑窍，脉络不通，关窍不利所致。
5. 言语和交流障碍　可用"瘖痱""风痱""风懿""不能言""中风失音"等术语来描述，为素体肝脾肾亏虚，风、火、痰、瘀侵犯心神脑窍，阻遏气机，神匿窍闭所致。
6. 情绪障碍　属于中医"情志病""郁证"范畴，其病位在脑，与心、肝、脾、肾等脏相关，目前认为其核心病机为气机不畅、脉络瘀阻。
7. 二便障碍　中风后气机阻滞，腹气不通则便秘；膀胱失约则尿失禁。
8. 肩手综合征　中风患者气血不能循经脉正常输布，经筋失养，发为"筋急"，经气运行不畅，气血凝滞于肩部，不通而痛，从而形成中风后肩痛。

二、流行病学

《中国脑卒中防治报告 2017》数据显示，我国居民卒中发病率为 345.1/10 万，年龄标准化发病率为 246.8/10 万，标准化患病率为 2.19%。城市人群卒中死亡率为 128.23/10 万，农村人群卒中死亡率为 153.63/10 万。缺血性卒中的伤残调整生命年（disability-adjusted life year，DALY）为 891.41/10 万，出血性卒中为 1 624.46/10 万。脑卒中的出院人数及住院费用持续增长，每年因脑卒中而造成的社会经济负担已超过 400 亿元，给社会经济带来沉重的负担。我国脑卒中流行病学总体呈现发病与患病年龄的年轻化趋势明显，患病率、发病率、死亡率"北高南低，中部突出"，农村高于城市，男性高于女性；脑出血发病率、死亡率逐渐降低等特征。我国脑卒中危险因素的控制率呈逐年升高的趋势，目前高血压、糖尿病的治疗率较高，但控制率不足 40%；低密度脂蛋白升高、心房颤动、颈动脉重度狭窄的治疗率偏低。

三、病因病机

本病是在内伤积损的基础上，复因劳逸失度、情志不遂、饮酒饱食或外邪侵袭等触发，引起脏腑阴阳失调，血随气逆，肝阳暴张，内风旋动，夹痰夹火，横窜经脉，蒙蔽神窍，从而发生猝然昏仆、半身不遂诸症。其基本病机总属阴阳失调，气血逆乱。病位在心脑，与肝肾密切相关。病理性质多属本虚标实。肝肾阴虚，气血衰少为本；风、火、痰、瘀等病理因素为标。由于病位深浅、病情轻重的不同，本病可分为中经络与中脏腑，中脏腑又有闭证与脱证之别。

四、诊断

（一）西医诊断

可根据患者病史、症状、体征及神经影像学检查结果，参考《中国急性缺血性脑卒中诊治指南2018》《中国脑出血诊治指南2014》等进行西医诊断。

（二）中医诊断

参考中国中西医结合学会神经科专业委员会制定的《脑梗死和脑出血中西医结合诊断标准》《中医内科学》等，可将脑卒中分为中经络与中脏腑，中经络分为风痰阻络证、风火上扰证、气虚血瘀证、阴虚风动证、肝肾亏虚证；中脏腑分为痰湿蒙神证、痰热内闭证、元气败脱证。

五、康复评定

（一）脑卒中整体功能水平的评定

《国际功能、失能与健康分类》(International Classification of Functioning, Disability and Health, ICF)共有1 424种类目，简明ICF核心分类量表(ICF core sets for stroke)是从中选出脑卒中最核心的条目简化编写而成，可从身体、个人、社会3个不同水平，全面评定脑卒中患者身体结构、身体功能、活动和参与以及环境因素状况。使用"脑卒中简明ICF核心分类量表"，可对患者的功能障碍进行整体评价。该量表根据患者功能障碍的严重程度进行赋值，某一类目的赋值越高，代表该成分的功能障碍越严重。在脑卒中患者中推广使用该量表，有助于促进脑卒中康复的国际交流，提升康复治疗的水平。该量表对评定者要求较高，需进行标准化培训后使用，以确保评定的信度与效度。

改良Rankin量表(modified Rankin scale, mRS)是综合评定脑卒中患者功能障碍程度与独立生活能力的工具。mRS采用6级评分，通过询问受试者发病后室内外日常生活活动情况，并参考发病前的日常生活活动能力(activities of daily living, ADL)水平，进行综合判定。

（二）身体结构和功能水平的评定

1. 运动功能的评定　运动功能障碍是脑卒中发生率最高、最常见的功能障碍。Brunnstrom评定法是临床上应用最早的半定量评价方法，根据评定者的观察，将肢体运动功能的恢复分为6期，简便易行。Fugl-Meyer运动功能评测(Fugl-Meyer assessment, FMA)是在Brunnstrom的基础上进一步精确、量化而来。从运动、平衡、感觉、疼痛和关节活动范围4个方面，评价上肢、下肢、腕、手的反射活动、共同运动、伴有共同运动的活动、分离运动、协调性、速度等能力。临床可使用十二五简化版FMA量表，对患者的运动功能进行评定。

徒手肌力测试(manual muscle test, MMT)简便易行，能较好地评价患者的肌力水平。改良 Ashworth 量表（modified Ashworth scale，MAS）评估被测关节对于牵张运动的阻力水平，是常用的肌张力评定工具，MAS 对脑卒中后患侧肢体肌张力的评定，具有良好的信效度。

步行能力是运动功能的重要表现，目前常用的测量工具有威斯康星步态量表（Wisconsingait scale，WGS）与 Tinetti 步态量表（Tinetti gait scale，TGS）。WGS 具有中等结构有效性，适用于有行走、平衡和功能障碍的急性卒中患者。TGS 是一种可靠、有效的测量慢性脑卒中患者步态能力的工具。

此外，等速肌力测定仪、临床肌电图、神经传导速度测定、诱发电位、表面肌电图等器械检查与神经电生理评定设备及三维步态分析可无创、客观、精确地对患者运动功能进行评定，目前也广泛地应用于临床。

2. 认知功能评定

（1）整体认知功能：简易精神状态量表（mini-mental state examination，MMSE）与蒙特利尔认知评估量表（Montreal cognitive assessment，MoCA）是目前最常用的整体认知功能评定量表，均有多个汉化版本。其中"十二五"期间汉化的福州版 MMSE Cronbach's $\alpha=0.833$，福州版 MoCA 量表 Cronbach's $\alpha=0.92$，具有良好的信效度，可用于卒中患者认知障碍的初筛，但是肢体、视觉功能受限的患者，可能无法完成测试。牛津认知筛查量表（the Oxford cognitive screen，OCS）是一种为脑卒中患者设计的认知评定工具，适用于由于功能受限无法完成 MMSE、MoCA 量表测试，及受教育水平较低的脑卒中患者。普通话版牛津认知筛查量表（OCS-P）从记忆力、语言、数字、实践、注意与执行功能 5 个方面对患者认知功能进行评定。

（2）记忆力：目前国内常用的记忆检查量表有韦氏记忆量表（Wechsler memory scale，WMS）、Rivermead 行为记忆测验汉化第 3 版（Rivermead behavioural memory test，RBMT-Ⅲ）、Fuld 物品记忆测验（Fuld object memory evaluation，FOM）等。WMS 从逻辑记忆、词语配对、图形重置、视觉再现、空间叠加等方面全面评定记忆力。WMS-Ⅳ中文版的分测验和总分的平均信度系数均在 0.8 以上，具有良好的信效度。RBMT-Ⅲ包括新技能学习、空间记忆、听觉记忆、视觉记忆、前瞻性记忆及时间和定向力。FOM 测验的过程比较简单，仅对十种生活中常见的物品进行回忆，在测试过程中，也未涉及复杂逻辑推理和运算等，使绝大部分人均能够进行测试。除了上述测试，还可使用 Rey 听觉词语学习测验（Rey auditory verbal leaning test，RAVLT）、Rey-Osterrieth 复杂图形测验（Rey-Osterrieth complex figure test，CFT）回忆部分、再认记忆测验等对脑卒中患者的记忆力进行评定。

（3）执行功能：常用的执行功能评定工具主要有 Stroop 色词测验（Stroop colour-word test，SCWT）、连线测验（trail making test，TMT）、威斯康星卡片分类测试（Wisconsin card sorting test，WCST）、Go/No go 任务、汉诺塔（Tower of Hanoi）测验、迷宫测验、California 卡片分类测验等。SCWT 和 TMT 的速度指标比准确性指标具有更好的稳定性，可作为认知功能损害诊断及疗效评估的指标。WCST 难度较高、耗时较长，一般用于精神分裂症、抑郁症等成年患者的检测。在成套量表方面，郭起浩版成套量表由视觉匹配和推理测验、言语流畅性测验、Stroop 测验组成；Hanes 成套量表包括言语流畅性测验、Stroop 测验、伦敦塔测验；Mathuranath 额叶评估量表包括相似性、言语流畅性、运动序列、冲突建立、敲不敲测验和理解行为，可系统地评定患者的执行功能状况。

（4）注意力与信息处理速度：常用的注意力与信息处理速度评定方法有数字广度测试（digit span test）、连线测试 A、数字符号测验（digit symbol test，DST）、划销测验等。数字广度测试是注意力测试最基本的方法，由测试者读出 2~9 位的随机数字，要求患者顺背或倒背，将两部分结果相加即得总分。DST 常用于评定患者注意力、简单感觉运动的持久力、建立新联系的能力和速度。该测试要求患者在 90s 内，根据范例尽快且正确的将数字转换为相应的符号，最高分 90 分，分数越高则处理速度越快。划销测验有不同的范式，如数字划销、字母划销等，通过计算注意力持久性指数，对患者注意力进行评定。

（5）视空间功能：评定方法有模仿画图实验、划销实验、行为忽略实验等，评定内容以半侧空间失认为主，很少受文化背景和文化程度的限制与影响。此外，本顿视觉保持测验便于发现视觉运动、视觉记忆、视结构方面的障碍，对一些脑器质性病变的定位检测也有鉴别功能。

（6）言语评定：包括词语流畅性测验（verbal fluency test, VFT）、Boston 命名测验等。以 Boston 命名测验自发命名≤22 分作为划界分，识别轻度阿尔茨海默病的敏感性为 79%，特异性为 81%。

（7）失认症、失用症评定：失认症常用的评定方法有直线评分实验、Shenckenberg 测试、线段删除实验、Albert 测试、画钟试验等。洛文斯顿作业认知评定成套测验（the Loewenstein occupational therapy cognitive assessment battery, LOTCA）将多项作业任务引入认知评定，检查内容比较全面、项目简单，包括定向力、知觉、视运动组织、思维操作、注意力、专注力。

3. 吞咽功能评定　洼田饮水试验为观察患者端坐位喝下 30ml 温开水所需时间和呛咳情况，将结果分为 5 级，Ⅰ级为正常，Ⅱ～Ⅴ级为吞咽障碍逐级加重；洼田饮水试验阴性是指饮水评级在Ⅰ～Ⅱ级，无显性误吸；评级在Ⅲ～Ⅴ级为阳性，可能存在误吸。反复唾液吞咽试验是患者取坐位或半坐卧位，将手指放在患者的喉结及舌骨处，让患者尽量快速反复吞咽，观察在 30s 内患者吞咽的次数和喉上抬的幅度，高龄患者 30s 内完成 3 次即可。标准化床边吞咽功能检查法（standardized bedside swallowing assessment, SSA）可作为研究吞咽障碍的工具和简单筛查吞咽障碍的方法，通过一般检查（意识、自主咳嗽、发音和吞咽唾液的能力等）、使用茶匙饮水和使用水杯饮水，观察患者有无呛咳或其他吞咽障碍的表现，继而观察患者正常进食的状况，并在 24h 内复查一次，以确保无吞咽障碍的存在。

仪器评估可使用电视透视吞咽检查（video-fluoroscopic swallowing study, VFSS）或纤维鼻咽喉镜吞咽功能检查（fiberoptic endoscopic examination of swallowing, FEES）检查。VFSS 检查能在透视下观察患者吞咽液体、浓汤、糊状等不同黏稠度的由钡剂或碘水包裹的食团和不同容积的食团的情况，并通过从侧位及前后位成像对吞咽的不同阶段进行评估。FEES 能够敏感地检测腭的功能、声襞的活动度和开合、吞咽后残留的程度和位置以及咽喉部的感觉。FEES 能准确地检测吞咽前和吞咽后的误吸，而吞咽时的误吸则使用 VFSS 观察较直观。

4. 失语症与构音障碍的评定

（1）失语症的评定：临床常用的失语症评定工具有西方失语症成套测验（the western aphasia battery, WAB）和波士顿诊断性失语症检查法（Boston diagnostic aphasia examination, BDAE），均以英语发音为基础，并不完全适合汉语失语症的评定。汉语失语症评定工具主要有中国康复研究中心汉语标准失语症检查表（China rehabilitation research center aphasia examination, CRRCAE）、汉语失语成套测验（aphasia battery of Chinese, ABC）、日本改良简易版的标记测验（Token test）。CRRCAE 量表采用 6 级评分标准，由 30 个分测验组成，分为 9 个大项目，包括听、复述、说、出声读、阅读理解、抄写、描写、听写和计算。ABC 量表是参考 WAB 量表，结合中国国情和实际临床经验编制的。其口语理解和听理解各亚项对不同文化水平者可完成 91% 以上，可鉴别语言正常和失语症，并可根据不同亚项进行分类诊断，目前主要用于治疗以及康复训练的疗效评价。Token Test 主要检查患者的口语听理解和抽象理解能力，同时涉及言语次序的短时记忆广度和句法能力，该量表对汉语失语症患者有诊断作用，但无法鉴别不同类型失语症。

（2）构音障碍的评定：常用的构音障碍评定工具有中国康复研究中心构音障碍检查法与 Frenchay 构音障碍评定法。中国康复研究中心构音障碍检查法是参照日本构音障碍检查法，按照汉语发音特点编制的构音障碍评定工具，是国内目前较广泛应用的一种评价方法。该量表能够对各类型构音障碍进行诊断，判断构音障碍的类型，找出错误的构音及错误构音的特点，对构音障碍的训练具有指导作用。Frenchay 构音障碍评定法从反射、呼吸、舌、唇、颌、软腭、喉、言语 8 个部分对构音障碍进行评定，每一亚项按损伤严重程度分为 a 至 e级，a 级为正常，e 级为严重损伤。根据获得 a 的条目数除以总条目数所得评分，将构音障碍分为 5 个等级。可对构音障碍进行分级，并明确构音障碍的原因。

5. 情绪障碍的评定

（1）卒中后抑郁（post-stroke depression, PSD）的评定：抑郁是脑卒中后常见的情绪障碍，常用的评定工具包括汉密尔顿抑郁量表（Hamilton depression rating scale, HDRS）、患者健康问卷 9 项（patient health questionnaire, PHQ-9）、流调中心用抑郁量表（center of epidemiological studies-depression scale, CES-D）、Beck 抑郁自评量表（Beck depression inventory, BDI）等。HDRS 是临床最普遍应用的评价抑郁症的他评量表，该量表主要对焦虑 / 躯体化、体质量、认识障碍、阻滞、睡眠障碍、绝望感、日夜变化 7 类因子进行评价，目前有 17 项、21 项和 24项 3 种版本。PHQ-9 简便易行，9 个条目分别对应美国精神障碍诊断与统计手册中抑郁症的 9 项诊断标准。CES-D 常用于流行病学调查、抑郁筛查和抑郁症状评估，中文版共有 20项、13 项和 10 项 3 个版本。CES-D 可稳定有效地评估我国整体成年人的抑郁水平，但不是专门针对卒中后抑郁的量表，对卒中后抑郁的测量缺乏特异性。BDI 偏向测量精神症状，用于老年患者较为困难，一般用做科研，临床较少采用。

（2）卒中后焦虑的评定（post-stroke anxiety, PSA）：卒中后焦虑的发病率仅次于卒中后抑郁，常用于焦虑的评估工具有：焦虑自评量表（self-rating anxiety scale, SAS）、汉密尔顿焦虑量表（Hamilton anxiety scale, HAMA）、综合性医院焦虑抑郁量表（hospital anxiety and depression scale, HADS）和贝克焦虑量表（Beck depression inventory, BAI）。SAS 是较早由国外引入的情绪自评量表，用于评价焦虑症个体的主观感受，作为衡量焦虑患者的轻重程度以及在治疗中的变化依据，适合较为严重的心理障碍患者筛查。HAMA 是临床较为广泛应用的一种他评量表，包括 14 个项目，由焦虑体验、抑郁症状、躯体神经系症状、内脏器官症状、生殖泌尿系症状、自主神经系统症状和会谈表现 7 个方面组成，以更好地对临床和科研焦虑症状进行描述。BAI 量表包括 21 个不同的焦虑症状，4 级评分以评价受试者被多种焦虑症状烦扰的程度，能比较准确地反映出主观感受到的焦虑程度。临床实践中，可选择其中 1~2 种对卒中后焦虑进行评定。

6. 二便障碍的评定

（1）尿失禁的评定：尿失禁的评定需结合临床病史采集、体格检查、辅助检查、排尿日记、影像尿动力学检查，其中影像尿动力学检查是评估脑卒中后神经源性膀胱尿路功能的"金标准"。排尿日记可记录患者日排尿次数、平均尿量、漏尿次数、尿急次数、尿急程度、尿痛次数、夜尿次数等，能客观反映患者的症状。尿动力学检查可以明确尿失禁类型，可客观地反映逼尿肌、尿道内外括约肌各自的功能状态及其在储尿、排尿过程中的相互作用。简易膀胱容量与压力测定可判断患者膀胱容量大小和压力变化情况，监测指标包括膀胱感觉、膀胱顺应性、膀胱压力及容量等。正常膀胱内压力时患者感觉充盈时压力 $14\sim16\mathrm{cmH_2O}$，首次膀胱充盈感为 $100\sim250\mathrm{ml}$，首次排尿感为 $200\sim330\mathrm{ml}$。而脑卒中患者留置尿管后出现膀胱长期的空虚状态或尿液潴留过少，膀胱得不到充盈，会致膀胱逼尿肌无力。尿垫试验是通过尿垫称重使漏尿量化，从而评估尿失禁程度。目前最常用的是 1h 和 24h 尿垫试验：1h 尿垫试验，尿垫增加重量大于 1g 为阳性；24h 尿垫试验，尿垫增加重量大于 4g 为阳性。该试验可用于评估治疗前尿失禁患者的情况与治疗后效果的随访。

（2）便秘的评定：可采用中文版便秘患者症状自评量表（patient assessment of constipation symptom，PAC-SYM）进行评定。中医康复疗效评定可参考《中药新药临床研究指导原则》便秘的综合疗效标准判定。

7. 肩手综合征的评定　肩关节的运动功能评定可采用 FMA、改良 Ashworth 分级、简易上肢功能评定量表（simple test for evaluating hand function，STEF），肩部活动度可通过量角器来测定；疼痛可采用疼痛尺量化评定。肿胀程度可采用软组织损伤症状分级标准，根据将肿胀程度的严重程度分为无肿胀、轻度、中度、重度 4 种；或采用测量患侧上臂的肢围来评估；还可采用"排水法"精确地测算肿胀体积，并计算与健侧手体积的差值。

（三）活动水平的评定

目前应用比较广泛的评定方法是 Barthel 指数（Barthel index，BI）分级法和功能独立性评定（functional independence measure，FIM），功能独立性评定国内较少使用。改良 Barthel 指数评定量表有 10 个加权项目，包括进食、个人卫生、穿衣、洗澡、如厕、大便控制、小便控制、床椅转移、平地行走和上下楼梯，最高 100 分，分数越高独立能力越强。Barthel 指数可以预测住院时间和出院时间，而且更高的分数与更多的社交活动和更好的人际关系有关。

（四）参与水平的评定

1. 健康调查简表（the MOS item short from health survey，SF-36）　SF-36 量表在评价脑卒中患者生存质量具有较好的信度和效度，有国内研究者对该量表进行汉化及应用在脑卒中后临床的评估。

2. Frenchay 活动量表（Frenchay activities index，FAI）　FAI 量表内容包括家务劳动、工作/休闲、户外活动三大方面，细分为 15 个条目。根据受试者最近 3 个月或 6 个月实际完成该活动的频率进行评分，分值越高代表活动功能越好，可作为评估脑卒中人群参与能力的工具。

3. 社区参与量表（community participation index，CPI）　CPI 主要包括客观指标与主观指标两个方面，客观指标是社会参与情况，主观指标是社会参与感受，用于评价患者生病后回归家庭和社会的参与能力。

4. 环境因素量表（environmental factor item bank，EFIB）　适用于中国脑卒中患者的生活环境测量工具。

六、康复治疗

脑卒中康复治疗的目的在于最大程度地恢复患者功能障碍、提高日常生活活动能力，促使患者回归家庭、回归社会。及早介入康复治疗，能在最大程度上改善患者的功能障碍，目前主要的康复治疗有物理治疗、作业治疗、言语治疗、假肢矫形、康复护理、中药治疗、针灸推拿、传统运动疗法等。

（一）运动功能障碍

1. 传统运动疗法

（1）太极拳：太极拳是一种低强度的有氧运动方式，可促进脑卒中患者正常运动模式，抑制异常姿势和痉挛模式，提高患者平衡能力，并降低脑卒中患者的跌倒率。目前的证据表明，每次 1h，每周 5 次，持续 12 周的太极云手训练在改善运动功能、预防跌倒方面效果较好。

（2）八段锦：健身气功八段锦是中医传统引导养生与保健的运动疗法之一，通过肢体的运动，养血调神、疏通经络。八段锦柔和缓慢，连绵不断，强调以腰为轴和身体重心的灵活转换，两臂的内旋、外旋动作，建议保持训练连续性。目前的证据表明，每周 3 次，每次 45min，连续 8 周的八段锦训练可改善脑卒中患者上肢运动功能以及平衡功能。

（3）导引：导引是将呼吸、意念、运动结合起来防治疾病的方法，能缓解痉挛、促进正确运动模式的建立、防治合并症，从整体调节机体状态，加快康复进程。可采用五禽戏或巢元方导引法的基本动作，循序渐进，每日总训练时间不少于 30~45min，连续治疗 6 周为 1 个疗程，至少坚持 2 个疗程。

2. 针灸康复疗法

（1）体针：体针治疗可以改善脑卒中患者的肌力、肌张力等运动功能评分和平衡能力。根据"治痿独取阳明"的理论，结合文献分析的结果，建议以曲池、足三里为治疗脑卒中运动功能障碍的主穴，辅以太阳、少阳经穴。上肢偏瘫可选配肩髃、手三里、外关、合谷，辅以肩髎、阳池、后溪；下肢偏瘫可选配环跳、伏兔、阳陵泉、解溪、昆仑，辅以风市、阴市、悬钟，20~30min/次，1 次 /d，上肢和下肢每次各取 5 个穴位，每次多个穴位可轮替，5 次 / 周，持续 2 个月。可同时结合灸法施行温针灸，不仅可刺激机体内源性调控能力，还具有温通经络、升阳举陷等功效。电针可能会诱发肌痉挛，硬瘫期患者慎用，以免影响患者运动功能康复。

（2）头针：头针治疗脑卒中偏瘫取得了较好的疗效，多项 Meta 分析表明，头针可改善脑卒中患者运动功能。头针针刺偏瘫肢体对侧的顶颞前斜线、顶颞后斜线、顶中线、顶旁 1 线和顶旁 2 线能有效改善偏瘫患者的站立平衡功能和步行能力，而取双侧头穴的疗效优于单取患侧。建议选择选取以上部位进行双侧头针针刺，快速刺入帽状腱膜下，按进针顺序快速小幅依次捻转，200 次 /min，每 10min 行针 1 次，留针 1h。每日治疗 1 次，6 天为一疗程，共治疗 4 个疗程。

（3）灸法：灸法具有振奋阳气，温养经筋的作用。临床可采用以肝俞、脾俞、肾俞为主的背俞穴位，每穴灸 5~10min，每日 1 次，每周治疗 5 次，持续施灸 2 周以上。

3. 推拿　推拿具有疏通经脉，平衡阴阳，减轻和延缓受损部位的病理损害，从而达到改善微循环，促进神经功能恢复的功效。临床可采用点按穴位、局部按揉及运用揉法沿上下肢阴经、阳经的走向进行推拿。

4. 中药康复疗法　脑卒中属中医"中风"病范畴，中经络当平肝息风，化痰祛瘀；中脏腑闭证当息风清火，豁痰开窍，通腹泄热；脱证当救阴回阳固脱；恢复期及后遗症期当扶正祛邪，标本兼顾，可根据患者不同证型辨证口服中药。有研究表明，瓜蒌桂枝汤对脑缺血性损伤具有神经保护作用，可改善运动功能。建议采取内服和外敷两方面进行中药康复疗法，对于虚症为主的肌张力低下采用黄芪桂枝汤加减；对于肝血不足、风痰阻络为主的肌张力增高选择补阳还五汤加减治疗。

5. 中西医结合综合疗法

（1）传统运动疗法结合常规康复训练：研究证实，分别在平衡训练、神经发育疗法、力量训练的基础上配合传统运动疗法治疗，3~6次/周，持续4~12周后可更显著改善患者的平衡功能、步长、步速及步行表现。

（2）针灸结合常规康复训练：根据中医诊断的不同可采用头针、体针、头针联合体针等方式。可单独针刺或电针刺，得气感后留针30min。有效的针刺治疗方案与针刺疗程、频率有关，通常建议针刺治疗的时间为6~10周，2~5次/周。

（3）针刺、推拿联合常规康复训练：在常规康复训练的基础上辅以针刺、推拿治疗，其中针刺治疗每周6次，每次留针30min，推拿治疗每周6次，针对患者肢体运动功能障碍的具体情况进行推拿，每次治疗40min，常规康复训练包括上下肢活动、步行训练、上下楼梯训练等，每周6次，每次40min。

（二）认知功能障碍

1. 针灸康复疗法

（1）体针：针灸治疗脑卒中后认知障碍可以百会、神庭为主穴，以通督调神。临床应根据患者情况，采用不同的配穴。如髓海不足配关元、悬钟；痰浊蒙窍配三阴交、丰隆；气血亏虚配足三里、通里；肾精亏虚加太溪；瘀血阻络加血海；肝阳上亢加太冲。针刺方法：取患者神庭、百会穴，用毫针进行针刺，与头皮保持30°角刺入皮下，得气后可连接电针仪，以患者能耐受为准，其他配穴依据"虚则补之，实则泻之"的原则，在得气的基础上辅以补泻手法。

（2）头针：根据头穴理论，可取额中线、双侧额旁1~3线的头穴，嘱患者仰卧位，消毒后将毫针沿头皮快速刺入帽状腱膜下，再平刺进针，可适当捻转，频率为60次/min左右，不提插，留针30min，每日1次。选配与脑卒中相对应的大脑皮质功能投射区，如额区、顶前区，可提高临床疗效。

（3）灸法：灸法可取神庭、百会、风府，配大椎、身柱、至阳、筋缩、脊中、悬枢、命门、腰阳关、腰俞、长强等督脉穴位施督脉灸，穴位上放置已制备好的直径3cm、厚5mm左右的附子片，附子片以针穿刺数孔，点燃艾条，灸火直接实按于附子片上，施灸部位潮红时立即提起，片刻后再灸，至施灸部位温热、潮红为度。每次治疗20min，每天1次，每周6天，持续8周。

2. 中药/中成药干预　临床上涤痰汤、还少丹、黄连温胆汤等中药复方及血栓通胶囊、养血清脑颗粒等中成药对PSCI具有一定的疗效。

3. 中西医结合综合疗法

（1）针灸结合认知训练：针灸可以通督调神为大法，以神庭、百会为主穴，选配相应穴位。根据患者认知损伤的维度，采用针对性的认知训练，可使用认知技能训练策略改善注意力、记忆和执行能力，以及内部和外部补偿策略来改善脑卒中后记忆功能。伴有单侧忽略的患者可采用视觉扫描训练、暗示、肢体激活、躯干旋转、镜像治疗、虚拟现实、光动力刺激、颈部肌肉振动、眼遮蔽疗法棱镜适应、重复经颅磁刺激等。针灸结合认知训练可采用带针训练，节约治疗时间，提高康复疗效。治疗可每周5次，10次为一个疗程。

（2）针灸结合药物：针灸结合西药治疗可提高临床疗效，减少药物不良反应。临床可应用乙酰胆碱酯酶抑制剂来改善脑卒中后认知功能，应用钙拮抗剂来预防和延缓脑卒中后认知功能损害或痴呆的发生发展。此外，尚有研究表明桃红四物汤等中药复方联合认知训练，及脑心通胶囊联合尼莫地平片，银杏叶片联合阿司匹林可提高临床疗效，减少西药不良反应，临床可辨证服用上述中药/中成药增强疗效。

4. 有氧运动　在临床实践中，可将有氧运动作为辅助手段改善脑卒中后的认知功能，运动量应量力而行。太极拳、八段锦等传统运动疗法具有身心同调的作用，且运动量较小，适合脑卒中患者长期练习。

（三）吞咽功能障碍

1. 针灸康复疗法　吞咽障碍病位在咽喉，病根在脑，多系风痰夹瘀阻滞窍络、咽喉开闭失司所致。治当疏通舌体局部脉络，活血化瘀，化痰利咽。根据"腧穴所在，主治所在"的原理，吞咽功能障碍主要取舌咽部和颈项部局部穴位治疗。目前使用频率最高的穴位为廉泉、风池、翳风、金津、玉液等，常用的针刺方法有舌三针、喉针、项针、头针、体针、耳针等。

舌三针为廉泉及旁廉泉（廉泉旁开1寸）、金津、玉液等穴，针刺廉泉穴及旁廉泉时针尖向舌根部直刺，进针约40mm即可，不提插捻转，留针30min；金津、玉液均点刺治疗。头针可取延髓在体表的投影区、运动区下2/5，针尖沿头皮15°角斜刺至帽状腱膜下层，诸穴行快速捻针手法，300次/min，约每穴捻转1min左右，以头皮酸胀或热感为度，并嘱患者在留针期间做空吞口水的动作。喉针可取天突、天容、天鼎、人迎，天突先直刺0.2~0.3寸，然后将针尖向下，紧靠胸骨柄后方刺入1~1.5寸。天容、天鼎、人迎直刺，进针约1.5~2mm，行小幅度的捻转，有针感即止。项针可取风池、翳风、完骨，风池穴、完骨穴针尖向对侧下颌角方向直刺，缓慢进针约30mm，行小幅度的提插捻转，针感传至咽喉部为佳；翳风穴向对侧翳风穴透刺，进针约30mm，行小幅度提插捻转，针感可向咽喉部放散，每10min行针1次，每次每穴行针约30s。体针可取行间、太冲、太溪、中脘、内关、丰隆、气海、血海、膈俞、肝俞、肾俞、太溪。辨证取穴，随证加减。肝阳上亢者加行间、太冲、太溪；痰邪阻络者加中脘、内关、丰隆；气虚血瘀者加气海、血海、膈俞；肾阴阳两虚加肝俞、肾俞、太溪。针刺完毕后可接通电针治疗仪，选取疏波，频率为2Hz，留针30min。耳针可取皮质下、脑干、口、面颊、舌、咽喉，每次取一侧耳穴，3d更换磁贴1次，6d为1个疗程，疗程间休息1d，两耳交替贴压。

2. 推拿疗法　按压局部穴位，以指代针，也可起到类似针灸刺激的作用。穴位按摩疗法常在针刺治疗或吞咽康复训练基础上对头、颈、面部的相关穴位进行按摩，先用揉法轻揉两侧的面部颊肌约3min；再用拇指、示指拿揉喉结两旁的颈肌约5min；然后点、按、揉、推廉泉、开音穴（下颌角旁开1横指）、人迎、扶突、风府、风池、哑门、下关、承浆、颊车、通里、足三里各30s。也可采用拿喉法，以四指自然分开放在喉的一侧，拇指放在喉的另一侧，在患者做吞咽动作的时候，轻轻用力将喉往上推，随后放松，每次15~20下，每天2~3次。

3. 中药/中成药干预　中医学认为吞咽障碍多为下元虚衰，阴不维阳，虚阳上浮，气血逆乱，痰浊与瘀血互结上泛舌本，阻塞喉舌之窍，舌咽喉失其所用，引发吞咽困难，饮水呛咳。其主要病机属于本虚标实之证，肝肾亏虚为本，风、火、痰、瘀为标，治疗应以熄风化痰，宣窍通络为主。可辨证服用解语丹等中药。

4. 中西医结合综合疗法　针灸结合吞咽训练是目前最常见的中西医结合治疗方式，可发挥中西医结合的优势，提高临床疗效。针刺结合高压氧能明显改善患者吞咽功能，提高生存质量，疗效优于单纯针灸治疗。

中药冰棉棒穴位刺激治疗可利窍开咽，同时配合吞咽功能训练，可改善患者口腔感觉，提高患者的吞咽能力。依据辨证所选方药制成煎剂，棉棒在药汁中浸湿后放入冰箱制成冰棉棒,涂擦刺激患者两侧腭弓、咽后壁及舌根等,此外还可以对廉泉穴、舌系带两侧的金津、玉液进行刺激。每次 15min,每日 2 次。

通过吞咽电刺激仪进行特定的穴位电刺激,穴位依据近部取穴和脏腑辨证取穴的原则,选择人迎、廉泉、翳风、外金津玉液电刺激治疗,不仅通过刺激外周运动神经以激活肌肉的活动,而且通过穴位刺激,提高中枢神经的再生和功能重组,对患者整体功能康复有更大帮助,发挥了吞咽电刺激仪一次治疗,两种功效的特点。

(四)失语症与构音障碍

1. 针灸康复疗法 通过对舌根部的刺激,使舌体得到气血濡养,增强舌的功能活动,有助于语言功能恢复。放血疗法在治疗脑卒中后言语障碍中具有明显的优势,可直达病所,发挥起音开语的作用。体针是针刺治疗中最常用的方法,临床实践中,可选取廉泉、通里、哑门、百会、语言Ⅱ区、语言Ⅰ区、语言Ⅲ区、CT 定位围刺,或电针、埋线,结合辨证分型,灵活的选配穴位,达到调整全身脏腑阴阳、运行全身气血、醒脑启音的目的,从而促进言语功能恢复。

2. 中药干预 对于风痰阻络证舌强语謇,祛风化痰、通络开窍是治疗大法,解语丹专为此证而设。

3. 中西医结合综合疗法 针刺配合言语康复有利于改善运动性失语症患者的言语功能,针刺可选穴关冲、中冲、太冲、兑冲(即神门)。

中药复言汤结合盐酸多奈哌齐治疗脑卒中后失语症,能够有效促进患者言语功能恢复,提高临床疗效,优于单一西药治疗。

(五)情绪障碍

1. 针灸康复疗法 对脑卒中后情绪障碍患者,可选取印堂、四神聪、百会、神庭等头部穴位,辨证配以神门、内关等穴位,干预 4 周,隔日一次,持续 30min。

2. 中药干预 脑卒中后情绪障碍乃气虚为本中风在前,因中风后遗症状所致情志内伤、肝肾亏虚所致肝郁气滞在后,故治疗上因以"疏肝解郁"为基本治法。

3. 中医联合疗法 针刺 + 中药内服、耳穴压豆 + 内服中药、耳穴压豆 + 针刺、电针 + 内服中药、灸法 + 内服中药等均较单纯药物治疗疗效佳,其中电针 + 内服中药成为最佳干预措施的可能性最大。

4. 中西医结合综合疗法 中西药结合治疗、重复经颅磁刺激联合中药或针灸、心理疗法联合中药或针灸治疗脑卒中后情绪障碍有一定临床疗效。

(六)二便障碍

1. 尿失禁

(1)针灸疗法:针刺对膀胱功能的调节作用主要是通过调节支配膀胱、尿道的中枢神经和周围神经的兴奋性实现的。临床可以关元穴、膀胱俞穴、中极穴、神阙穴、三阴交穴、气海穴、曲泉穴为主穴,脾肾两虚加刺肾俞、脾俞,肝经湿热加行间、大敦、阴陵泉穴位;肾气不足加气海、太溪穴;肾阳虚者加太溪、关元穴等。每天 1 次,每次 30min,共 30 次。头针可选择由前顶穴平行旁开 1.5 寸向后斜刺至后顶穴,得气后留针 40min。

灸法具有温经散寒、扶阳固脱、调和气血、消瘀散结等作用,临床可单独使用艾灸、隔盐隔姜灸、热敏灸,或与其他针灸治疗方法结合提高疗效。选取任脉及膀胱经穴位神阙、中极、关元、气海等穴施艾 1 次 /d,每次 30min。每周治疗 5 次,连续治疗 3 周。

耳穴贴压简便易行、无创无痛,患者易于接受,且可持续治疗。可取大肠穴、直肠穴疏通肠腑，下气通便；调畅气机，通利水道，化气输精，促进肠蠕动的恢复。耳穴取腰骶椎、膀胱、尿道、心、脑、垂体、皮质下、额、肝，将粘有王不留行籽的胶布贴于一侧相应耳穴，每天早晚用手按压2次，每次按压1~2min，以穴位微有发热感为度。左右耳穴交替使用，治疗3天后休息1天，再换另一侧耳穴操作。

（2）中药康复疗法：中药治疗脑卒中后尿失禁主要以温肾补气之品为主，如益智仁、山药、乌药、桑螵蛸、补骨脂、菟丝子、黄芪、党参、白术等。可口服，也可采用药物离子导入、穴位贴敷等方式，或与针灸疗法联合使用，增强疗效。

（3）中西医结合综合疗法：常见的治疗方案包括针灸、中药与盆底肌功能锻炼、盆底生物反馈疗法、超声波、微波、中频脉冲电等治疗。盆底肌功能锻炼可增加盆底肌群及筋膜的肌力与张力，利于盆底血液循环，针灸可以刺激穴下神经元，整合中枢神经对膀胱功能的控制协调功能，二者相互配合，能够对脑卒中尿失禁患者的治疗起到综合效果。

2. 便秘　目前脑卒中后便秘康复治疗多参照慢性便秘，主要疗法包括：口服泻剂、灌肠、心理认知康复、运动治疗、电刺激理疗、药膳饮食干预、针灸、中西医结合综合疗法等。

（1）针灸康复疗法：针灸治疗常用穴位为足阳明胃经的腧穴和大肠的募穴、背俞穴、下合穴，辨证选配八髎穴、天枢、腹结穴等。头针配合温针灸刺激天枢、关元穴治疗脑卒中后便秘、微针疗法等，是近年来脑卒中后便秘的新疗法。

中药脐灸在预防和治疗脑卒中后的便秘有一定的优势，灸方多为大黄、枳实、吴茱萸、黄芪、冰片等药物组成。此外，温针灸既有针刺效应又有艾灸温通的作用，可达到调和阴阳、通调气血、恢复胃肠传导功能、糟粕排出之效，临床可酌情使用。

耳穴压豆可取大肠穴、直肠穴疏通肠腑，下气通便。将王不留行籽用胶布贴于耳部大肠投射点，通过按压揉捏等手法以起到治疗作用。每天早晚用手按压2次，每次按压1~2min，以穴位微有发热感为度。左右耳穴交替使用，治疗3d后休息1天，再换另一侧耳穴操作。

（2）中药干预：中药干预脑卒中后便秘的方法主要有内服、穴位贴敷及灌肠等方法。常用的内服中药有星蒌承气汤、大承气汤、小承气汤、增液承气汤等。还可辨证服用麻仁胶囊，或大黄、芦荟、番泻叶等泻下药。中药贴敷可渗透皮肤直达病所，常用贴敷药物有大黄、砂仁、豆蔻、肉苁蓉、黄芪、白术等。如口服或外用中药疗效不佳，可采用中药灌肠法。

（3）传统运动疗法：八段锦、八段锦结合腹部穴位按摩等有助于行气排便。

（4）中西医结合综合疗法：针灸结合盆底生物反馈、耳穴压豆联合磁疗、穴位埋线联合西药治疗卒中后便秘可明显减轻患者便秘症状，改善其日常生活能力及生活质量。上述方法可供临床参考。

（七）肩手综合征

1. 针灸康复疗法　针灸治疗SHS的过程中，循经取穴的原则贯穿始终。阳明经为多气多血之经，"主润宗筋"，"主束骨而利机关"。合谷穴为手阳明经原穴，主治手腕不能伸握；曲池为手阳明经之合穴，善治肘臂挛急；肩髃、肩髎、肩贞分别为手阳明经、手少阳经、手太阳经腧穴，均是主治肩部挛痛的特效穴位。临床可选取合谷、曲池、肩髃、肩髎、肩贞穴为主穴；"以痛为腧"，选取阿是穴对循经取穴进行补充。

2. 推拿治疗　采用传统推拿手法可缓解SHS患者局部疼痛症状，改善患者上肢功能与生活能力。

3. 中药/中成药干预　SHS患者可辨证服用中药改善症状，除口服以外，还可选用温热辛散、活血化瘀的中药熏洗、热敷、熨烫等方法治疗。

4. 中西医结合综合疗法　一篇纳入 15 个随机对照试验 1 162 例患者的系统评价比较了针刺疗法结合康复治疗与单纯康复治疗的疗效,结果表明针灸疗法联合康复疗法相比单纯康复具有更好疗效,显著改善了患者 VAS 评分与 FMA 评分。临床上可结合患者具体的症状酌情选择适当的中西医结合综合疗法。

七、康复护理

脑卒中的中医康复护理可参照国家中医药管理局医政司颁布的《13 个病种中医护理方案(试行)》,从常见症状 / 证候施护、中医特色治疗护理、健康指导等方面进行综合护理。

1. 常见症状 / 证候施护　运动功能障碍,应指导协助患者良肢位摆放、肌肉收缩及关节运动,减少或减轻肌肉挛缩及关节畸形。指导患者进行床上的主动性活动训练,包括翻身、床上移动、床边坐起、桥式运动等。如患者不能做主动活动,则应尽早进行各关节被动活动训练。语言交流障碍,可采用护患交流板或自制卡片等与患者沟通,训练有关发音肌肉,先做简单的张口、伸舌、露齿、鼓腮动作,再进行软腭提高训练,再做舌部训练,还有唇部训练,指导患者反复进行抿嘴、噘嘴、叩齿等动作。吞咽障碍,轻者以摄食训练和体位训练为主;重患采用间接训练为主,主要包括:增强口面部肌群运动、舌体运动和下颌骨的张合运动;咽部冷刺激;空吞咽训练;呼吸功能训练等。有吸入性肺炎风险患者,给予鼻饲饮食。便秘者可教会患者或家属用双手沿脐周顺时针按摩,每次 20~30 周,每日 2~3 次,促进肠蠕动。鼓励患者多饮水,养成每日清晨定时排便的习惯,饮食以粗纤维为主,多吃增加胃肠蠕动的食物,如黑芝麻、蔬菜、瓜果等;多饮水,戒烟酒,禁食产气多刺激性的食物,如甜食、豆制品、圆葱等。

2. 中医特色治疗护理　遵医嘱给予患者中药内服或外用,结合药熨、中药外敷、中药熏洗等中医特色治疗护理,对于长期卧床患者可采用推拿、皮肤按摩等方式防治压疮。

3. 健康指导　①生活起居:调摄情志、建立信心,起居有常、不妄作劳,戒烟酒、慎避外邪;注意安全,防呛咳窒息、防跌倒坠床、防压疮、防烫伤、防走失等意外。②饮食指导:风痰瘀阻者可进食祛风化痰开窍的食品,如山楂、荸荠、黄瓜,鱼头汤等;气虚血瘀者可进食益气活血的食物,如山楂、大枣滋补粥;肝肾亏虚者可进食滋养肝肾的食品,如芹菜黄瓜汁、清蒸鱼、百合莲子薏仁粥。神志障碍或吞咽困难者,根据病情予禁食或鼻饲喂服,以补充足够的水分及富有营养的流质,如果汁、米汤、肉汤、菜汤、匀浆膳等,饮食忌肥甘厚味等生湿助火之品。③情志调理:语言疏导法,运用语言,鼓励病友间多沟通、多交流,鼓励家属多陪伴患者。移情易志法,通过戏娱、音乐等手段或设法培养患者某种兴趣、爱好,以分散患者注意力,调节其心境情志,使之闲情逸致。五行相胜法,运用"怒伤肝,悲胜怒;喜伤心,恐胜喜;思伤脾,怒胜思;忧伤肺,喜胜忧;恐伤肾,思胜恐"的五行制约法则,但要注意掌握情绪刺激的程度。④功能锻炼,包括良姿位的摆放与简便的功能锻炼方法等。

八、预防及预后

基于中医治未病理论,脑卒中的预防可分为以下四个方面:①未病先防,通过四时养生、饮食调摄、调畅情志、适劳逸等措施,达到"阴平阳秘"的状态,防止脑卒中的发生;②欲病早治，重视中风先兆，确保脑卒中的早发现、早治疗、早康复；③既病防变，抓住脑卒中的中医病机，把握其传变规律，综合应用中西医结合的康复方法，扶正祛邪，促进患者功能恢复；④愈后防复，在病情稳定、向愈后，针对脑卒中恢复期邪去而正未复的状态，积极调理，防止卒中的复发；对脑卒中遗留的功能障碍，应持续给予康复治疗，避免障碍的加重。

脑卒中的预后受多种因素的影响，与患者自身、病变特点、生物化学因素、并发症、治疗方案、社会支持等因素密切相关。及时介入康复，可以有效地减少残障的发生，提高患者生活质量。

（陶　静　杨珊莉　张为民　陈红霞　冯晓东　杨　楠　陈尚杰）

参 考 文 献

[1] 王陇德, 刘建民, 杨弋, 等.《中国脑卒中防治报告2017》概要.中国脑血管病杂志, 2018, 15(11): 611-617.

[2] Chen S, Tao J, Tao Q, et al.Rater experience influences reliability and validity of the brief International classification of functioning, disability, and health core set for stroke.Journal of Rehabilitation Medicine, 2016, 48(3): 265-272.

[3] Bohannon R W.Reliability of manual muscle testing: a systematic review.Isokinetics and Exercise Science, 2018, 26(4): 245-252.

[4] Meseguer-Henarejos A B, Sanchez-Meca J, Lopez-Pina J A, et al.Inter-and intra-rater reliability of the modified Ashworth scale: a systematic review and meta-analysis.Eur J Phys Rehabil Med, 2018, 54(4): 576-590.

[5] Andrew C, Luke R, John Y.Diagnostic test accuracy of simple instruments for identifying frailty in community-dwelling older people: a systematic review.Age & Ageing, 2015, 44(1): 148-152.

[6] Hong W J, Tao J, Wong A W K, et al.Psychometric properties of the Chinese(Putonghua)version of the oxford cognitive screen(OCS-P)in subacute poststroke patients without neglect.BioMed Research International, 2018, 2018: 1-12.

[7] 李莉, 陈善佳, 方云华, 等.中文版SF-36用于评价亚急性脑卒中患者生存质量的信度和效度.中国康复医学杂志, 2017, 32(5): 509-515.

[8] Winser S J, Tsang W, Krishnamurthy K, et al.Does Tai Chi improve balance and reduce falls incidence in neurological disorders? A systematic review and meta-analysis.Clinical Rehabilitation, 2018, 32(9): 1157-1168.

[9] Xie G L, Rao T, Lin L L, et al.Effects of Tai Chi Yunshou exercise on community-based stroke patients: a cluster randomized controlled trial.Eur Rev Aging Phys Act, 2018, 15: 17.

[10] 郑清香, 葛莉, 谭景予, 等.八段锦对脑卒中患者肢体功能康复影响的Meta分析.解放军护理杂志, 2017, 34(12): 1-7.

[11] Sharififar S, Shuster JJ, Bishop MD.Adding electrical stimulation during standard rehabilitation after stroke to improve motor function.A systematic review and meta-analysis.Ann Phys Rehabil Med, 2018, 61(5): 339-344.

[12] You Y N, Song M Y, Park G C, et al.Meta-analysis on randomized controlled trials for scalp acupuncture treatment of stroke: a systematic review.J Tradit Chin Med, 2018, 38(4): 465-479.

[13] Han C, Ma J N, An N, et al.Moxibustion for stroke: systematic review, meta-analysis, and GRADE-based recommendations.Eur J Integr Med, 2018, 20: 115-125.

[14] 严连凤, 励建安, 朱毅, 等. 推拿治疗脑卒中后痉挛的 Meta 分析. 中国中医基础医学杂志, 2015, 21 (12): 1566-1568.

[15] Han S Y, Hong Z Y, Xie Y H, et al.Therapeutic effect of Chinese herbal medicines for post stroke recovery a traditional and network meta-analysis.Medicine, 2017, 96(49): e8830.

[16] Han C H, Kim M, Cho S Y, et al.Adjunctive herbal medicine treatment for patients with acute ischemic stroke: a systematic review and meta-analysis.Complement Ther Clin Pract, 2018, 33: 124-137.

[17] Lyu D, Lyu X, Zhang Y, et al.Tai Chi for stroke rehabilitation: a systematic review and Meta-analysis of randomized controlled trials.Frontiers in Physiology, 2018, 9: 983.

[18] Zou L, Sasaki J E, Zeng N, et al.A systematic review with Meta-analysis of mindful exercises on rehabilitative outcomes among post-stroke patients.Archives of Physical Medicine and Rehabilitation, 2018: S0003999318302831.

[19] 王晨, 杨坚, 王人卫, 等. 短期的太极拳结合常规康复训练治疗脑卒中偏瘫患者平衡能力、运动功能的 meta 分析. 中国康复医学杂志, 2018, 33(11): 1322-1328.

[20] Jiang C, Yang S, Tao J, et al.Clinical efficacy of acupuncture treatment in combination with RehaCom cognitive training for improving cognitive function in stroke: a 2 × 2 factorial design randomized controlled trial.Journal of the American Medical Directors Association, 2016, 17(12): 1114-1122.

[21] Shih C C, Yeh C C, Yang J L, et al.Reduced use of emergency care and hospitalization in patients with post-strokecognitive impairmenttreated with traditional Chinese medicine.QJM, 2019, 112(6): 437-442.

[22] Li S, Zhang X, Fang Q, et al.Ginkgo biloba extract improved cognitive and neurological functions of acute ischaemic stroke: a randomised controlled trial.Stroke and Vascular Neurology, 2017, 2(4): 189-197.

[23] Li L X, Deng K, Qu Y.Acupuncturetreatmentfor post-strokedysphagia: an updateMeta-analysisof randomized controlled trials.Chin J Integr Med, 2018, 24(9): 686-695.

[24] 吴茜, 赵利梅, 宫尚群, 等. 穴位按摩治疗脑卒中后吞咽障碍的系统评价. 临床与病理杂志, 2018, 38 (2): 390-399.

[25] Li L X, Deng K.Acupuncturecombined with swallowing training for poststrokedysphagia: ameta-analysisof randomised controlled trials.Acupunct Med, 2019, 37(2): 81-90.

[26] 林茜, 陈美云, 林秀瑶. 中药冰棒咽部冷刺激治疗脑卒中后吞咽困难的疗效观察. 中国康复, 2014(6): 409-411.

[27] 谭洁, 张泓, 韩国栋, 等. 针灸治疗失语症临床文献的回顾性分析. 中国针灸, 2016, 36(4): 431-436.

[28] Li X B, Wang J, Xu A D, et al.Clinical effects and safety of electroacupuncture for the treatment of post-stroke depression: a systematic review and meta-analysis of randomised controlled trials.Acupuncture Med, 2018, 36: 284-293.

[29] 周歆, 任路, 高媛媛, 等. 针刺对脑卒中后抑郁症患者抑郁状态改善的 Meta 分析. 中华中医药学刊, 2018, 36(12): 2875-2879.

[30] 阙方绪, 文一舟, 王文春. 针刺相较百忧解治疗脑卒中后抑郁疗效的系统评价. 湖南中医杂志, 2018, 34(9): 141-145.

[31] Li M H, Zhang B, Meng Z H, et al.Effect of Tiaoshen Kaiqiao acupuncture in the treatment of ischemic post-stroke depression: a randomized controlled trial.Journal of Traditional Chinese Medicine, 2017, 37(2):

171-178.

[32] 于晓雯,李国强,王中琳.疏肝解郁法治疗卒中后抑郁的系统评价.中西医结合心脑血管病杂志,2017,15(24):3103-3107.

[33] Shen X,Liu M,Cheng Y,et al.Repetitive transcranial magnetic stimulation for the treatment of post-stroke depression:a systematic review and meta-analysis of randomized controlled clinical trials.J Affect Disord.2017,211:65-74.

[34] 谭志高,章薇,龚后武,等.电针治疗中风后尿失禁临床疗效的 Meta 分析.针灸临床杂志,2015,31(2):74-77.

[35] 刘兰群,李惠兰,陈之罡,等.隔盐隔姜灸神阙穴治疗脑卒中后急迫性尿失禁的效果观察.中国康复理论与实践,2015,21(4):475-478.

[36] 熊爱民,庞春,张艳波,等.桥式运动结合针灸治疗脑卒中后尿失禁的效果观察.中西医结合护理,2017,3(5):91-93.

[37] 杨继鹏,刘璟莹,谷红艳,等.针灸治疗中风后便秘随机对照临床研究文献 Meta 分析.中国针灸,2014,34(8):833-836.

[38] 王亚茹,李茜,徐冬英.中医技术耳穴贴压对脑卒中病人便秘疗效的 Meta 分析.全科护理,2017(30):10-13.

[39] 凌惠菊,颜雨虹,汪俐娜.穴位贴敷配合艾盐包热熨治疗急性脑卒中后便秘疗效观察.上海针灸杂志,2017,36(9):1061-1064.

[40] 王素娟,张敏,李淑杏,等.脑卒中后便秘老年患者八段锦运动、按摩的干预效果.中国老年学,2015,35(22):6575-6577.

[41] 于靓,殷立新.盆底生物反馈与针灸辨证取穴在脑卒中后便秘康复护理中的应用.四川中医,2016,34(9):204-206.

[42] 林卉,马铁明.针灸疗法治疗肩手综合征疗效的 Meta 分析.针刺研究,2012,37(1):77-82.

[43] 李均平,庄礼兴,贺君.靳三针疗法治疗中风后肩手综合征的系统评价.针灸临床杂志,2016,32(11):66-72.

[44] Wei X,He L,Liu J,et al.Electroacupuncture forreflex sympathetic dystrophyafter stroke:a Meta-analysis.J Stroke Cerebrovasc Dis,2019,28(5):1388-1399.

[45] Peng L,Zhang C,Zhou L,et al.Traditional manual acupuncture combined with rehabilitation therapy for shoulder hand syndrome after stroke within the Chinese healthcare system:a systematic review and meta-analysis.Clinical Rehabilitation,2018,32(4):429-439.

[46] 安娟娟.温针灸治疗脑卒中后肩手综合征疗效的系统评价与 Meta 分析.实用医药杂志,2017,34(1):22-26.

[47] 吴俊颖,刘晓琪,古继红,等.浮针疗法治疗中风后肩手综合征疗效的系统评价与 Meta 分析.广州中医药大学学报,2018,34(4):637-643.

[48] 林文颖,李壮苗,李荣清,等.推拿治疗脑卒中后肩手综合征疗效的 Meta 分析.广西中医药大学学报,2017,20(3):104-110.

[49] 熊杰,刘佳,刘凯,等.针刺结合康复治疗脑卒中后肩手综合征的系统评价.中国康复医学杂志,2016,31(8):903-907,916.

第二节　颅脑损伤

一、定义与术语

（一）定义

颅脑损伤（traumatic brain injury，TBI）是指致伤外力作用于头颅部，特别是脑所造成的脑部损伤，常导致头皮、颅骨、脑膜、脑血管和脑组织发生机械性改变，从而引起暂时性或永久性的神经功能受损，常见意识障碍、记忆缺失及各种神经功能障碍。目前对TBI并没有特定而规范的中医病名，国家中医药管理局将其归属为头部内伤病。病位在脑，与心、肺、肝、脾、肾关系密切。病理因素以血瘀贯穿始终，兼见气机紊乱、津液代谢障碍等。

（二）中医术语表达

颅脑损伤的中医病名目前尚存在争议，有"头部内伤病""外伤性脑病"等不同观点。该病是"外伤"病因所致的"内伤"，由跌打、坠堕、碰撞、爆炸、刀伤等外力所致，病因为外伤，病位在脑。采用"外伤性脑病"描述这一概念明确了病因、病位，避免了损伤晕厥、损伤疼痛、损伤出血、损伤眩晕、创伤病等不同病名下涵盖同一疾病和同一病名下包括不同疾病的情况。

二、流行病学

颅脑损伤是危害人类生命健康的重要疾病之一，是神经外科常见病。相关数据显示全世界每年超过5千万人遭受TBI，全球大概一半的人口在其一生中会经历至少1次TBI；而在中国此病年发生率为（55~64）/10万，其中数十万人因此致残，近10万人死亡，数十万伤残，男性颅脑损伤的发生率明显高于女性，约为2∶1，是严重的公共安全问题。

三、病因病机

《灵枢·贼风》："若有所坠堕，恶血留内而不去。"坠堕即从高处落下，是病因，恶血留内是病机。后世医家对颅脑损伤的认识都遵此。如晋代葛洪《肘后方》、唐代孙思邈《备急千金要方》，也认为病因为"从高堕下，及木石所迮，或因落马"，病机是"伤损血癖凝积，气绝欲死"。明代汪机的《外科理例》、陈实功的《外科正宗》、清代祁坤的《外科大成》、陈士铎的《洞天奥旨》、高秉钧的《疡科心得集》、许克昌的《外科证治全书》等均在"跌扑损伤"部分有非常相似的记载。值得重视的是清代钱文彦的《伤科补要》列举专篇详细论述，书中第五则"高坠下伤"，第六则"颠顶骨伤"，第七则"自门骨伤"，第八、九、十则分别为"鼻梁骨、唇口玉堂伤、伤耳"可谓详细。

四、诊断

（一）西医诊断

参照《神经外科学》（赵继宗主编，人民卫生出版社，2007）。

分为原发性颅脑损伤和继发性颅脑损伤，原发性颅脑损伤是指创伤暴力当时造成的颅脑损伤，如：头皮伤、颅骨骨折、脑震荡、脑挫裂伤等；继发性颅脑损伤是指致伤后一段时间逐步形成的脑损伤,如颅内血肿、脑水肿等。

(二) 中医诊断

可参考国家中医药管理局《24 个专业 104 个病种中医诊疗方案(试行)》,结合专家共识,将 TBI 分为瘀阻脑络证、痰浊上蒙证、肝阳上扰证、心脾两虚证、肾精不足证等证型。

五、康复评定

(一) 意识障碍的评定

在讨论 TBI 康复问题前,首先要确定其病情严重程度,判断预后,考虑其康复指征及评价其疗效。昏迷的程度与持续时间、创伤后遗忘持续的时间对于评定 TBI 的严重程度具有重要意义。

1. 格拉斯哥昏迷量表(Glasgow coma scale,GCS)　GCS 是 TBI 评定中最常用的一种评定量表,是判断昏迷强度和预测创伤性脑损伤患者预后的最常用工具。国际上普遍采用 GCS 来判断急性损伤期患者的意识情况。评定后所得总分为判断伤情轻重的依据。GCS 能简单、客观、定量地评定昏迷及其深度,并对预后有一定的指导意义。

2. 盖尔维斯顿定向遗忘试验(Galveston orientation and amnesia test,GOAT)　创伤后遗忘(post traumatic amnesia,PTA)是 TBI 后记忆丧失到连续记忆恢复所需的时间。对于患者是否仍处于 PTA 之中,还是已恢复了连续记忆,常用 GOAT 来确定,主要通过向患者提问的方式了解患者的连续记忆是否恢复。目前认为 GOAT 是评定 PTA 客观可靠的方法。

3. 全面无反应性量表(full outline of unresponsiveness,FOUR)　包括眼反应、运动反应、脑干反射、呼吸四部分。其对于气管切开或插管患者仍然适用,而且主要测试脑干反射,可以获得脑干损伤的信息。最近的一项研究认为在神经学评估方面 FOUR 比 GCS 更详细,且对昏迷或依赖机械通气的患者更有用。该量表目前已有中文版,其分半信度为 0.756,重测信度为 0.901,内容效度为 0.930,ICC=0.982,可认为 FOUR 具有良好的信效度。

(二) 认知功能障碍评定

TBI 后认知功能障碍很常见,主要涉及感知、记忆力、理解力、注意力、专注力、思维能力、推理能力和解决问题的能力等。常用的方法有:简易精神状态量表(mini-mental state examination,MMSE)、蒙特利尔认知评估量表(Montreal cognitive assessment,MoCA)、Rancho Los Amigos(RLA)认知功能分级、神经行为认知状态测试(neurobehavioral cognitive status examination,NCSE)、洛文斯顿作业疗法认知评定成套测验(Loewenstein occupational therapy cognitive assessment,LOTCA)等,本章第一节已介绍。另外还有解决问题能力评估、感知功能评估、行为障碍评定等。

1. Rancho Los Amigos 认知功能分级　按 RLA 的等级评定标准,TBI 患者恢复过程中的认知与行为变化,包括从无反应到有目的反应共 8 个等级。该等级评定虽然不能表明患者特定的认知障碍,但可大致反映患者 TBI 后一般的认知及行为状态,常作为制订治疗计划的依据,因此在临床上广泛使用。

2. 神经行为认知状态测试　NCSE 是一种全面的标准认知评定,从三个一般因素(意识水平、注意力和定向能力)和五个主要的认知功能域(语言能力、结构能力、记忆力、计算能力和推理能力)进行评定。除了记忆及定向分测验外,其余所有分测验都先给予"筛查试",若通过则认定该项认知功能未受损,不需进一步评估;若"筛查试"未通过,则给予该分测验的一系列难度渐增的"等级试"。该测试能比较敏感地反映患者认知障碍的内容及程度,可对患者的认知状况作初步的筛选和评估,且操作比较方便,结果可以图示直观呈现,具有良好的效度和信度。

3. 解决问题能力评估　包括执行功能障碍行为评估法(behavioral assessment of executive dysfunction,BAED),后设认知能力面试(cognitive ability interview)及 Raven 的演变图形(Raven's progressive matrices,RPM)。BAED 主要是针对额前叶执行能力障碍,BAED 的一些模拟活动,例如转换及遵守规则、计划行动以及思考方法等活动,能找出患者在其他测试中无法评定出的执行能力障碍。

4. 感知功能评定　感知功能评定包括感觉功能、知觉功能评定两个方面。感觉功能方面,一般检查触觉、痛觉、听觉、视觉等。知觉障碍评定包括失认症、失用症的评定。

5. 行为障碍评定　TBI 患者行为障碍的评定主要依据症状判断和观察记录,如攻击、冲动、丧失自知力、无积极性、严重的强迫观念、癔症等。在没有专门心理人员的情况下,主要依据 TBI 患者行为障碍常见的临床表现来评定,其表现包括发作性失控、额叶攻击行为、负性行为障碍。

（三）运动功能障碍的评定

TBI 可致痉挛、偏瘫、共济失调、震颤、运动反应迟钝等运动障碍,其评定与脑卒中或脑性瘫痪所致运动障碍评定相似。目前国际上统一的运动功能评定方法主要有:Brunnstrom 等级评定法、Fugl-Meyer 运动功能评定法、Rivermead 运动指数等,可参照本章第一节相关内容。

（四）其他功能评定

TBI 患者根据损伤部位及程度,还可能出现言语功能障碍、吞咽功能障碍、情绪障碍,累及日常生活活动能力等,具体评定方法可参照本章第一节相关内容。此外,部分 TBI 患者还可能涉及以下功能障碍或损伤,如前庭功能障碍、感觉障碍、脑神经损伤、继发性癫痫等,也需要分别进行评定。

六、康复治疗

目前 TBI 康复治疗手段较多,主要包括:运动疗法、作业疗法、言语、认知训练、物理因子治疗、心理疗法、中药/中成药干预、针灸康复疗法、推拿康复疗法、中西医结合综合疗法等。本指南为中西医结合康复指南,重点对中西医结合康复方法进行详细介绍,下列均根据证据强度由高到低进行编排。

（一）意识障碍

1. 针灸　一项纳入 11 个随机对照试验,共 698 例患者的 Meta 分析表明针灸可促进清醒,对改善颅脑损伤意识障碍具有良好疗效。针灸治疗颅脑损伤后意识障碍主要有单纯针刺和电针两种方法,使用频率较高的穴位有水沟、百会、内关、三阴交、涌泉、合谷、印堂、足三里等,可根据不同患者的具体病情进行选穴。

2. 物理因子治疗　一项对正中神经电刺激(median nerve electrical stimulation,MNES)治疗 TBI 昏迷效果的研究显示,MNS 组觉醒患者比例可达 60%,对照组只有 40%,并且 MNS 组患者功能独立性评定(functional independence measure,FIM)量表的评分更高,生存质量改善更为显著。一项 Meta 分析纳入 12 个研究,共 1 001 例患者,发现 MNES 与包括针刺在内的常规疗法结合对于 TBI 昏迷促醒方面有一定疗效,能提高 GCS 评分,改善脑血流量和患者言语功能。二者结合具有协同作用。可改善神经营养状态,促进神经恢复。

3. 中西药联合治疗　一项 Meta 分析共纳入 6 项随机对照试验,共 773 例患者,发现安宫牛黄丸联合药物治疗能较好地提高患者的 GCS,治疗重型 TBI 的疗效优于单纯西药治疗,可改善患者的临床症状和预后。

（二）认知功能障碍

1. 针灸康复疗法　有研究发现采用电针疗法,取四神聪穴、双侧风池、内关及神门,以连续波进行刺激,治疗 20min,1 次 /d,10~15 次为一疗程,共 2 个疗程,对于改善轻中型 TBI 患者的记忆功能有明显改善。

2. 中西医结合综合疗法

（1）针灸结合认知训练:目前有 5 项随机临床试验,共纳入 314 例患者,研究结果表明针灸结合认知训练可显著改善脑外伤患者记忆功能,认知训练和针灸结合认知训练均能提高 MMSE 和 MoCA 评分,减轻 TBI 所致的认知障碍,提高其认知水平。

（2）针药结合高压氧治疗:TBI 后颅内压随之升高,而较高的颅内压将导致脑水肿,进一步恶化病情并增加死亡率。高压氧是临床用于治疗 TBI 的主要方法,通过增加血氧含量及其弥散能力、提高氧分压等途径使局部脑组织缺氧状态有效改善。高压氧还可通过减轻脑水肿从而使颅内压下降、促进血肿吸收。一项纳入 9 篇随机对照试验的系统评价,共包括 3 916 例患者,结果表明高压氧治疗可以明显提高总有效率,降低死亡率。另一项纳入 116 例 TBI 认知功能障碍患者的随机对照试验发现针药联合高压氧可明显改善患者的认知功能障碍,对于言语功能、运动功能也有一定作用。多项应用多人高压空气舱,舱压设定为 0.2 mPa,加压 20min,稳压 65min,减压 15min,应用一级供氧面罩吸 95% 浓度氧 30min,共 2 次,中间吸空气 5min,1 次 /d,10 次 1 个疗程,可明显改善患者 NIHSS、ADL 评分。

（3）针灸结合物理因子治疗:一项纳入 90 例 TBI 认知功能障碍患者的随机对照试验,采用重复经颅磁刺激(repetitive transcranial magnetic stimulation, rTMS)结合眼针进行治疗,结果显示 rTMS 和眼针结合治疗能更有效地改善 TBI 认知功能障碍。

（4）针灸结合西药治疗:有研究表明针灸联合西药治疗 TBI 具有增强疗效,减少药物不良反应的作用。目前有随机对照研究表明:针灸结合西药,如神经节苷脂、甘露醇、呋塞米等具有一定的临床疗效。

（5）中西药联合治疗:一项共纳入 2 549 例 TBI 患者的临床研究试验,采用天麻、石菖蒲、枸杞、天竺黄、川芎、琥珀粉、甘草等中药,结合胞磷胆碱、辅酶 A 等西药治疗,结果发现中西药结合治疗 TBI 的疗效优于单纯西药治疗组,临床可根据患者情况选择中西药联合治疗 TBI。

（三）运动功能障碍

1. 针灸康复疗法　包括体针、头针、耳穴贴压、灸法等,大量随机对照试验表明针灸治疗 TBI 具有明显效果,能改善大脑皮质的血液循环和脑组织的摄氧能力,提高有氧代谢能力加速损伤脑组织的修复和新的功能联系的形成。在针刺选穴时应主要在偏瘫侧肢体相应的拮抗肌上选取,兴奋拮抗肌以对抗重力肌的痉挛。取肩髃、臂臑、天井、手三里、外关、髀关、承扶、委中、阳陵泉、悬钟等穴,得气后连接电脉冲治疗仪。痉挛较重的患者,可在四肢末梢行温针灸。一项纳入 64 例急性闭合性 TBI 患者的随机对照研究结果显示,头针组的脑血流速度与对照组相比明显减慢,脑血管痉挛缓解。目前共有 2 项随机对照研究,共纳入 509 名受试者,研究结果表明耳穴贴压治疗 TBI 患者可显著提高临床疗效,改善患者脑神经功能缺失,提高生活质量,且未出现不良事件。耳穴可取神门、心、脾、肾、皮质下等穴,用王不留行籽贴敷,每穴按压 1~2min,压至患者感到酸麻胀痛和灼热感为度;两耳交替贴压,每次贴穴留用 2d,每日按压耳穴 3~5 次,4 次为 1 个疗程。一项纳入 50 名受试者的临床研究结果表明,在 TBI 早期使用热敏化穴灸疗法进行干预,可促进 TBI 患者肢体康复,使生存质量得到改善。取百会、大椎、志室、命门、腰阳关、神道等督脉穴位施督脉灸,并在阳陵泉等穴附近寻找敏化穴施灸,患者会出现热感传现象,感传往往持续 1~2h。每天 1 次,10 次为 1 个疗程。

2. 推拿 目前有一项研究纳入 200 例 TBI 偏瘫患者,采用常规治疗与推拿治疗进行对比,发现推拿治疗的总有效率为91%,有效减少了后遗症的发生,降低了致残率。

3. 中药疗法 TBI 可根据证型服用相应中药,活血化瘀、补肾填精、通窍醒脑、祛风止痛等。目前共有 8 项临床随机对照研究,纳入 629 名参与者。研究结果表明,中药能够改善 TBI 患者的日常生活活动能力及头痛、失眠、头晕、烦躁、焦虑、呕吐、运动障碍、言语障碍等后遗症状,提高患者生活质量。补阳还五汤、大承气汤、血府逐瘀汤、通络益智散等中药复方对 TBI 具有一定的疗效。随机对照研究表明,通天液、血栓通、自拟安脑丸等可改善 TBI 患者相关功能障碍及后遗症,不良反应较少,临床上可酌情选用。

4. 中西医结合综合疗法 现有两项随机对照试验共纳入 124 例患者,均采用针刺结合康复训练疗法,其中一项研究采用醒脑开窍针法,并进行良肢位、ADL 等训练,结果发现 FMA 评分及 Barthel 指数均得以改善。另一项研究选取头部、上肢阴经穴、下肢阳经穴,如痉挛者选取上肢阳经穴和下肢阴经穴,并配合康复训练,结果显示针刺结合康复训练可调节机体内环境,并减少并发症的发生。

(四)失语症与构音障碍

有研究采用针刺足三里、三阴交并结合乙酰谷氨酰胺或生脉注射液进行穴位注射的方法,发现患者的主要症状如失语症、偏瘫、脑神经损伤均有明显改善,结果显示针刺配合穴位注射对创伤后昏迷有意识诱导作用,对脑神经损伤和失语症有良好的疗效。

(五)吞咽功能障碍

一项纳入 14 项研究,1 007 例患者的 Meta 分析发现基础训练、摄食训练、咽部冷刺激及吞咽治疗仪等结合吞咽训练对于 TBI 患者气管切开术后吞咽障碍有明显改善,可提高治愈率,减少吸入性肺炎、营养不良或脱水等并发症。同时已有研究发现针灸结合吞咽训练,可提高康复效果。1 项随机对照研究纳入 40 例颅脑损伤患者,采用针刺结合吞咽训练取得了较好的疗效。电针针刺结合吞咽训练,取双侧风池、颊车、地仓、下关、夹承浆、人迎、扶突、承浆、廉泉、治呛(位于舌骨与甲状软骨上切迹之间)、吞咽(位于舌骨与喉结之间,正中线旁开 0.5 寸凹陷中)、外金津、外玉液等穴。治疗每天 1 次,每周 6 次,4 周为 1 疗程,共治疗 3 个疗程。结果表明重度意识障碍患者同样可进行吞咽训练,电针针刺疗法结合吞咽训练能有效地改善其吞咽功能,降低误吸风险,改善其生存质量。

(六)并发症的治疗

1. 继发性癫痫 继发性癫痫是颅脑损伤最常见的严重并发症之一,其发生率和脑损伤的部位、类型、受伤时间及严重程度均密切相关。目前常用的中医康复方法有:针灸疗法、中药治疗等。针灸治疗主要以豁痰开窍、息风止痛为治疗原则,可选用水沟、长强、筋缩、鸠尾、丰隆、阳陵泉等为主穴,针刺得气后留针 20min,每天 1 次,10 次为 1 个疗程;耳穴常取胃、皮质下、神门、心、枕、脑点。每次选 2~3 穴,毫针强刺激,留针 20min,间歇行针。每天1次,10次为1个疗程。中药治疗应根据癫痫的标本虚实辨证施治,频繁发作,以治标为主,着重清泻肝火、豁痰息风、开窍定痫;平时则补虚以治其本,使用益气养血、健脾化痰、滋补肝肾、宁心安神的中药,从而调理脏腑功能,固本培元。

2. 中枢性高热　中枢性高热是TBI严重的并发症之一,是由于TBI后导致脑干或下丘脑损伤,引起体温调节中枢的功能紊乱。针灸治疗取大椎、尺泽、曲泽、十二井穴、委中、十宣穴点刺放血,每天2次;毫针刺法可取大椎、曲池、合谷、外关穴位,针刺得气后留针20min,每天1次,10次为1个疗程。中药常用清肝息风、化痰清热、醒脑开窍的药物进行治疗,常用方剂为安宫牛黄丸。

七、康复护理

1. 起居调护　应遵循科学的生活规律。区别四时,采取不同护理方法。温暖时节,起床宜早,增加室外活动,促进气血流畅,使机体阳气更加充沛。寒冷时节应适当延长睡眠时间,调整作息。

2. 饮食调护　饮食应根据病情而定。如有吞咽功能障碍应以流食或是黏稠食物为主,并注意食物的温度,软硬以及一口量。如使用鼻饲管进食需注意进食速度以及排出空气。饮食不能偏嗜,注意合理搭配,注重营养。

3. 情志调护　中医情志包括七情,七情一旦超过自我调节范围,便会引起气机紊乱。应言语开导,引导患者建立良好的情志。意志消沉的患者应给予鼓励,不积极配合的患者应劝导,使其重视康复,而过度紧张的患者给予安慰。使患者均服从正常医疗,主动配合。

4. 压疮护理　长期卧床瘫痪的患者很容易发生压疮。应注意预防压疮的发生,且一旦发生,应采取积极的医疗护理措施,促使尽快恢复。患者局部应予以衬、垫、包或温水洗等方法加以保护。发生压疮护可以采用红外线照射、按摩、针灸、中草药外敷等方法进行治疗。

八、预防及预后

中医学不治已病治未病的思想构成了中医康复一级预防的理论基础。对于颅脑损伤一级预防应加大宣传教育,避免事故发生以及避免可引发伤病的危险因素。既病防变原则针对二、三级预防,针对颅脑损伤患者应早期康复、阻止传变,预防伤残。

颅脑损伤程度不同,预后也有所差异。应早期康复,减少或减轻遗留的功能障碍,提高患者的生活质量。

（唐　强　朱路文　姜迎萍）

参 考 文 献

[1] 田彬,潘永胜,石基勇.针刺治疗急性颅脑损伤的临床观察.中国医学创新,2012,9(17):42-43.

[2] 莫芳萍.针刺治疗颅脑损伤的研究概况.中国医药导刊,2008,10(7):1032-1033.

[3] 王焱华,戴幸平.针灸治疗颅脑损伤研究进展.中国民康医学,2012(24):3059-3061.

[4] 吕子山,吴永刚,魏燕芳,等.基于诱发电位的头针疗法临床研究进展.世界科学技术-中医药现代化,2017,19(05):870-873.

［5］姚晨,李铖,彭国宏,等.耳穴灸压在轻型颅脑损伤中的应用效果和临床体会.现代诊断与治疗,2016,27(6):1021-1022.

［6］骆金英,奎瑜.热敏化穴灸疗早期干预对重型颅脑损伤患者预后的影响.现代中西医结合杂志,2008,17(25):3986-3987.

［7］韩冬.推拿治疗颅脑损伤后偏瘫的临床分析.中国医学创新,2011,8(01):84-85.

［8］Kim G Y,Han M R,Lee H G.Effect of dual-task rehabilitative training on cognitive and motor function of stroke patients.Journal of Physical Therapy Science,2014,26(1):1-6.

［9］Unverzagt F W,Guey L T,Jones R N,et al.Active cognitive training and rates of incident dementia.Journal of the International Neuropsychological Society,2012,18(04):669-677.

［10］林令超,黄凤海.早期针灸结合高压氧综合治疗颅脑外伤45例临床分析.双足与保健,2018,27(20):7-8.

［11］邹建鹏,毕鸿雁,彭伟.非侵入性脑刺激技术在神经系统疾病康复中的应用.中华全科医学,2017,15(11):1948-1951.

［12］Ferreri F,Ponzo D,Maatta S,et al.Disorders of consciousness and electrophysiological treatment strategies:a review of the literature and new perspectives.Curr Pharm Des,2014,20(26):4248-4267.

［13］Jin L,Lei W,Guoyi G,et al.Right median nerve electrical stimulation for acute traumatic coma patients.J Neurotrauma,2015,32(20):1584-1589.

［14］张欣,张皓.颅脑损伤患者的吞咽障碍.中国康复理论与实践,2012,18(8):740-742.

［15］张慧颖,石艳红,邵秀芹.颅脑损伤气管切开术后吞咽障碍康复的Meta分析.全科护理,2017(14):1665-1669.

［16］龚智婷.针刺法结合吞咽训练治疗重度颅脑损伤意识障碍患者吞咽障碍的临床疗效观察.中医药临床杂志,2018(3):511-514.

［17］李育平,张恒柱,佘磊,等.纳洛酮治疗急性重症颅脑损伤的Meta分析.中华神经外科疾病研究杂志,2014,13(3):204-208.

［18］阳初玉,徐薇,黎刚,等.神经节苷脂联合针灸对重型颅脑损伤恢复期神经功能的疗效评估.医学信息(中旬刊),2011,24(7):3256-3257.

［19］林亚洲.速刺法针刺联合西医对重型颅脑损伤昏迷患者促醒的疗效观察.中国民族民间医药杂志,2018(2):126-128.

［20］于峣,张荣军,宁学权.中西药结合治疗颅脑损伤的体会.中药材,2012,35(2):335-337.

［21］丘雄杰,马秀文.补阳还五汤治疗颅脑外伤后遗症40例的疗效分析.内蒙古中医药,2016,35(9):6-7.

［22］杨驰.观察血府逐瘀汤治疗急性轻中度颅脑损伤的临床疗效.中国实用医药,2018(6):103-104.

［23］戴敏超,杨红专,孙骏,等.选择性音乐疗法对脑外伤意识障碍患者的康复促醒疗效研究.中国现代医学杂志,2016,26(22):64-67.

［24］陈伟.中药在重症颅脑损伤患者围手术期治疗中的作用.现代中西医结合杂志,2007,16(28):4151-4152.

［25］姚洁民,朱晟,魏风,等.通天液与血栓通临床对比观察.四川医学,2005(1):38-39.

［26］淦作松,倪修红,魏玲,等.安宫牛黄丸治疗重型颅脑外伤手术后患者的疗效观察.医学信息(中旬刊),2011,24(6):2677-2678.

第三节 帕 金 森 病

一、定义与术语

（一）定义

帕金森病是一种常见于中老年人，以中脑黑质多巴胺神经元进行性退变为主、多系统受累的缓慢进展的神经系统变性疾病。帕金森病的中医病名应属"颤振""筋痹""痉证"等。症状描述首见于《内经》，《素问·五常政大论》记载"其病动摇""掉眩巅疾""掉振鼓栗"。清代的《张氏医通·诸风门》是最早记载"颤振"的中医病名的古籍。

（二）中医术语表达

1. **静止性震颤** 可用"手足抽搐""头摇""持物不稳""不能自制"等术语来描述。
2. **肌强直** 可用"筋脉拘挛""肢体颤动粗大""颈项强直"等术语来描述。
3. **运动迟缓** 可用"动作迟缓无力""手足时时掣动"等术语来描述。
4. **姿势平衡障碍** 可用"步履不稳""行走飘浮""坐立不能"等术语来描述。

二、流行病学

帕金森病的全球人群患病率约为 0.3%，患病率随着年龄成倍增加，帕金森病主要发生在 65 岁以上的中老年人，并随年龄增长呈现发病率逐年增高的趋势。我国 65 岁以上老年人群的帕金森病发病率为 1.7%，据此估计全国约有 221 万帕金森病患者，造成的经济负担约为 170 亿元。不同性别人群帕金森病发病风险存在差异，男性的患病率是女性的 1.46 倍。

三、病因病机

中医认为本病总属本虚标实，虚实夹杂。病在筋脉，与肝、肾、脾等脏关系密切，其中肝肾亏损、气血不足是其根本，而风、火、痰、瘀为其标。本病的病因为先天禀赋不足，气血生化乏源，或因后天劳逸不当，饮食不节，七情失调而致气机逆乱，导致肝、脾、肾诸脏亏虚，筋脉失养。

四、诊断

（一）西医诊断

参照《中国帕金森病诊断标准（2016 版）》进行临床诊断。

（二）中医诊断

参考国家中医药管理局第三批《24 个专业 104 个病种中医诊疗方案（试行）》，结合专家共识，将帕金森病分为血虚肝郁、气虚络瘀、阴虚风动三个证型。

五、康复评定

（一）整体评定

1. 统一帕金森病评定量表（Unified Parkinson's Disease Rating Scale，UPDRS） 是国际

公认使用最为广泛的 PD 临床评价工具,该量表主要包括四部分内容,第一部分评估日常生活非运动症状,第二部分评估日常生活运动症状,第三部分评估运动功能,第四部分评估治疗后并发症。量表的测评均应在上午,如患者有症状波动,则在"开"期进行,根据症状的轻重评分,得分越高则病情越重。该量表可以较为全面地了解患者的各项信息,也可以在 PD 治疗前后分别测评以了解治疗效果。有国内研究结果表明,UPDRS 内部一致信度 Cronbach' α=0.94,结构效度贡献率为 98.2%,具有较高的信度和效度,但 UPDRS 的项目过多操作费时,且在精神评分上平均敏感性低,对于认知亚项的敏感性及特异性不强,故在门诊筛查与长期随访中可使用较为简洁的量表。

2. 简易帕金森评定量表(modified short Parkinson's evaluation scale, MSPES) 由运动障碍、日常生活能力和运动并发症三部分构成,现有纳入了 30 例患者的独立、盲法评价结果显示,MSPES 与 UPDRS 各相关亚项的一致性高达 0.83 以上,是可以作为备选替代 UPDRS 评分的量表。

3. 39 项帕金森病调查量表(the 39-item Parkinson's disease questionnaire, PDQ-39) 该量表评价了患者运动、日常生活活动、情感健康、自我羞愧感、社会支持、认知、社交、身体不适 8 个维度的一般情况,其信度和效度 Cronbach' α=0.81~0.88,在评估病情较轻的患者中亦有一定的参考价值。

(二)运动症状评定

PD 的运动症状评定方法除 UPDRS 的运动功能检查部分外,Hoehn-Yahr 分级量表及帕金森病 Schwab& England 日常活动分级评分标准根据症状表现对 PD 患者分期,可初步判断运动症状的严重程度。运动症状包括静止性震颤、肌强直、运动迟缓、姿势平衡障碍。肌强直的评定可选用改良 Ashworth 量表及关节活动度(range of motion, ROM)进行评估;姿势平衡障碍可采用 Romberg 法、前庭步测验法、闭目原地踏步法、Berg 平衡量表进行评估。步态障碍可采用功能性步态评价(functional gait assessment, FGA)、站立 - 行走 - 坐下测试、站立时间、计时运动试验、步行转向测试、10 米折反运动试验、步态测定、5 次坐立试验(five times sit to stand performance, FTSTS)。条件允许的情况下,可使用步态分析仪进行步态运动学与动力学数据测定及分析。上述评定应在"开"期和"关"期分别进行。PD 患者运动障碍继发肌无力和肌萎缩,可采用徒手肌力检查法、等速等长肌力测试进行评估。

(三)非运动症状评定

PD 非运动症状包括感觉障碍、睡眠障碍、自主神经功能障碍、性格及认知水平改变等,相关评价量表种类较多。

1. 综合评定 常见的综合量表包括非运动症状问卷(non-motor system questionaire, NMSQuest)和非运动症状评价量表(non-motor symptoms scale, NMSS)等。其中,NMSQuest 用于自评认知、情感、精神、睡眠、感觉、自主神经、疲劳、复视、体重下降等。回答仅限于"是"或"否",可用来快速筛查可疑的非运动症状,但并不能评估症状的严重程度和治疗效果。NMSS 是从患者胃肠症状、自主神经症状、睡眠及精神症状、感觉等 9 个方面对 PD 患者进行整体评估的量表,可用来评估非运动症状的发作频率和严重程度。

2. 感觉障碍评定 嗅觉不全是 PD 敏感性较高的症状表现,肢体麻木、疼痛是 PD 中晚期常见的合并症状。常用的嗅觉检查方法包括宾夕法尼亚大学嗅觉鉴定试验、简易嗅觉鉴定试验、嗅觉减退量表及史尼芬嗅觉筛查。

3. 睡眠障碍评定 帕金森病患者的睡眠障碍形式有失眠、片段性睡眠障碍、快速眼动睡眠障碍、日间嗜睡、睡眠发作等。一项多中心研究纳入了 137 例患者对帕金森病睡眠量表（Parkinson disease sleep scale, PDSS）进行评估，PDSS 的 Cronbach's α=0.79，总量表的 ICC 为 0.94，每个项目的 ICC 范围为 0.73~0.97。基线和随访总 PDSS 评分之间的［MD=–1.06, 95% CI:(–7.9, +5.84)］。PDSS 的项目和总分在 4 周内对 PD 症状稳定和药物治疗的患者具有可接受的重测信度。

4. 自主神经功能障碍评定　帕金森病预后评分 - 自主神经障碍（scales for outcomes in Parkinson's disease-autonomic, SCOPA-AUT）包括 23 条症状，其中消化系统症状 7 条，泌尿系统症状 6 条，心血管系统症状 3 条，体温调节功能症状 4 条，瞳孔调节功能症状 1 条及性功能症状 2 条。PD 的非运动症状具有波动性，可采用非运动症状波动性量表（non-motor fluctuation assessment instrument, NoMoFA）来评定。此外，可通过监测患者血压、心率等基本情况的变化了解患者是否存在自主神经功能障碍。

5. 精神障碍

（1）情绪障碍：帕金森病患者心理社会适应量表（the psychosocial adaptation scale for Parkinson's disease, PAS）含 32 项条目，包括焦虑 / 抑郁、自尊、自我生活态度、自我接纳、自我效能和社会支持 6 个维度，该量表信效度良好，内部一致性 Cronbach' α=0.938。

（2）认知障碍：帕金森病预后评分 - 认知障碍（scales for outcomes in Parkinson's disease-cognition, SCOPA-COG）是专门评价 PD 患者认知障碍的量表，由 10 个项目组成，包括注意力、记忆和学习、执行功能、视觉空间功能、言语功能、思考和推理、智力迟钝等。总分的重测试可靠性为 0.78（组内相关系数），个别项目的测试 - 再测试可靠性范围为 0.40~0.75，Cronbach' α=0.83。Mattis 痴呆评定量表包含注意力、启动与保持、概念形成、结构及记忆 5 个方向的测评，对额叶、额叶 - 皮质下功能障碍较为敏感，对 PD 患者痴呆的敏感性和特异性分别为 92.65% 和 91.4%。

（3）疲劳感：不可控制的疲劳感亦是 PD 患者常见的表现之一，帕金森疲劳量表（Parkinson's disease fatigue scale, PFS）可用于疲劳评估。PFS 的内部一致性和重测可靠性令人满意（原始评分方法：Cronbach's α=0.97, ICC=0.94；二元评分法：Cronbach's α=0.94, ICC=0.94）。PFS 评分与疾病持续时间以及疾病分期、运动功能、抑郁和焦虑的测量值呈微弱至中度相关（r=0.25~0.48）。

（四）其他评定

1. 生存质量评定　帕金森病生活质量问卷（Parkinson's disease quality of life questionnaire, PDQL）包含了帕金森症状、系统症状、社会功能及情感功能 4 个维度，是针对 PD 患者设计的生存质量评定量表。帕金森病致残量表（Parkinson's impact scale, PIMS）采用 5 种程度评价疾病在过去 1 个月对生活质量，包括精神、社会、财政等 10 个方面的影响，并兼顾了服药患者 "开" "关" 状态的评估。

2. 神经影像检查　PD 的主要诊断依据是临床特征而非影像学生物标记物，常用的影像技术包括磁共振成像、正电子发射体层显像计算机体层扫描、单光子发射计算机体层扫描、功能磁共振成像可用来评估患者脑部的解剖及病理改变。

3. 神经电生理检查　表面肌电图可评价活动状态下 PD 患者肌肉状态和运动功能，有国外研究认为其具有良好的评测信度和效度。脑涨落图通过脑电频率分析脑内神经递质的变化，是一种无创的可靠手段。

六、康复治疗

目前,PD 的西医药物治疗包括疾病修饰治疗药物和症状性治疗药物,用以改善患者症状、延缓疾病进展。现代康复治疗 PD 的方法主要有关节活动范围训练、肌力训练、姿势训练、平衡训练等躯体运动功能训练,针对患者非运动症状,有通过建立规律周期、物理因子治疗、体育锻炼等方法进行的睡眠训练、泌尿功能康复、疲劳康复等。中医康复方法包括传统运动疗法、针灸疗法、中药疗法等,对 PD 患者的各种功能障碍均有一定效果。

(一)传统运动疗法

有两项系统评价表明,太极拳对帕金森病患者平衡功能及行走功能有益。此外,还有一项纳入了 200 名轻中度 PD 患者的研究证实了太极拳对患者平衡功能疗效优于进行其他运动训练。一项纳入了 100 例患者的随机对照试验结果表明,八段锦可改善 PD 患者的睡眠、步行速度及平衡功能,干预周期应在 3 个月以上,每次 40~60min,每周 3 次。

(二)针灸疗法

1. 体针　两项 Meta 分析表明,体针治疗 PD 有效。针刺取穴应针对症状与病机,将辨证与辨症相结合。电针百会穴结合认知训练在改善 PD 患者认知功能方面优于单纯认知训练;电针双侧天枢穴改善了 PD 患者便秘的情况。有三项 Meta 分析均将针灸作为一个整体干预措施,纳入了包括针刺、头皮针、电针、艾灸等治疗方法,将 UPDRS 评分、Webster 评分等作为结局指标与西药治疗 PD 相比较,认为针灸是 PD 有效、安全的治疗手段。此外,有 Meta 分析专门针对针灸治疗 PD 非运动症状进行研究,证实了针灸治疗 PD 的精神症状、睡眠障碍、自主神经症状等非运动症状具有一定疗效。临床可以选择百会、太冲、合谷、阳陵泉、三阴交、曲池为主穴;若合并吞咽障碍加双侧风池,抑郁加中脘、内关,疲劳加太溪、气海,便秘加双侧天枢,小便不利加会阴、中极,肝肾亏虚加肝俞、肾俞,痰热动风加丰隆、中脘,气血不足加气海、足三里。

2. 艾灸　一项纳入了 5 篇随机对照试验共 402 例患者的 Meta 分析表明,艾灸可能是一种改善 PD 运动功能症状的有效疗法。艾灸选穴可选取气海、关元、中极,每穴灸 10~15min,至皮肤潮红为度。

3. 头皮针　有研究表明,头皮针可改变 PD 患者脑区局部神经活动异常。一项纳入了 4 篇随机对照试验,184 例患者的系统评价结果显示,头皮针可降低 PD 患者 UPDRS 评分及 Webster 评分,可能对 PD 有效。头皮针可选取头部舞蹈震颤区,即运动区:上点在前后正中线的中点后移 0.5cm 处,下点在眉枕线和鬓角发际线相交区,上下两点的连线即为运动区;舞蹈震颤控制区:自运动区向前移 1.5cm 的平行线,进针后小幅度快速捻转针柄直至得气,留针 30min。

此外,一篇多中心随机对照单盲试验表明葛根素穴位注射治疗 PD 患者 UPDRS Ⅰ、Ⅱ、Ⅲ评分均优于西药对照组,且疗效持续时间长。

(三)中药治疗

中药治疗 PD 的文献报道较多,有多篇系统评价均证实了特定的中药方剂在 Webster 评分、UPDRS 评分、非运动症状与并发症的治疗等方面有一定优势。在中药的应用上,应该以辨证论治为指导原则:阴血亏虚、肝风内动证,治法以滋养肝肾,熄风止颤,乌梅丸加减;肢体拘急则加元胡,肢体震颤较甚,则加龙骨;痰热交阻、风木内动证,治法以健脾化痰,通络熄风,摧肝丸加减;血脉淤滞,筋急风动,血府逐瘀汤加减。

（四）中西医结合综合疗法

一篇随机对照试验将 43 名患者随机分为针刺组、针刺结合蜂针组与空白组，结果表明针刺结合蜂针疗法可提高患者的生存质量、改善患者的心理状态，提高患者的平衡功能。此外，一篇纳入了 92 例患者的临床研究将头皮电针、针刺与针刀结合，证实了综合疗法治疗帕金森病疗效优于单一中医疗法，且安全性好。临床上可结合患者具体的症状酌情选择适当的中西医结合综合疗法。

一项纳入 84 名患者的对照研究表明，在西药多巴丝肼基础上配合中药治疗，可减少多巴丝肼的每日用量，且可有效改善帕金森病患者的 UPDRS 评分。另有一项纳入了 61 例患者的随机对照试验表明，针刺联合多巴丝肼可有效降低 PD 患者的 UPDRS 评分。

七、康复护理

1. 起居调护　提供安全方便舒适的住院环境，保证活动空间无障碍物，地面平整、清洁干燥，走廊、卫生间、楼道设有扶手；加强巡视，了解患者的需要；将呼叫器置于患者床头触手可及处，日常用具定位放置，方便患者取用；保持活动范围内光线明暗适宜，指导患者活动时动作宜缓慢，避免疲劳，确保活动安全；卧床休息的患者，协助保持舒适体位，防止压疮产生。

2. 饮食调护　使患者和家属了解饮食治疗的原则与目的、导致营养低下的原因，给予患者高纤维素、高维生素、高热量、低盐低脂、适量优质低蛋白且易消化食物，多食新鲜蔬菜水果，及时补充水分，忌食辛辣刺激、肥甘厚味食品；根据病情变化及时调整和补充各种营养素，戒烟酒；指导正确进食；对于饮水呛咳和进食困难的患者必要时给予鼻饲。

3. 情志调护　随着疾病进展，患者容易产生焦虑、恐惧甚至绝望心理，护理人员应细心观察患者思想情绪的变化，了解不良情绪的产生原因，及时给予正确引导，对于言语不清、构音障碍的患者，鼓励患者积极表达并予以耐心倾听，使其能够接受并适应健康状况的改变，并能积极配合治疗。告知患者及其家属情绪管理与治疗效果的密切相关性，强调调节情志的重要性，鼓励其保持良好乐观的心态。

4. 健康教育　对患者及家属开展帕金森病的科普宣教，普及本病的症状、治疗及相关预防措施。告知患者本病需长期服药治疗，向其讲解所用药物的作用、用法、服药注意事项、疗效及不良反应的观察及处理，让患者了解到长期服药过程中可能会出现"开-关现象"、"剂末现象"及应对方法，使患者以积极健康的心态主动配合治疗，减少失控行为的发生，从而提高患者治疗依从性，改善患者预后以及生活质量。同时，告知家属观察患者在治疗过程中语言功能、震颤、肌强直、进食动作、起坐速度、步行姿势等改善程度，以确定治疗效果。

八、预防及预后

（一）预防

了解"治未病"在 PD 防治中的具体体现及 PD 的全面康复，对提高患者生活质量，减轻其家庭和社会负担具有重要意义。主要体现在以下几个方面：①未病先防：PD 的病因及发病机制可能涉及环境、遗传、神经系统老化、氧化应激、细胞凋亡、兴奋性毒性、炎性和免疫反应等多种因素。中医研究发现，气虚质和阴虚质是 PD 的易患体质。在《黄帝内经》"治未病"理论指导下，根据 PD 相关危险因素，对尚未发生 PD 的高危人群需要进行有针对的预防，对可控危险因素积极防范，并加强保护因素的作用。同时可以运用体质学说理论，积极调节体质偏性，做到"治未病"，以提升疗效，带动临床诊治体系的提高。PD 高危人群若能及早进行如 PET 扫描、线粒体 DNA、多巴胺抗体、脑脊液化学、电生理等检查，能够提高早期诊断率，缓解治疗压力。②既病防变：PD 的主要症状包括静止性震颤、肌强直、运动迟缓、姿势障碍等运动症状，以及感觉障碍、自主神经功能障碍、精神障碍等非运动症状。目前，PD 最基本、最有效的方法是采用左旋多巴替代治疗。对震颤、强直、运动迟缓等均有较好疗效，可尽可能维持患者独立生活的能力，但仅以缓解症状为主，伴随"开 - 关"现象、胃肠道反应、排尿困难等副作用。

（二）预后

早期进行康复训练，能很大程度上改善患者功能状态，维持 PD 患者日常生活。中西医结合康复治疗 PD 可减少西药用量，并减轻其毒副作用，增强疗效，起到双重调节的作用。对于中晚期 PD 患者，非运动症状是致残的最主要因素，如抑郁、便秘、多汗、失眠等症状严重影响了患者的日常生活，是极大的照料负担，中医药治疗手段如汤药、针刺、艾灸、导引、康复、穴位贴敷、药膳对于机体多系统复杂症状的改善有整体治疗的作用。PD 患者常伴有高血压病、高脂血症、糖尿病、动脉硬化等疾病，控制危险因素对预防 PD 能起到一定的积极作用。

（陈枫　杨楠）

参 考 文 献

［1］蔡定芳.帕金森病的中医治疗.中国现代神经疾病杂志，2009，9（3）：233-234.

［2］Tysnes B，Storstein A.Epidemiology of Parkinson's disease.J Neural Transm（Vienna），2017，124（8）：901-905.

［3］Taylor K，Cook J，Counsell C.Heterogeneity in male to female risk for Parkinson's disease.Journal of Neurology，Neurosurgery & Psychiatry，2007，78（8）：905-906.

［4］陈宗元，黄春丽，官检发，等.帕金森病的流行病学、发病机制及药物的研究进展.海峡药学，2018，30（3）：48-50.

［5］刘峘，陈彪.帕金森病患者体质研究.北京中医药大学学报，2009，32（7）：489-492.

［6］Zhang W，Niu XY，Gao SW，et al.Evaluation of a screening questionnaire for Parkinson's disease in a Chinese population.J ClinNeurosci，2014，21（2）：278-281.

［7］Stacy M，Galbreath A.Optimizing long-term therapy for Parkinson disease：levodopa，dopamine agonists，and treatment-associated dyskinesia.Clin Neuropharmacol，2008，31（1）：51-56.

［8］王冰，徐军，汤修敏.帕金森病统一评分量表信度和效度研究.山东医药，2009，49（28）：88-89.

［9］Starkstein SE，Merello M.The Ynified Parkinsn's disease rating scale：validation study of the mentation，behatior，and mood section.Movement Disorder society，2007，22（15）：2156-2161.

［10］Holroyd S，Currie LJ，Wooten GF.Validity，Balidity，sensitivity and specificity of the mentation，behavior and mood subscale of the UPDRS.Neurol Res，2008，30（5）：493-496.

［11］吴卓华，邵明，林杰，等.改良 SPES 量表对帕金森病评价的信度和效度研究.中国临床实用医学，2008，2（6）：1-3.

［12］王雁，李馨，李海燕，等.帕金森病非运动症状的量表介绍及评价.临床神经病学杂志，2015，28（04）：314-316.

［13］石志勇.帕金森病睡眠量表:评估帕金森病睡眠和夜间障碍的新工具.国外医学(内科学分册),2003(12):536.

［14］McColgan P, Evans J R, Breen D P.Addenbrooke's cognitive examination-revised for mild cognitive impairment in Parkinson's disease.Mov Disord, 2012, 27(9): 1173-1177.

［15］Pullman S L, Goodin D S, Marquinez A I.Clinical utility of surface EMG: report of the therapeutics and technology assessment subcommittee of the American Academy of Neurology.Neurology, 2000, 55(2): 171-177.

［16］Kasten M, Bruggemann N, Schmidt A, et al.Validity of the MoCA and MMSE in the detection of MCI and dementia in Parkinson disease.Neurology, 2010, 75(5): 478.

［17］王伟芳.个性化中医护理干预对帕金森患者生活质量的影响.中国医药指南,2016,14(1): 222-223.

［18］Schrag A, Jahanshahi M, Quinn N.How does Parkinson's disease affect quality of life? a comparison with quality of life in the general population.Mov Disord, 2000, 15(6): 1112-1118.

［19］欧阳莎,许巍.针灸与西药治疗帕金森病疗效比较的系统评价.中医药通报,2017,16(01): 34-38.

［20］Noh H, Kwon S.Effectiveness and safety of acupuncture in the treatment of Parkinson's disease: a systematic review and meta-analysis of randomized controlled trials.Complement Ther Med, 2017, 34: 86-103.

［21］Lee S H, Lim S.Clinical effectiveness of acupuncture on Parkinson disease: A PRISMA-compliant systematic review and meta-analysis.Medicine(Baltimore), 2017, 96(3): e5836.

［22］孙妙璇,张雄.针灸治疗帕金森病非运动症状疗效的 Meta 分析.上海中医药大学学报,2013,27(05): 41-48, 69.

［23］Chen FP, Chang CM, Shi JH.A clinical study of integrating acupuncture and Western medicine in treating patients with Parkinson's disease.Am J Chin Med, 2015, 43(3): 407-423.

［24］尹洪娜,韩超,孙忠人,等.针刺治疗帕金森病随机对照临床研究文献 Meta 分析.针灸临床杂志,2016,32(08): 67-70.

［25］张雪淳,蒋丽,伍亚男,等.基于 Meta 分析的艾灸治疗帕金森病疗效研究.亚太传统医药,2016,12(14): 96-100.

［26］Lee HS, Park HL, Lee SJ, et al.Scalp acupuncture for Parkinson's disease: a systematic review of randomized controlled trials.Chin J Integr Med, 2013, 19(4): 297-306.

［27］Zhang R, Andersen AH, Hardy PA.Objectively measuring effects of electro-acupuncture in parkinsonian rhesus monkeys.Brain Res, 2018, 1678: 12-19.

［28］林志诚,游咏梅,杨珊莉,等.电针百会穴治疗帕金森病轻度认知功能障碍临床观察.安徽中医药大学学报,2018,37(05): 31-35.

［29］李立红,金肖青.电针双侧天枢对帕金森病伴便秘患者肛门直肠动力学及 UPDRS 评分的影响.浙江医学,2018,40(12): 1367-1370.

［30］夏毅,王海东,丁莹,等.电针合药物治疗帕金森病伴发抑郁症及对患者血清 BDNF 的影响.中国针灸,2012,32(12): 1071-1074.

［31］刘承浩,王睿,金亚蓓,等.葛根素穴位注射治疗早中期帕金森病:多中心随机对照试验.针刺研究,2015,40(01): 56-60.

［32］Ćwiękała-Lewis KJ, Gallek M, Taylor-Piliae RE.The effects of Tai Chi on physical function and well-being among persons with Parkinson's Disease: A systematic review.J Bodyw Mov Ther, 2017, 21(2): 414-421.

［33］Ni X, Liu S, Lu F.Efficacy and safety of Tai Chi for Parkinson's disease: a systematic review and meta-analysis of randomized controlled trials.PLoS One, 2014, 9(6): e99377.

［34］Li F, Harmer P, Fitzgerald K, et al.Tai chi and postural stability in patients with Parkinson's disease.N Engl J Med, 2012, 366(6): 511-519.

［35］Ni X，Liu S，Lu F.Effect of health Baduanjin Qigong for mild to moderate Parkinson's disease.Geriatr Gerontol Int，2016，16（8）：911-919.

［36］黑赏艳，许玉珉，陈健，等.中药治疗帕金森病伴抑郁的疗效和安全性.中国老年学杂志，2018，38（23）：5752-5755.

［37］许玉珉，黑赏艳，章时杰，等.中西医结合治疗帕金森病睡眠障碍随机对照试验的 Meta 分析.广州中医药大学学报，2018，35（03）：540-548.

［38］项瑜，吴星，郭震浪.补肾活血法治疗帕金森病 Meta 分析.辽宁中医药大学学报，2017，19（02）：60-63.

［39］崔会营，刘红杰.中药辅助左旋多巴类药物改善帕金森病疗效的 Meta 分析.中国医药导报，2015，12（12）：8-12，16.

［40］文晓东，郑景辉，蒙冰，等.中医药治疗帕金森病疗效系统评价.辽宁中医药大学学报，2014，16（07）：120-124.

［41］霍青，于亚萍.中药治疗帕金森病临床疗效的系统评价.环球中医药，2014，7（01）：29-34.

［42］郑春叶，连新福，詹秀菊，等.乌梅丸加减治疗帕金森病疗效评价.中华中医药杂志，2013，28（03）：857-859.

［43］连新福，雒晓东.中医辨证分型治疗对美多巴增效减毒的影响.中国中西医结合杂志，2007（09）：796-799.

［44］Cho S Y，Shim S R，Rhee H Y.Effectiveness of acupuncture and bee venom acupuncture in idiopathic Parkinson's disease.Parkinsonism Relat Disord，2012，18（8）：948-952.

［45］陈思岐，陈枫，李振彬.针刺联合美多巴治疗帕金森病疗效观察.河北中医药学报，2013，28（1）：33-34.

［46］周蕾，郑水红.针刺结合针刀治疗帕金森病的疗效对照观察.针灸临床杂志，2014，30（05）：14-17.

［47］Chen H，Ding D，Wang J，et al.Parkinson's disease research in a prospective cohort in China.Parkinsonism & Related Disorders，2015，21（10）：1200-1204.

第四节　脊　髓　损　伤

一、定义与术语

（一）定义

脊髓损伤（spinal cord injury，SCI）是由于脊髓受到疾病、外伤等因素的损伤，引起受损平面或以下的运动、感觉和自主神经功能障碍。SCI 的中医病名应属"痿证""体惰"等范畴，指跌仆损伤、外感或内伤，使脏腑功能失调，精血受损，肌肉筋脉失养以致肢体弛缓、软弱无力，甚至日久不用，引起肌肉萎缩或瘫痪的一种病症，可引起各种功能障碍和并发症。

（二）中医术语表达

1. 神经源性膀胱　可用"癃闭""小便频数""余溺不尽"等术语来描述。
2. 神经源性直肠　可用"大便秘结""完谷不化""溏结不调""滑出不禁"等术语描述。
3. 其他功能障碍　如痉挛可用"筋脉挛急"，情志障碍可用"心神不安""神气涣散"等术语来描述。

二、流行病学

SCI 是常见的创伤性疾病，不同国家和地区其发生率和病因各不相同。美国患病率为

90/100 万，其中创伤性引起 20~45/100 万。我国流行病学研究发现，目前外伤性 SCI 年患病率为 37 人次 /100 万。脊髓损伤以青壮年为主，80% 的患者年龄小于 40 岁，男性患病风险是女性的 4 倍。国外脊髓损伤的主要原因是车祸、运动损伤等，我国则为高处坠落、砸伤、交通意外等。SCI 给患者及其家庭，乃至社会带来严重经济负担，卫生经济学研究表明，我国 SCI 平均住院费用为 2 万 ~53 万元不等。而针对非外伤性脊髓损伤流行病学资料较为缺乏，尚无统一报道。

三、病因病机

SCI 的病位在督脉，累及肾、脾、肺、肝，病理性质主要是经络瘀阻、阳气不足。本病属本虚标实之证，本虚为肝肾亏虚，标实是指瘀血和痰浊阻滞经络。中医病因包括内伤和外伤，内伤起病，或因气血亏虚，或因经脉受阻，导致气血津液输布失司，四肢百骸不得濡养；因外伤者，经络血脉离断，气血运行中断，肢体痿废不用。"瘀血凝滞，督脉不通"为本病的核心病机，外力损伤气血经脉，血溢脉外而不循经，瘀血由此形成；血瘀、脉断引发气机运行不畅，气为血帅，血为气母，气滞则血瘀更甚，最终导致经络壅塞，血脉不通。久病体虚，气血津液生化不足，生化乏源则经脉不得濡养，日久则肢体废用，皮肉萎缩。

四、诊断

（一）西医诊断

参照《脊柱脊髓损伤现代康复与治疗》（人民卫生出版社，2006）进行诊断。

（二）中医诊断

参照国家中医药管理局《92 个病种中医临床路径和中医诊疗方案（2017 年版）》（国中医药办医政发〔2017〕9 号）结合专家共识，将脊髓损伤分为瘀血阻络证、气虚血瘀证、脾胃虚弱证、肝肾亏虚证、气血两虚证等证型。

五、康复评定

（一）脊髓损伤程度康复评定

根据 ASIA 残损指数结合神经电生理检查评定脊髓损伤程度。对功能障碍分级和损伤完全性测定具有良好的信效度。

（二）感觉功能康复评定

康复评定时检查身体两侧各 28 个皮节的关键点的针刺觉和轻触觉，并按 3 个等级分别评分。0 分为感觉缺失，1 分为感觉障碍，2 分为感觉正常，NT 为无法检查。每种感觉为左右两侧评分，每侧最高得分 56 分，共 112 分，针刺觉和轻触觉两侧总分共为 224 分。ASIA 标准针刺觉评分、触觉评分重测信度和评测者间一致性检验相关系数均较高。

（三）运动功能康复评定

可采用徒手肌力测试（manual muscle test，MMT）评定脊髓有关节段的神经支配肌肉的肌力。根据脊髓损伤平面以下出现不同程度的肌张力增高，可采用改良 Ashworth 量表评定相关肌肉的肌张力。根据脊髓损伤患者长期卧床出现关节活动受限，对受累关节进行关节活动度评定。

（四）神经损伤平面的确定

1. 感觉平面　通过身体两侧各 28 个关键点的检查，以身体两侧具有正常针刺觉和轻触觉的最低脊髓节段确定，身体左右侧可以不同。

2. 运动平面　通过身体两侧各 10 个关键肌的检查，以身体两侧具有 3 级及以上肌力的最低关键肌确定，其上所有节段的关键肌功能须正常（MMT 为 5 级），身体左右侧可以不同。

3. 神经损伤平面（neurological level of injury，NLI）　NLI 是指由感觉平面和运动平面确定的神经支配完整的最低脊髓节段，该节段感觉正常、肌力达到 3 级及以上，且上一节段的感觉、运动功能均正常。

4. 其他康复评定　四肢瘫功能指数（the quadriplegia index of function，QIF）等量表进行日常生活能力的评定，另外还可对 SCI 患者心理状态、二便功能、自主功能障碍等进行评定。

六、康复治疗

（一）运动功能障碍

目前 SCI 的康复治疗依据现有文献可分为现代康复疗法、中医康复疗法以及中西医结合康复疗法。现代康复疗法在损伤早期主要包括良肢位摆放、关节被动运动、体位变换、早期坐起及站立训练等，训练目的是防止关节挛缩和畸形，预防压疮和深静脉血栓等并发症。恢复期主要包括肌力训练、垫上训练、体位变换训练、站立及行走训练、矫行器的使用等，目的是最大程度发挥机体残存的功能，尽可能地使患者生活自理，并回归社会。中医康复疗法及中西医结合康复疗法具体如下：

1. 针灸疗法　一项纳入 16 个随机对照试验的 Meta 分析表明，针刺可改善脊髓损伤及其并发症患者 ASIA 评分和 FIM 评分。SCI 的病机为督脉受损，采用督脉电针治疗，可以补机体之真阳，疏通脏腑之气，促进上下贯通，调节阴阳平衡，促进患者康复。夹脊穴内夹督脉，外循膀胱经，针刺可疏通督脉，调和气血阴阳，也可用于 SCI 的治疗。目前共有 2 项随机对照研究表明，针刺治疗后，双下肢的运动功能障碍明显改善；有 3 项随机对照研究表明，电针夹脊穴能调整肌张力，缓解血管痉挛，改善 SCI 中枢性疼痛，提高运动功能评分。

督脉电针可紧贴脊髓损伤节段上方和下方各取一穴，针刺时应避开瘢痕，沿棘突方向进针，得气后，施以捻转行针，强刺激 2min。电针夹脊穴是在受损脊髓平面上两个椎体开始针刺，右侧取夹脊穴，左侧取背俞穴，或右侧取背俞穴，左侧取夹脊穴。每一个针刺平面只进 1 针，呈"之"字形分布，针刺至横突骨膜近神经根处，由上至下到第五腰椎为止点。将两个电极分别连接两侧夹脊穴高点和背俞穴低点，或背俞穴高点和夹脊穴低点，接通电针仪，痉挛性瘫以密波为主，弛缓性瘫以疏波为主，电流强度以引起肌肉收缩，患者能够耐受为度。

"截瘫三联针"是背俞穴、督脉穴与运动点相结合的创新性选穴，针刺至硬膜与脊神经根，深度刺激脊髓周围组织，加强针刺电信号传递。目前共有 2 项随机对照研究，共纳入 100 例受试者，研究表明：给予"截瘫三联针"治疗，可在早期促进脊髓组织的修复能力，对运动功能的改善具有积极意义。根据患者的体型，背俞穴向脊柱斜刺 20~25mm、针刺角度 15°~30°，督脉穴直刺 10~20mm，针刺深度和角度需达到硬膜外附近，背俞穴针刺深度和角度需达到脊神经根附近。将督脉穴与背俞穴的上下分别连接 1 对导线，阳极接损伤平面在上，阴极接损伤平面在下。电流强度在 0.1~10mA，选择连续波，频率 5Hz，以引起肌肉收缩、患者能够耐受或以患者诉有酸麻、胀、触电样感觉为准，强度宜从小到大缓缓增加，治疗 20min，治疗期间不重复行针。针感沿脊柱与肋间反复传导，利于刺激神经纤维沿电力线的方向再生，有效改善病变局部营养状况。

2. 传统运动疗法　2 项随机对照研究共纳入 64 例研究者，结果表明改良太极拳可以提高脊髓损伤后截瘫患者的平衡功能,改善步行功能。这种运动功能的改善可能是由于大脑皮质运动中枢活动、脑电活动的改善,促进受损部位神经通路的再联通,有利于脊髓功能的恢复。通过反复强化正常的运动模式,纠正错误的运动模式,促进步行功能的恢复。

改良太极"云手"第一阶段:脊髓损伤急性期在伤后 2 周内,以卧床制动为主,急性期患者的训练分为两步:①运动想象训练:患者在卧床期间,想象不同体位下改良太极拳"云手"的动作。②肢体运动:患者卧床时,在有意识配合下做踝部运动、四肢的抗阻训练及各关节的主被动活动。每组 10 次,3 次 /d。第二阶段:脊髓损伤后 2 周,康复运动逐渐从床上到地上过渡阶段。以静止性站立练习为主,配合上肢做"云手"的动作。20~30min/ 次,1 次 /d。第三阶段:以改良太极拳"云手"训练为主。①做起势动作的步法训练;②双上肢交替做"云手"动作。30min/ 次,1 次 /d,持续 8 周。每次 30min,每周 5 次,共 5 周的水中太极拳训练,有助于站立平衡功能的重建。

3. 中西医结合康复疗法

(1)针灸联合康复训练:一项纳入 12 个随机对照研究的系统评价结果表明,步态训练能够改善慢性不完全性脊髓损伤患者的步行功能,尤其是步行速度的提高;其中功能性电刺激辅助平地步行训练的效果较为肯定,而针灸对于 SCI 患者具有一定疗效。

目前共有 5 项随机对照研究,共纳入 457 例受试者,结果表明,中医针灸联合康复训练能有效地改善 SCI 患者的神经功能,提高运动功能。取损伤脊髓节段上下方的大椎、灵台、腰阳关等穴位,上肢瘫痪加手三里、合谷、曲池等穴位,下肢瘫痪加足三里、太溪、阳陵泉等,二便障碍加肾俞、气海、关元等穴位。针刺后以得气为准,留针 30min 左右,1 次 /d,5 次 / 周。根据患者的情况,可配合针对性的康复训练可对痉挛肌肉做痉挛肌肉被动牵拉运动、控制关键点、姿势降张、肌力训练、平衡协调训练、步行训练、关节活动度主动及被动训练、体位转移、日常生活活动能力训练。每日 1 次,每次 40min。每周 5 次,10 次为 1 疗程,连用 4 个疗程。

(2)悬吊推拿运动技术:悬吊推拿运动技术是在中医经络学和现代生物力学理论指导下,对传统推拿的优化技术。操作方法:①患者取俯卧位,宽带分别置于患者胸部及腹部,窄带置于患者两膝,患者屈髋屈膝,髂骨后转,保持臀部高于肩背部,头部处于中立位。用手指、手掌鱼际等部位沿督脉以及足太阳膀胱经走行按推,频率 10 次 /min,按推 50 次。调理经气运行和与经络相对应的运动链,并在五腧穴处做深入的、较重的弹拨,弹拨频率 20 次 /min,可激活病变经络,疏通经络气血。随后嘱患者进行腹式呼吸,气沉丹田,增加腹内压,激活呼吸肌群尤其是膈肌的功能,增强患者躯干稳定性,"强内松外",使身体重新回到中立位,达到形正气顺的目的。②患者取仰卧位,宽吊带悬挂在双膝关节,膝关节屈曲位,用手指、手掌鱼际等部位沿足阳明胃经走行按推,频率 10 次 /min,按推 50 次。调理经气运行和与经络相对应的运动链,并在五腧穴处做深入的、较重的弹拨,弹拨频率 20 次 /min。随后嘱患者臀大肌发力,使腰臀部抬离床面,双下肢配合稍外旋,激活臀大肌。根据患者具体情况,训练 5~8 次,感受臀大肌发力,激活臀大肌功能。③患者取侧卧位,宽带悬挂患者腰部加以辅助,窄带分别悬吊患者上下肢,保持耳垂、肩峰、股骨大转子、膝关节、外踝保持在同一条直线,做臀中肌的激活训练。注意手拍打患者臀中肌,感受肌肉收缩,离心性训练时应抗阻。根据患者具体情况,训练 3~5 次,以患者自觉感受到臀中肌发力为度,加强躯干稳定性。悬吊推拿运动技术治疗时间:每次 30min,1 次 /d,5 次 / 周,持续 4 周。

(二)感觉功能障碍

1. 针刺疗法　一项纳入 16 个随机对照试验的 Meta 分析表明,针刺可改善脊髓损伤及其并发症患者的感觉功能障碍,提高患者 ASIA 评分。目前共有 3 项随机对照研究,共纳入 200 例受试者,研究表明,电针夹脊穴能提高 SCI 患者运动和感觉功能评分。2 项随机对照研究,共纳入 100 例受试者,研究表明,"截瘫三联针"可改善外伤性胸腰段 SCI 患者的针刺觉、轻触觉。梅花针叩刺皮部能够疏泄外邪,通经活络,调和气血,调整脏腑虚实,平衡阴阳。叩刺部位以手、足阳明经循行皮部为主,配以颈椎、骶椎两旁及华佗夹脊穴。上肢痿软,以患侧手阳明大肠经皮部为主,配颈椎两旁及华佗夹脊穴(胸椎 T_1~T_7);下肢痿软,以患侧足阳明经皮部为主,配华佗夹脊穴(腰椎 L_2 至骶椎两旁)。病证属虚,以弱刺激、补法为主,叩至皮肤表面微现红晕为止;病证属实,以重刺激、泻法为主,叩至皮肤出血为止。叩打频率为 70~90 次/min,每日或隔日 1 次,10 次为 1 疗程,疗程间隔 3d。

2. 推拿疗法 脊髓损伤感觉障碍的推拿常用手法:捏法、拿法、摩法、搓法等。根据《素问·痿论》"治痿独取阳明"的理论,取穴以上、下肢阳明经为主,配合脊柱损伤部位两侧膀胱经、督脉。常用腧穴:督脉取筋缩、命门、身柱、至阳、命门,胃经取梁门、归来、髀关、阴市、足三里、上巨虚、下巨虚,膀胱经取肝俞、肾俞、膈俞、承扶等穴。

(三)神经源性膀胱

1. 中药干预 随机对照试验结果显示,肾阳衰惫证治以济生肾气丸加减,温补肾阳以治本,行瘀散结、清热利湿以治标;膀胱湿热证治以八正散加减,八正散可通过多途径、多靶点发挥其抗菌抑菌活性,达到清热泻火、利湿通淋的作用;肺热壅盛证治以清肺饮加减;肝郁气滞证治以沉香散加减;浊瘀阻塞证治以代抵当丸加减;脾气不升证治以补中益气汤合春泽汤加减。

2. 体针 一项纳入 9 个随机对照研究 632 名参与者的 Meta 分析表明,针刺能更为有效地改善 SCI 尿潴留患者的残余尿量、最大膀胱容量,提高治疗总有效率。根据循经取穴、募穴配合应用的原则,SCI 神经源性膀胱功能障碍主要取足太阳经穴、足太阴经穴、督脉穴、任脉穴及相应俞募穴为主进行治疗。文献计量分析结果显示,使用频率最高的穴位为中极、膀胱俞、秩边、阴陵泉、三阴交、关元、脾俞、肾俞、三焦俞,临床应根据患者情况,采用不同的配穴。如膀胱湿热者加用委阳,肺热壅盛者加用尺泽,肝郁气滞者加用太冲,浊瘀阻塞者加用次髎、血海,脾胃虚弱者加用气海、足三里,肾气亏虚者加用太溪、命门。

3. 灸法 2 项随机对照试验共纳入 150 名受试者,研究结果表明艾灸后患者尿流动力学、白细胞数定量分析、膀胱功能平衡状态均有所改善。灸法可取神庭、百会、风府为主穴,配大椎、身柱、至阳、筋缩、脊中、悬枢、命门、腰阳关、腰俞、长强等督脉穴位施灸,穴位上放置已制备好的直径 3cm、厚 5mm 左右的附子片,附子片以针穿刺数孔,点燃艾条,灸火直接实按于附子片上,施灸部位潮红时立即提起,片刻后再灸,至施灸部位温热、潮红为度。每次治疗 20min,每天 1 次,每周 6 天,持续 8 周。其他灸法可选择艾条灸、隔物灸、随年壮灸等。

4. 其他疗法

(1)耳针法:取肾、膀胱、肺、肝、脾、三焦、交感、神门、皮质下、腰骶椎,每次选 3~5 穴,毫针中强刺激,或用埋线法、压丸法。

(2)穴位贴敷法:取神阙穴,用葱白、冰片、田螺或鲜青蒿、甘草、甘遂各适量,混合捣烂后敷于脐部,外用纱布固定,加热敷。

(四)神经源性直肠

1. 中药 临床上应根据患者不同证型辨证口服中药,如:①便秘:热秘者治以麻仁丸加减;冷秘者治以温脾汤加减;气虚秘者治以黄芪汤加减;血虚秘者治以润肠丸加减。②泄泻：脾胃虚弱者治以参苓白术散加减；肾阳虚衰者治以四神丸加减。

2. 针刺　目前临床选穴主要以华佗夹脊、督脉、脏腑募穴以及一些特效穴为主，包括关元、天枢、大肠俞、上巨虚等。Meta 分析显示，针刺治疗神经源性直肠临床疗效确切，且未出现严重不良事件。

3. 灸法　一项随机对照研究表明，脐灸（桂枝 15g，苍术 20g，肉桂 10g，乌药 15g，干姜 20g，炒白芍 20g 共碾为细粉）神阙穴联合直肠功能训练治疗 SCI 神经源性直肠疗效确切，可显著改善患者的肠道功能。

4. 推拿　穴位多选用足三里、三阴交、支沟、天枢、合谷等，采用点按法或指揉法，便秘者采用顺时针摩腹，泄泻者采用逆时针摩腹。

（五）心理障碍

1. 中医情志疗法　包括：①情志相胜法：根据中医喜胜忧、悲胜怒理论，组织患者及家属成立患友会，在医师指导下鼓励患者家属分享患者康复治疗中成功事例，创造病房愉悦氛围，从而让患者克服抑郁、忧伤等情绪。鼓励患者表达自己悲伤的情绪，让患者宣泄自己在生活及康复治疗中不满，并鼓励患者正视自己的失能，认同和肯定自我价值。②宁神静志法：通过静卧调节情绪。③顺情从欲法：顺从患者的意念、情欲，满足患者的心理需要。通过以上方法，可改善患者的焦虑抑郁程度、提高其正性情绪，降低负性情绪体验，同时正视自己的失能，认同和肯定自我价值，努力通过康复治疗以改善生存质量。一项纳入 68 例伴有负面情绪的 SCI 患者的随机对照研究发现，中医情志治疗可改善患者的焦虑抑郁情绪，减轻患者负性情绪。

2. 太极拳　应用太极拳、柔力球等运动方式进行心理治疗已经被很多脊髓损伤患者接受。研究表明对脊髓损伤患者进行十式轮椅太极拳训练，10 周后患者睡眠、饮食、躯体化、敌对、偏执、精神病性、强迫症状明显改善，人际关系敏感、抑郁、焦虑、恐怖因子也有所改善。

3. "五音调神"法　"五音调神"法是将中国传统五行音乐和针刺相结合的一种中医情志调治方法，能够有效改善 SCI 患者的心理功能障碍症状。具体操作：头针取百会、印堂、神庭穴，平补平泻，200 次 /min，捻转 30s；15min 捻转 1 次，留针 30min，1 次 /d，5 次 / 周，共 6 周。五行音乐以《中国传统五行音乐正调式》为音乐库，患者试听后选取其喜好的曲目循环播放 30min，音量 40~60db，治疗频次及疗程同头针。

4. 耳穴治疗　SCI 抑郁早期病机多以气机郁结紊乱为主，大都仅涉及肝脾，久之则由气及血，由实夹虚，可涉及肝心脾肾等多脏腑。一项纳入 56 例伴有抑郁心境的 SCI 患者的随机对照试验表明，耳穴压豆可以改善患者抑郁症状。临床常选用神门、交感、肝、肾、脾、胃、心、皮质下等穴位。

七、康复护理

（一）起居调护

顺应四时昼夜变化，随气候变化调摄寒温，防止六淫之邪的侵袭。起居有常，劳逸结合，保证充足睡眠。保持环境安静、舒适、整洁。鼓励患者自我照顾，维持日常生活自理能力。

（二）辨证施膳

根据患者的年龄、体质、季节、气候等差异，合理调整饮食，以清淡、高营养、多纤维食物为宜，忌食辛辣、肥甘、醇酒之品。①肺热伤津证：饮食宜清热润肺、濡养筋脉之品，多给予有滋养肺胃阴津作用的水果食品，如雪梨、西瓜、绿豆、番茄等。②湿热浸淫证：饮食宜清热利湿之品，如冬瓜、鲤鱼、赤小豆等。忌食肥甘辛辣等助热生痰之品。③脾胃亏虚证：饮食宜健脾益气之品，如用鸡蛋、瘦猪肉、鱼类、牛奶、红枣、龙眼肉等。宜少食多餐。④肝肾亏虚证：饮食宜补益肝肾、滋阴清热之品，如猪牛羊脊髓、蹄骼、芝麻、银耳、甲鱼等。

（三）中医情志调摄

指导患者学会移情易性法，参加各种有趣的活动，听五行音乐、看报、下棋、绘画等。采用暗示解惑法、倾听法、以情胜情法等对患者进行针对性的护理，使患者逐步认识到自己的病情，以积极的心态配合治疗和康复训练。

（四）皮肤护理

①向患者介绍发生压疮的原因及该患者存在的可能性。②更换卧位。翻身间隔时间视患者病情及局部受压处皮肤状况而定，通常每 2h 翻身 1 次，必要时每 30~60min 翻身 1 次。③按摩受压部位，力度适宜，避免损伤；对瘦弱的患者不可使用叩击法。局部压红处不要按摩，用双手大拇指环形按摩周围皮肤。④仔细观察患者全身皮肤变化，对患者的骨突部位、受压部位采取适当的减压措施，长期卧床患者可使用充气气垫床或采取局部减压措施。

（五）健康教育

根据"未病先防、既病防变"中医理念，大力开展科普宣传，普及 SCI 的早期症状、并发症、预防及治疗知识。早期识别该疾病，同时强调患者及家属正视该疾病，定期到医院进行专项检查。

八、预防及预后

基于中医治未病理论，可制定 SCI 的三级预防策略。Ⅰ级预防，即未病先防。加强宣传教育工作和安全措施，如建筑施工、高空作业拥有安全措施，乘坐轿车应系好安全带等；指导人群调摄情志，调节起居饮食，动静结合、调息养神。预防脊髓损伤的发生；Ⅱ、Ⅲ级预防，即既病防变。Ⅱ级预防为脊髓损伤发生后，预防各种并发症，开展早期康复，最大限度地利用所有的残存功能达到最大限度的生活自理，防止或减轻失能的发生；Ⅲ级预防是在脊髓损伤造成脊髓功能障碍后，应用全面康复措施最大限度地利用所有的残存功能并适当改造外部条件，以便患者尽可能地在较短时间内重返家庭和社会。

SCI 的预后主要与患者的损伤程度、家庭支持以及环境等因素有关，主要体现在患者功能的改善及日常生活能力的提高。脊髓损伤的并发症可在积极预防与治疗后得到改善。

（李　丽　张安仁）

参 考 文 献

［1］张长杰. 肌肉骨骼康复学. 2 版. 北京：人民卫生出版社，2013：5.

［2］陈星月，陈栋，陈春慧，等. 中国创伤性脊髓损伤流行病学和疾病经济负担的系统评价. 中国循证医学杂志，2018，18（2）：143-150.

［3］Lee BB, Cripps RA, Fitzharris M, et al. The global map for traumatic spinal cord injury epidemiology: update 2011, global incidence rate. Spinal Cord, 2014, 52（2）: 110-116.

［4］Oakden W, Kwiecien J M, O'reilly M A, et al. A nonsurgical model of cervical spinal cord injury induced with focused ultrasound and microbubbles. J Neurosci Methods, 2014, 235（10）: 92-100.

［5］周天健，李建军. 脊柱脊髓损伤现代康复与治疗. 北京：人民卫生出版社，2006：1054-1082.

［6］Fujiwara H，Isogai Z，Irisawa R，et al.Wound，pressure ulcer and burn guidelines-2：Guidelines for the diagnosis and treatment of pressure ulcers.2nd ed.Dermatology，2018：1-50.

［7］中华医学会外科学分会血管外科学组.深静脉血栓形成的诊断和治疗指南.中国血管外科杂志(电子版)，2017，12(9)：250-257.

［8］廖利民，吴娟，鞠彦合，等.脊髓损伤患者泌尿系管理与临床康复指南.中国康复理论与实践，2013，19(4)：301-317.

［9］郭铁成，黄晓琳，尤景春.康复临床指南.3版.北京：科学出版社，2013.

［10］樊晓寒，吴海英，惠汝太.体位性低血压与心脑血管疾病.中华高血压杂志，2009，17(09)：858-862.

［11］崔银洁，宋晓娟，王倩，等."截瘫三联针"联合康复训练对脊髓损伤患者心理及日常生活能力的影响.中国针灸，2018，38(5)：483-489.

［12］吕威，李志刚，姚海江，等.针灸治疗脊髓损伤的临床研究进展.中国康复理论与实践，2015，21(12)：1411-1414.

［13］丛芳，崔尧.脊髓损伤水疗康复中国专家共识[J/OL].中国康复理论与实践，2019，25(1)：34-43.

［14］周仲英.中医内科学.北京：中国中医药出版社，2003：370-372.

［15］程洁，郭佳宝，陈炳霖，等.针刺治疗脊髓损伤后尿潴留的meta分析.中国组织工程研究，2018，22(12)：1962-1968.

［16］彭秀娟，梁琪，张永臣，等.针灸治疗尿潴留常用腧穴文献研究.中医杂志，2013，54(23)：2046-2048.

［17］章薇，谭志高，曹卷舒，等.基于数据挖掘技术探析古代针灸治疗尿失禁的用穴规律.中国针灸，2015，35(12)：1299-1303.

［18］张安仁，冯晓东，等.临床康复学[M].北京：人民卫生出版社，2018.

［19］张素洁，司同，李治.纳米穴位贴敷缓解脊髓损伤并发肌痉挛疗效观察.中国针灸，2008，28(11)：849-851.

［20］张立峰，张慧，刘妍妍，等.夹脊低频电刺激对脊髓损伤影响的研究.中国康复，2013，28(2)：125-127.

［21］刘妍妍，陆贵中，张立峰.电针夹脊穴配合康复训练治疗脊髓损伤患者的临床研究.上海针灸杂志，2015，34(1)：45-47.

［22］李建民，郝正玮，赵雅宁.不同步态训练方法对慢性不完全性脊髓损伤患者步行功能效果的Meta分析.中国康复理论与实践，2013，19(02)：183-188.

［23］金梅，马丽娜，齐晓英，等."十式"轮椅太极拳对脊髓损伤患者心理健康的个案研究.中国康复理论与实践，2012，18(4)：386-388.

［24］黄童郁，蔡玲玲，董巧稚，等.浅谈中医五味与饮食五味.中医临床研究，2017，9(06)：3-4.

［25］崔银洁，宋晓娟，王倩，等."截瘫三联针"联合康复训练对脊髓损伤患者心理及日常生活能力的影响.中国针灸，2018，38(05)：483-489.

［26］唐强，张安仁.临床康复学.北京：人民卫生出版社，2012：89.

［27］刘泽洲，陈亮，于志红，等.压疮的中医外治研究进展.北京中医药，2017，36(02)：182-185.

［28］张辉，张先庚，高静，等.创伤后压力心理障碍中医治疗研究进展.吉林中医药，2015，35(10)：1077-1080.

［29］金梅，马丽娜，齐晓英，等."十式"轮椅太极拳对脊髓损伤患者心理健康的个案研究.中国康复理论与实践，2012，18(4)：386-388.

［30］Heo I，Shin B C，Kim Y D，et al.Acupuncture for spinal cord injury and its complications：a systematic review and Meta-analysis of randomized controlled trials.Evidence-Based Complementary and Alternative Medicine，2013，2013：364216.

第五节 面 神 经 炎

一、定义与术语

（一）定义

面神经炎，又称特发性面神经麻痹或贝尔麻痹，是因茎乳孔内面神经非特异性炎症所致，主要表现为患侧面部表情肌瘫痪，额纹消失，不能皱额蹙眉，眼裂不能闭合或者闭合不全。

（二）中医术语表达

中医古籍中有诸多关于面神经炎的描述，《黄帝内经》中称作"口僻""卒口僻"。宋代陈无择的《三因极一病证方论》中称之为"吊线风"。宋代之后多见"口眼㖞斜"之名称，清代的《针灸集成》中出现了"面瘫"一词，国家中医药管理局"十一五"重点专科协作组将面神经炎的中医命名确定为"面瘫"。

二、流行病学

面神经炎的年发病率为 11.5/10 万 ~53.3/10 万。任何年龄均可发病，男女均受累，无性别差异。国内部分地区的流行病学调查提示面神经炎的主要病因是风寒之邪，发病以冬、秋季为多，春、夏季相对较少。也有研究显示夏秋季较冬春季节发病率略高。

三、病因病机

中医认为本病外因以风邪入中面部经络为主，有风寒、风热之邪，尤以风寒之邪多见。内因由于正气不足，脉络空虚，卫外不固，或劳累思虑过度，或情志不遂，而致气血痹阻，经筋功能失调，筋肉失于约束，导致面瘫。病因中最为常见者为风寒、风热、劳累与情绪因素。病机主要由于机体正气不足，或过度劳累，或情志抑郁，外感风寒、风热之邪乘虚侵袭面部经络，手太阳和手、足阳明经之经筋功能失调，经络痹阻，经筋失养，遂致面瘫。

四、诊断

（一）西医诊断

根据患者病史、症状、体征及神经系统检查结果，参考"十二五"教材《神经病学》第 8 版诊断。

（二）中医诊断

根据国家中医药管理局《"十一五"重点专科协作组面瘫（面神经炎）诊疗方案》及国家中医药管理局《24 个专业 104 个病种中医诊疗方案（试行）》，将面瘫分为急性期、恢复期、后遗症期，分型为风寒袭络证、风热袭络证、风痰阻络证、气虚血瘀证。

五、康复评定

（一）评分标准量表

1. House-Brackemann（H-B）分级　H-B 分级是目前临床最常用的面神经炎疗效评价指标，主要是通过医生对患者的直接观察，把面神经功能从整体上分为 Ⅰ ~ Ⅵ级，分数越高，面神经障碍越重。H-B分级的主要不足是需要对表情动作进行主观评价,不同观察者进行分级有较明显的差别。该量表信度为0.93~0.99。

2. 面部失能指数量表(facial disability index,FDI) FDI是一种与面部神经肌肉有关的躯体失能和社会心理因素的自评式问卷,属于个体水平的功能评价指标,评价耗时短,信度和效度均大于0.83。

3. 其他评价标准 由中国中西医结合学会神经科专业委员会制定的《周围性面神经麻痹的中西医结合评定及疗效标准》是目前临床研究中应用最广泛的评价方法,此外还有Sunnybrook面神经评分系统量表、面神经麻痹程度分级量表、WHOQLO-BREF量表、简易面神经功能评价量表(simple facial grading system,SFGS)、Portmann简易评分法等。

（二）神经电生理评定

神经电生理评定主要包括肌电图及表面肌电图,评定结果客观可靠、可判断预后。表面肌电图作为评估面神经炎疗效的量化指标,与H-B分级的评估结果相符,适用于临床疗效评估,肌电图在指导面神经炎的中医康复治疗、评估严重程度和预后方面具有良好的评估价值。

六、康复治疗

（一）现代西医康复治疗

1. 急性期(1~7d) 以消炎、口服激素、改善血液循环、抗病毒药物、维生素B族口服或肌注鼠生长因子等,配合物理疗法,采用红外线、偏振光、超短波照射患侧茎乳孔、低频脉冲电刺激面部患侧肌肉。康复训练方法通过抬眉、皱眉、闭眼、耸鼻、示齿、吹口哨、鼓腮等动作训练来恢复面部肌肉力量,引导患者由被动运动和助力运动逐渐到自主运动。

2. 恢复期 恢复期早期(7~14d):神经营养药集合面神经功能训练,重症配合高压氧治疗;恢复期中期(15~28d):"面部操"运动疗法康复训练、物理因子治疗、频脉冲电刺激、局部推拿、甲钴胺穴位注射等。

3. 后遗症期 6个月后,遗留患眼溢泪,面部倒错(口角歪向患侧,睑裂变小、面肌痉挛)等。可用肉毒毒素矫正,外科可能采取面神经减压术、面神经吻合术、泪管再通术。

（二）中医综合疗法

1. 急性期 牵正散联合补阳还五汤多种中药联合治疗;中药补阳还五汤配合四关穴温针灸;电针配合中药穴位贴敷;风寒袭络证可采用针刺结合热敷、闪罐等治疗。牵正散合(或)麻黄附子细辛汤加减,风热袭络证可用大秦艽汤或银翘散加减。风寒袭络证可用风痰阻络证可用牵正散合(或)二陈汤加减。

2. 恢复期 采用B族维生素、甲钴胺等穴位注射,可采用中药、电针联合穴位贴敷;针刺联合闪罐、温针灸,针刺采取面部透刺、远端针刺补法。放血疗法,如翳风针刺放血,改善面神经功能,减少康复时间。采用穴位贴敷患侧翳风、风池、阳白、四白有一定疗效。

3. 后遗症期 采用穴位注射、平衡针刺法和调神法针刺后遗症具有一定疗效;患侧局部浅刺、梅花针叩刺结合闪罐、中药、穴位埋线有一定疗效;有文献表明翳风针刺放血可改善面神经功能,减少康复时间。

此外,刃针将触诊患侧面部手足三阳经筋敏感点、条索、结节作为治疗的穴位,促进面神经恢复。气虚血瘀证可用补阳还五汤加减。

七、康复护理

1. 情志护理　对患者进行心理疏导,树立信心。

2. 饮食护理　多食新鲜蔬菜、粗粮、黄豆制品、大枣、瘦肉,在服药期间,忌辛辣刺激食物,如白酒、大蒜、海鲜、浓茶、麻辣火锅等。

3. 自我护理　减少光源刺激;每晚热敷脸部,3~4次/晚,睡前用热水泡脚;保证睡眠充足;适当运动;常听轻快音乐,保持心情平和愉快,勿用冷水洗脸,遇到寒冷天气时,需要注意头部保暖。

4. 健康宣教　避免过度用眼,必要时使用眼药水预防感染。自我进行穴位点压、面部按摩及面部表情肌主动训练。

八、预防及预后

本病病因不明确,多与外邪有关,应避免感受外邪,作息规律,清淡饮食,增强自身抵抗力,避免过劳、熬夜、受风。在发病后应及早接受皮质激素、抗病毒药物等治疗,早期应用针刺、艾灸、中药治疗以祛邪扶正,对于有高血压、糖尿病的患者应积极控制血压、血糖,减少后遗症发生。有研究表明面神经受损伤程度越重,预后越差。经治疗70%的患者在1~2个月内可完全恢复,20%的患者基本恢复,10%的患者功能恢复较差。少数患者可遗留面肌瘫痪和/或痉挛等后遗症状。

（王鹏琴）

参 考 文 献

[1] 中华医学会神经病学分会,中华医学会神经病学分会神经肌肉病学组,中华医学会神经病学分会肌电图与临床神经电生理学组.中国特发性面神经麻痹诊治指南.中华神经科杂志,2016,49(2):84-86.

[2] 王若君,张军.中西医结合治疗面瘫临床疗效的Meta分析.湖南中医杂志,2018,34(6):140-143.

[3] 中华医学会.临床诊疗指南·神经病学分册.北京:人民卫生出版社,2011.

[4] Seung M K L, Suji L, Jun H P, et al.A close look at an integrative treatment package for Bell's palsy in Korea. Complementary Therapies in Clinical Practice, 2017, 26: 76-83

[5] 贾建平,陈生弟.神经病学.8版.北京:人民卫生出版社,2018.

[6] 洪枫,齐苗,朱浩东.不同针灸方法分期治疗贝尔面瘫的临床研究.中华中医药学刊,2016,34(5):1256-1258.

[7] 李健东.面神经评分标准.国外医学耳鼻咽喉科学分册,2005,29(6):391.

[8] 孔岩,徐喆,郝亚南,等.简易面神经功能评价量表在特发性面神经麻痹评估中的信度和效度.中国康复理论与实践,2015,21(2):224-227.

[9] 朱贻霖,肖姬,蔡嘉洛,等.电针治疗急性期周围性面瘫的Meta分析.中国中医基础医学杂志,2016,22(12):1673-1675,1686.

[10] 刘立安,孙佰君.根据表面肌电图选穴电针治疗周围性面瘫临床观察[J].中国针灸,2015,35(6):553-556.

[11] Ertemoğlu Ö, Kalaycıoğlu A, Uzun Ö, et al.The efficacy of acupuncture in the treatment of Bell's palsy sequelae.Journal of Acupuncture and Meridian Studies, 2019, 12(4): 122-130.

[12] 张稀,安跟会,宋梅君.表情肌透刺治疗重度面瘫12例.中国针灸,2013,33(11):1048-1049.

［13］左进红，兰蕊，陈婧，等.放血疗法治疗周围性面瘫的 Meta 分析与 GRADE 评价.中医外治杂志，2017，26（4）：3-6.

［14］Ju Ah L，Jong U K，Jiae C，et al.Clinical practice guidelines of Korean medicine for facial palsy：an evidence-based approach.European Journal of Integrative Medicine，2016，8（3）：176-181.

［15］何采辉，梁蔚莉.刃针治疗面神经炎恢复期临床观察及对肌电图的影响.针灸临床杂志，2017，33（8）：35-38.

［16］刘娟，杨白燕.平衡阴阳针刺法治疗面瘫倒错23例.中国针灸，2017，37（10）：1045-1046.

［17］戚其华，彭凯.针刺与穴位贴敷治疗面神经麻痹研究概况.中华针灸电子杂志，2014，3（05）：22-25.

［18］谢谢，孙勤国，江波，等.中西医结合多联疗法治疗周围性面神经麻痹疗效观察.时珍国医国药，2018，29（3）：643-645.

［19］Jiang-peng C，Ai-hong Y，Yang Z，et al.Effect of warm needling therapy and acupuncture in the treatment of peripheral facial paralysis：a systematic review and meta-analysis.World Journal of Acupuncture-Moxibustion，2018，28：278-286.

［20］李俊美.中西医结合治疗面瘫及康复护理.中国伤残医学，2014，22（3）：197.

第六节　轻度认知障碍

一、定义与术语

（一）定义

轻度认知障碍（mild cognitive impairment，MCI）是指认知功能出现进行性减退，但尚未达到痴呆的诊断标准，且不伴有显著的日常生活活动能力下降的病理状态。属于老年人常见神经退行性障碍，是阿尔茨海默病（Alzheimer disease，AD）前阶段，进展为 AD 的速度较认知功能正常的人群更快。MCI 是一个可逆的阶段，此阶段介入康复可有效延缓病情进展，降低 AD 发病和疾病负担。MCI 的中医病名应属"健忘""善忘""文痴"等，是指记忆力减退，遇事善忘的一种病证，该病与五脏虚损、情志失调、痰瘀互结等密切相关，临床病情多迁延难愈或进行性加重发展为痴呆。

（二）中医术语表达

1. 记忆障碍　可用"言谈不知首尾，时作时止""转盼遗忘""语后便忘""多忘善误"等术语来描述。

2. 语言障碍　可用"言语懒""言善误""言语重复""多言不定""言语如凝"等术语来描述。

3. 执行能力、判断力和计算力障碍　可用"畏首畏尾，三番四复，犹豫不决""多疑寡断"等术语来描述。

4. 其他　轻度认知功能障碍患者还可能表现出情感障碍、反应迟钝、兴趣降低等，可用"心无聊赖""健忘嗔怒""性情变异""心意不定""恍惚喜忘""夜不能忘"等术语来描述。

二、流行病学

因国内外目前对 MCI 研究采用的调查工具、诊断标准及调查人群的不同，MCI 患病率的报道结果存在差异。65 岁以上老年人群 MCI 患病率为 7.7%~18.8%，患病人群 2 年内 AD

转化率为 8%~15%。我国 55 岁以上 MCI 患病率约为 14.5%，患病人数约 2 886 万人。本病多发于 65 岁以上老年人，随着年龄的增长，患病率逐年升高。农村地区患病率高于城市，低教育程度、有吸烟、饮酒等不良生活习惯人群患病率较高。

三、病因病机

轻度认知功能障碍的病位在脑，脑为元神之府，清代汪昂在《本草备要》中曰"人之记性皆在脑中"；清代王清任在《医林改错》中有"灵机记性来源于脑"与"高年无记性者，脑髓渐空"的记载。MCI 属本虚标实之证，患者年高体弱，阳气虚衰是为本虚，日久痰、瘀、毒邪搏结，则成本虚标实之证。痰、瘀、毒邪是脏腑功能衰退的病理产物，一旦形成，相互搏结，又反过来阻遏气机，耗伤正气，影响阳气运行，进一步加重认知功能障碍。督脉失调，五脏失用为本病的核心病机。督脉入络脑，通过阳气沟通脑与五脏，督脉通过调节阳气的枢纽作用维持认知水平。督脉枢机失利则全身阳气运动紊乱，五脏失养。五脏分藏五神，意、志、思、虑、智，以五脏精气为用，尤其是以阳气之精为物质基础。督脉失调，五脏失用则神机失聪，从而导致认知功能障碍。

四、诊断

（一）西医诊断

可根据患者病史、体格检查、神经心理评估、实验室检查、影像学检查等结果，参考《2018 中国痴呆与认知障碍诊治指南（五）：轻度认知障碍的诊断与治疗》诊断标准进行西医诊断。

（二）中医诊断

可参考国家中医药管理局《24 个专业 104 个病种中医诊疗方案（试行）》，结合专家共识，将 MCI 分为心脾两虚证、肾精亏虚证、痰浊蒙窍证、瘀血阻窍证等证型。

五、康复评定

（一）认知功能康复评定

1. 整体认知功能评定　简易精神状态量表（mini-mental state examination，MMSE）是目前使用最广泛的认知筛查量表，Meta 分析发现其鉴别正常老人和 MCI 的敏感度和特异度分别为 66.34% 和 72.94%。蒙特利尔认知评估量表（montreal cognitive assessment scale，MoCA）涵盖的认知领域较 MMSE 广，包括视空间/执行能力、命名、记忆、注意、语言、抽象思维、延迟回忆与定向力，是专门为筛查 MCI 而设计的，其在识别 MCI 时有较高的敏感度（80.48%）和特异度（81.19%），在鉴别 MCI 时较 MMSE 更加准确。目前国内 MoCA 量表有多个汉化版本，北京版 MoCA 量表 Cronbach' α=0.88，长沙版 MoCA 量表 Cronbach' α=0.884，福州版 MoCA 量表 Cronbach' α=0.92，均具有较高的信效度。在 MCI 康复评定中应首先对患者整体认知功能进行筛查，在此基础上再进行其他认知维度的评定。

2. 记忆力康复评定　目前国内常用的记忆检查量表有 WMS-Ⅳ中文版（成人版）、词语学习测试等。WMS-Ⅳ可从逻辑记忆、词语配对、图形重置、视觉再现、空间叠加等方面全面评定记忆力，具有良好的信效度。词语学习测试有多种范式，Rey 听觉词语学习测试是目前使用较广泛的测试范式，可预测 MCI 在 3 年内转化为 AD 的概率，其准确性与基于 MRI 的生物标志物相当；California 词语学习测验可较准确地预测 MCI 向痴呆转化；汉化版的 Hopkins 词语学习测验（Hopkins verbal learning test，HVLT）在区分 MCI 与正常人时具有较好的敏感度与特异度(69.1%与70.7%)。此外,在进行记忆力评定时,还应注意对MCI患者记忆力的纵向比较,观察患者记忆力较以前是否有明显下降。

3. 执行功能康复评定 常用的执行功能测验包括连线测验、Stroop测验、言语流畅性测验等、数字-符号转换测验、威斯康星卡片分类测验、伦敦塔测验等。连线测验任务偏简单,对MCI与认知正常人群区分能力较差,有研究表明改良连线测试具有较好的信度与效度。Stroop测验与言语流畅性测验能较敏感地反映MCI早期的执行功能下降。四步和五步伦敦塔测试有助于识别MCI和血管性认知障碍非痴呆型患者,五步伦敦塔测试的完成时间及计划时间能有效地鉴别MCI和血管性认知障碍非痴呆型患者。其他康复评定工具在MCI人群中的信度与效度尚未见报道。执行功能损害可能是MCI转化为痴呆的危险因素,应选择1~2种评定方法对MCI患者的执行功能进行评定。

4. 语言能力康复评定 MCI患者可出现命名迟缓,可采用时间约束的命名测试对患者语言能力进行评定。

5. 视空间功能康复评定 视空间功能与右侧海马体积相关,MCI患者该脑区常受累,因此有必要对MCI患者的视空间功能进行评定。常用康复评定有Rey-Osterreith复杂图形临摹、画钟测验等。

此外,随着信息技术的发展,出现了大量的计算机辅助认知康复评定工具。与传统测量方式相比,计算机认知康复评定减少了人为的误差,降低的人力成本,提高了工作效率,并可实现远程评定与管理。Meta分析表明计算机辅助认知评定与传统评定方式具有相同的评定效能,在临床工作中可选用信效度较好的计算机辅助认知评定工具进行认知评定。

（二）日常和社会能力康复评定

MCI患者基本日常生活活动能力正常,但工具性日常生活能力(instrumental activities of daily living, IADL)或社会功能可有轻度损害。并且,IADL缺陷的MCI患者比没有IADL缺陷的MCI患者具有更高的转变为痴呆的风险。IADL的常用评定工具FAQ问卷能区分和预测认知正常人群到MCI的进展。而FAQ分数升高,理财、购物、乘坐交通工具等能力下降对于预测MCI向AD转化具有一定的价值。

（三）其他康复评定

1. 步态评定 MCI患者步态障碍多表现为起步困难、步态缓慢、步幅小、易跌倒等,早期对MCI患者进行步态评定,对预防跌倒等具有重要的意义。并且,有证据表明三维步态评定中的时空参数,如步频、步幅等可作为早期识别MCI的标志。

2. 事件相关电位 事件相关电位(Event-related Potentials, ERP)内源性成分受刺激的物理特性影响小,而受心理因素影响较大,和人的注意、记忆等认知过程密切相关。其中P300潜伏期的稳定性较好,能够较为敏感地从正常认知个体中识别出MCI个体,而P300波幅的影响因素较多,变异性较大,目前尚不推荐用于MCI的评定。

3. 神经影像学 单光子发射计算机断层成像术(single-photon emission computed tomography, SPECT)能够客观地反映MCI患者的脑血流量,具有较高的敏感性,在预测MCI向AD的转化方面有较高的应用价值,但SPECT在MCI识别诊断中的特异性不高,其临床应用价值还有待于进一步研究。正电子发射断层成像术(positron emission tomography, PET)用于MCI向痴呆转化的敏感度为76%,特异度为82%。磁共振成像(magnetic resonance imaging, MRI)能精确地定位MCI病变部位,功能成像能较敏感地反映MCI患者的脑网络变化。但是,这些影像学检查成本昂贵,技术要求较高,应根据临床需要进行检查。

六、康复治疗

MCI 的防治没有统一方案，可以通过识别及控制危险因素进行一级预防，根据病因进行针对性治疗或对症治疗，现代康复主要通过适度的身体锻炼、生活行为的干预、认知训练、社交训练或进行一些益智活动来延缓障碍。

（一）运动疗法

1. 太极拳　一项包含 20 个研究，2 553 名参加者的系统评价结果显示，太极拳相比于其他干预，可显著改善 MCI 患者的整体认知功能，并指出太极拳运动可能是通过提高练习者的有氧适能，影响脑源性神经营养因子及脑可塑性；在动作转换与手眼协调过程中，训练工作记忆、注意力、执行功能，提高练习者灵活性与姿势控制能力；缓慢的运动缓解练习者的焦虑与抑郁；增加练习者社会参与机会等途径改善老年人的认知功能。持续 3 个月，每次 40min，每周 4 次以上的太极拳训练可显著提高 MCI 患者 MoCA 评分及视空间执行功能、延迟回忆分测试评分，改善 MCI 患者整体认知功能、记忆力与执行功能。每周 2 次，每次 1h，持续 16 周的太极拳显著改善了 MCI 患者的 IADL 评分。每周 3 次，每次 50min，持续 6 个月的训练显著改善了具有遗忘性 MCI 老年人的记忆和执行功能。神经影像学研究表明，太极拳改善认知功能可能与其增加大脑灰质体积，增强老年人海马内侧前额叶皮质、认知控制网络的功能连接有关。

太极拳运动改善 MCI 患者的认知功能是一个缓慢的过程，需要坚持一定的时间与练习频率。目前的报道中干预周期以 8~24 周较为多见，干预频率大多为每周 2~4 次，每次练习时间多在 40min 以上。为确保干预效果，建议干预周期 3 个月以上，每次 40~60min，每周 3 次的运动频率为宜。此外，太极拳训练过程中应动作规范，防止因动作错误发生膝关节损伤等不良后果。

2. 八段锦　目前有 4 项随机对照研究共纳入 387 名参与者，结果表明每天 30~60min，连续 3~6 个月的八段锦训练对 MCI 患者整体认知功能、记忆力、注意力处理速度等方面具有显著的改善作用。这种改善作用可能是由于长期八段锦训练降低了 MCI 患者脑脊液 Tau 蛋白水平，增加 Aβ1-42 水平。建议八段锦干预周期 3 个月以上，每次 40~60min，每周 3 次的运动频率为宜。

3. 六字诀　目前有 2 项随机对照研究共纳入 150 例受试者，结果表明六字诀对 MCI 患者整体认知功能、记忆力具有积极作用，脑电图改变也支持这种作用。六字诀的运动强度更小，适合于身体虚弱或行动不便者练习。建议每日练习，长期坚持。

4. 一般体力活动　一般体力活动或有氧运动是一种常用、简便的干预方式。一项纳入 32 个随机对照研究，共 4 355 名参与者的系统评价结果表明：目前的证据不足以得出一般体力活动对 MCI 患者认知功能有效的结论；包含身体活动、饮食和认知训练在内的综合干预可延迟 MCI 患者的认知能力下降。因此，MCI 的运动干预应优先选择太极拳、八段锦等疗效更为明确的方式。

（二）针灸疗法

1. 体针　一项纳入 5 个随机对照研究 568 名参与者的 Meta 分析表明，体针治疗对 MCI 患者的临床疗效优于口服尼莫地平，显著改善了患者 MMSE 评分和图片识别得分。通过对针灸治疗认知功能障碍的古代文献研究发现，百会、神庭在认知功能障碍针灸治疗中起到重要作用；认知功能障碍康复和督脉等阳脉关系密切。针灸治疗 MCI 应以百会、神庭为主穴，以通督调神。临床应根据患者情况，采用不同的配穴。如髓海不足配关元、悬钟；痰浊蒙窍配三阴交、丰隆;气血亏虚配足三里、通里;肾精亏虚加太溪;瘀血阻络加血海;肝阳上亢加太冲。针刺方法:百会穴采用斜刺,与头皮呈 30°夹角,快速刺入头皮下,进针 0.5 寸;神庭穴平刺 0.5寸。平补平泻,留针 30min,隔日一次。若使用电针则应选用疏密波或连续波,以患者能耐受为度。其他配穴依据"虚则补之,实则泻之"的原则,在得气的基础上辅以补泻手法。

2. 头针 MCI 病位在脑,采用头针治疗,取其近治作用。一项纳入 5 个随机对照研究565 名参与者的 Meta 分析表明,头针治疗 MCI 患者可显著提高临床疗效,改善患者 MMSE评分与 MoCA 评分。根据头穴理论,选择与 MCI 脑功能损伤相对应的大脑皮质功能投射区,如额叶、颞叶投射区,可提高临床疗效。取额中线、顶中线、额旁一线的头穴,嘱患者仰卧位,消毒后将毫针沿头皮快速刺入帽状腱膜下,再平刺进针 13mm 左右,快速捻转,频率为100 次 /min 左右,不提插,留针 30min,隔日 1 次。

3. 耳穴贴压 一项纳入 9 个随机对照研究的系统评价,对其中 5 个研究共 677 名参与者的数据进行了定量分析,结果表明:耳穴贴压治疗 MCI 患者可显著提高临床疗效,改善患者整体认知功能,且未出现不良事件,该法治疗 MCI 安全有效。耳穴可取心、肾、脑点、神门、皮质下等穴,将粘有王不留行籽的胶布贴于一侧相应耳穴,每天早晚用手按压 2 次,每次按压 1~2min,以穴位微有发热感为度。左右耳穴交替使用,治疗 3 天后休息 1 天,再换另一侧耳穴操作。

4. 灸法 目前共有 3 项随机对照研究,共纳入 240 名受试者,研究结果表明施灸后MCI 患者整体认知功能及记忆力、注意力及 ADL 评分均有所提高。灸法可取百会、大椎、神庭、神道等督脉穴位施督脉灸或取涌泉、神阙和百会穴施行"三才益智"灸,将生姜切成 1cm厚片状,或将附子研成粉末,用酒调和做成直径约 3cm、厚约 0.8cm 的附子饼,中间以针刺数孔,放在应灸腧穴或患处,上面再放艾炷施灸,直到灸完所规定壮数为止,持续施灸 2 周以上。

(三)中西医结合综合疗法

1. 针灸结合认知训练 一项纳入 11 个随机对照研究的系统评价结果表明,认知训练可改善老年人认知功能,但其对 MCI 患者的干预效果尚不明确;而针灸对 MCI 患者具有一定的疗效。因此,有研究将针灸与认知训练相结合,以期提高干预效果。目前共有 6 个随机对照研究共纳入 412 名受试者,研究结果表明:针灸结合认知训练可提高 MCI 患者整体认知功能、记忆力及日常生活活动能力。

针灸结合认知训练可提高 MCI 康复治疗效果,在临床上可推广应用。针灸当以通督调神为大法,以神庭、百会为主穴,选配相应穴位。认知训练可借助自制卡片、生活物件等,由专业的认知康复治疗师采取一对一的方式进行训练。根据患者认知损伤的维度,采用针对性的认知训练,包括注意力训练、定向力训练、视觉空间结构能力训练、记忆训练、计算力训练、执行功能与解决问题能力训练等。计算机辅助认知训练是一种新型的认知训练方法,能增加患者训练兴趣,提高治疗效率。国内已有基于信息加工理论的计算机辅助认知训练系统应用于临床,取得了满意的效果。针灸结合认知训练可采用序贯治疗,也可采用带针训练,节约治疗时间,提高康复疗效。治疗可采用隔日 1 次,10 次为一个疗程。

2. 针灸结合物理因子治疗 非侵入性脑刺激技术,如经颅电刺激、经颅磁刺激具有精准、无创的特点,目前大量应用于认知障碍康复中。一项纳入 11 个随机对照研究 367 名参与者的系统评价与 Meta 分析结果表明,非侵入性脑刺激技术可显著改善 MCI 患者整体认知功能与言语流畅性。目前已有研究尝试针灸结合物理因子治疗,以提高康复效果。1 项随机对照研究针刺结合经颅磁刺激,取得了较好的疗效。结果表明,选择右额叶前部背外侧治疗区(DLPFC),采用频率 10Hz,刺激强度 80% 静息运动阈值,刺激间隔 20s,刺激时间

1s,治疗 20min,4 周为 1 个疗程,共治疗 10 次,效果优于单纯针刺。物理因子治疗的区域选择与刺激强度,可根据神经影像学检查结果选择。

3. 针灸结合西药治疗　常见的预防或延迟认知减退的药物主要包括促智药、麦角生物碱类制剂、胆碱酯酶抑制剂、雌激素受体调节剂、氨基酸受体拮抗剂、钙离子拮抗剂等。但目前的证据不支持 MCI 患者服用西药保护认知功能,一项纳入 51 个随机对照研究的系统评价结果表明:胆碱酯酶抑制剂不能降低 MCI 患者的痴呆风险,其他药物治疗没有改善和减缓认知测试表现的下降,并导致了不良事件发生率增加。针灸联合西药治疗 MCI 可能具有增强疗效,较少药物不良反应的作用。目前有随机对照研究表明:针刺结合西药,如甲磺酸阿米三嗪萝巴新片、盐酸多奈哌齐具有一定的临床疗效。由于证据等级较低,目前不建议采用针灸结合西药治疗 MCI。

4. 中西药联合治疗　有少量研究表明中西药联合治疗 MCI 具有一定的临床疗效,如补阳还五汤、银杏叶制剂配合盐酸多奈哌齐、奥拉西坦等,但由于证据等级较低,不建议采用中西药联合治疗 MCI。

（四）中药/中成药干预

MCI 患者可根据证型服用相应中药,补益心脾、补肾填精、化痰开窍、通窍活血。一项纳入 51 个随机对照研究 4 026 名参与者的系统评价结果表明,中药对 MCI 患者的整体认知功能具有改善作用。但所纳入的研究偏倚风险较大,结果应谨慎采纳。临床研究表明,当归芍药散、黄连温胆汤等中药复方对 MCI 具有一定的疗效。中成药干预 MCI 证据尚少,随机对照研究表明,银杏叶提取物、参乌胶囊、补肾胶囊、苁蓉益智胶囊等对 MCI 患者整体认知功能、记忆力等具有一定的改善作用,且不良反应较多奈哌齐更少、更轻微,临床上可酌情选用。

七、康复护理

1. 起居调护　根据"法于阴阳,和于术数"的调护原则,指导患者起居有常、顺应自然、慎避外邪。患者在熟悉的环境中生活,作息规律,保证充足睡眠,白天尽量安排一些兴趣活动,不要在白天睡眠过多。居室宽敞,光线充足,室内设施简单,无障碍物,以免被绊倒。鼓励患者自我照顾,自己买菜、做饭、洗衣、完成日常生活活动,维持患者生活自理能力。

2. 饮食调护　全面膳食、饮食有节,戒烟限酒。老年人脏腑功能减退,消化功能相对较弱,以软烂饮食为宜,少食多餐,定时定量,食物温度冷热适中,膳食中荤素菜合理搭配,以营养丰富合理的清淡饮食为主,多吃豆类制品、奶制品、水果蔬菜、粗纤维等食物,保证高纤维、优质蛋白、维生素及不饱和脂肪酸等营养成分的摄入量。可食用莲子、核桃、木耳、葡萄、芝麻、海参等益智食物。烹饪时尽量不用铝制炊具。

3. 情志调护　指导患者学会移情易性法,参加各种有趣的活动,听五行音乐、看报、下棋、绘画、打麻将等。鼓励患者参加力所能及的家庭、社会活动,保持良好的人际交往。嘱患者家属多陪伴关心患者,专心倾听患者需求,给予必要的帮助。回答询问时要有足够的耐心,态度温和,不厌其烦,使患者感受家庭的温暖,避免患者出现忧思情绪。

4. 健康教育　大力开展科普宣传,普及轻度认知障碍的早期症状、预防及治疗知识。早期识别该疾病,同时强调患者及家属正视该疾病,轻度认知障碍虽然没有进展到痴呆,但不可忽视,如果置之不理有 80% 将会在 5 年内发展成为痴呆。应嘱患者定期到医院进行专项检查,早发现、早预防、早治疗,并在生活上采取相应措施。早期干预对延缓认知功能衰退有积极作用。

八、预防及预后

基于中医治未病理论，可制定 MCI 的三级预防策略。一级预防为未病先防，针对 MCI 高危人群。对老年人及伴有高血压、糖尿病、心脑血管疾病患者定期进行认知筛查；指导人群调摄情志，调节起居饮食，动静结合、调息养神。二、三级预防为既病防变，二级预防是对已病个体采取积极措施，防止 MCI 继续发展。三级预防是积极治疗原发病，同时预防并发症与失能的发生。MCI 起病隐匿，需要早期发现、早期诊断、尽早介入康复。

MCI 有保持稳定状态、好转或进展为痴呆三种转归。及时介入康复措施，可以有效地延缓甚至阻断认知功能继续下降，防止 MCI 向 AD 转化。

（黄　佳　陈尚杰　刘志臻）

参 考 文 献

［1］中国痴呆与认知障碍诊治指南写作组，中国医师协会神经内科医师分会认知障碍疾病专业委员会.2018 中国痴呆与认知障碍诊治指南（五）：轻度认知障碍的诊断与治疗.中华医学杂志，2018（17）：1294-1301.

［2］董东梅，常诚.健忘中医论治探讨.辽宁中医杂志，2017，44（5）：945-946.

［3］陈玉鹏，林丹红，陈立典.中医认知功能理论体系的构建.中医杂志，2016，57（1）：12-15.

［4］李浩，姚明江.浅谈中医"虚"、"瘀"、"浊"、"毒"与轻度认知障碍发病的关系.中国中医药信息杂志，2006，13（11）：4-5.

［5］Ciesielska N，Sokołowski R，Mazur E，et al.Is the montreal cognitive assessment（MoCA）test better suited than the mini-mental state examination（MMSE）in mild cognitive impairment（MCI）detection among people aged over 60？Meta-analysis.Psychiatria Polska，2016，50（5）：1039-1052.

［6］Wei M Q，Shi J，Li T，et al.Diagnostic accuracy of the Chinese version of the trail-making test for screening cognitive impairment.Journal of the American Geriatrics Society，2017，66（1）：92-99.

［7］Seo E H，Kim H，Lee K H，et al.Altered executive function in pre-mild cognitive impairment.Journal of Alzheimer's Disease，2016，54（3）：933-940.

［8］Hwang Y K，Kim E，Kim Y B，et al.Diagnostic value of time-constrained naming test in mild cognitive impairment.Dement Geriatr Cogn Disord，2017，44（3-4）：171-181.

［9］Peter J，Sandkamp R，Minkova L，et al.Real-world navigation in amnestic mild cognitive impairment：The relation to visuospatial memory and volume of hippocampal subregions.Neuropsychologia，2018，31（109）：86-94.

［10］Chan J Y C，Kwong J S W，Wong A，et al.Comparison of computerized and paper-and-pencil memory tests in detection of mild cognitive impairment and dementia：a systematic review and meta-analysis of diagnostic studies.Journal of the American Medical Directors Association，2018，9（19）：748-756.

［11］Rentz D M，Sperling R A，Johnson K A，et al.Functional activities questionnaire items that best discriminate and predict progression from clinically normal to mild cognitive impairment.Current Alzheimer Research，2015，12（5）：493-502.

［12］Bahureksa L，Najafi B，Saleh A，et al.The impact of mild cognitive impairment on gait and balance：a systematic review and Meta-analysis of studies using instrumented assessment.Gerontology，2017，63（1）：67-83.

［13］Siu M Y，Lee D T F.Effects of tai chi on cognition and instrumental activities of daily living in community dwelling older people with mild cognitive impairment.BMC Geriatrics,2018,18(1):37.

[14] Sungkarat S, Boripuntakul S, Kumfu S, et al.Tai Chi improves cognition and plasma BDNF in older adults with mild cognitive impairment:a randomized controlled trial.Neurorehabilitation and Neural Repair,2018, 32(2):142-149.

[15] Tao J, Chen X L, Egorova N, et al.Tai Chi Chuan and Baduanjin practice modulates functional connectivity of the cognitive control network in older adults.Scientific Reports,2017,7:41581.

[16] Tao J, Liu J, Liu W L, et al.Tai Chi Chuan and Baduanjin increase grey matter volume in older adults:a brain imaging study.Journal of Alzheimers Disease Jad,2017,60(2):389-400.

[17] Tao J, Chen X L, Liu J, et al.Tai Chi Chuan and Baduanjin mind-body training changes resting-state low-frequency fluctuations in the frontal lobe of older adults:a resting-state fMRI study.Frontiers in Human Neuroscience,2017,11(514):1-39.

[18] 林秋.八段锦健身运动在老年轻度认知功能障碍患者中的应用效果及认知功能改善情况.中国老年学杂志,2017,37(14):3558-3560.

[19] 陈驰,栾立敏,张怡,等.健身气功·六字诀对轻度认知功能障碍患者脑电波影响的临床研究.上海中医药杂志,2017,51(12):54-57.

[20] Brasure M, Desai P, Davila H, et al.Physical activity interventions in preventing cognitive decline and alzheimer-type dementia:a systematic review.Annals of Internal Medicine,2017,168(1):30-39.

[21] 林尔正,林丹红.针灸治疗认知功能障碍经穴的古代文献研究.中华中医药杂志,2016,31(11):4835-4837.

[22] 廖华薇.头针结合认知功能训练治疗阿尔茨海默病临床研究.中医学报,2017,32(8):1566-1569.

[23] Kwon C Y, Lee B, Suh H W, et al.Efficacy and safety of auricular acupuncture for cognitive impairment and dementia:a systematic review.Evidence-Based Complementary and Alternative Medicine,2018,8(25):1-33.

[24] Butler M, Mccreedy E, Nelson V A, et al.Does cognitive training prevent cognitive decline? :a systematic review.Annals of Internal Medicine,2017,168(1):63-68.

[25] Hill N T M, Mowszowski L, Naismith S L, et al.Computerized cognitive training in older adults with mild cognitive impairment or dementia:a systematic review and Meta-analysis.American Journal of Psychiatry, 2017,174(4):329-340.

[26] 孙佳,彭娜,袁利,等.针刺联合康复训练治疗轻度认知功能障碍临床研究.陕西中医,2018,39(6):793-796.

[27] Xu Y, Qiu Z J, Zhu J F, et al.The modulation effect of non-invasive brain stimulation on cognitive function in patients with mild cognitive impairment:a systematic review and meta-analysis of randomized controlled trials.BMC Neurosci.2019,20(1):2.

[28] 别怀玺,王学员.调神通络针刺法配合重复经颅磁刺激治疗脑卒中轻度认知功能障碍36例.中医杂志,2011,52(4):335-337.

[29] Zheng W, Xiang Y Q, Ungvari G S, et al.Tai chi for mild cognitive impairment:a systematic review. Psychogeriatrics,2017,17(6):514-516.

第一节　颈　椎　病

一、定义与术语

（一）定义

颈椎病指颈椎椎间盘退行性改变及其继发病理改变累及其周围组织结构（神经根、脊髓、椎动脉、交感神经等），出现相应的临床表现。仅有颈椎的退行性改变而无临床表现者则称为颈椎退行性改变。颈椎病属于中医病名"项痹""项痛""颈项强""风湿""筋伤""骨错缝""颈筋急"等范畴，该病与血瘀气滞、肝肾亏虚、气血不足、风寒湿邪侵袭等密切相关，临床病情多反复发作，迁延难愈，疼痛多遇寒加重、得温则减，劳累加重、休息减轻。

（二）中医术语表达

1. 疼痛　《素问·痹论篇》有关于"痹症"的论述，意指经脉闭阻不通而痛，并根据病邪或病位不同分别表述为"项痹""痛痹""着痹""风痹""肌痹""筋痹""骨痹"等；《伤寒论·辨太阳病脉证并治》所言"项背强几几"，指颈项背部沉重僵硬、俯仰不舒；《标幽赋·通玄指要赋》称"头项强""风伤项急"；《冯氏锦囊秘录》曰"有闪挫及失枕而项强痛者"，即指扭扑闪挫或姿势不当致颈部肌肉损伤。

2. 麻木　《金匮要略》描述为"肌肤不仁"；《证治汇补·麻木章》曰为"唧唧然不知痛痒，如木之厚"；《素问·痹论》称之为"皮肤不营""不痛不仁"。

3. 活动受限　《圣济总录》称之为"筋急项强，不可转侧"；《太平圣惠方》描述为"背项拘急"；《世医得效方》称之为"项强不可转移"；《素问·热刺》描述为"项痛不可俯仰"；《证治要诀》称之为"引于项脊，不可俯仰"；《百代医宗》描述为"肩背头项不可回顾"等。

4. 颈椎解剖形变　可用《医宗金鉴·正骨心法要旨》中"骨错缝""筋节伤"等术语描述。

5. 肌肉无力或萎缩　可用"痿废""痿弱""不用""颈弱""失用""痿躄""脉痿""筋痿""肉痿""弱而不用""筋脉迟缓"等术语描述。

二、流行病学

据统计，颈椎病导致了3%~11%的工作时间损失，而坚持工作的颈椎病人群工作效率也相对低下。在2016年全球疾病负担研究报告中，颈椎病在伤残调整生命年（disability-adjusted life year, DALY）中排名第6，而我国颈椎病在DALY中排名首位。全球范围内，颈椎病时点发病率为4.9%，年发病率为10.4%~21.3%。1990年全球发生颈椎病的新发病例有3 800万人，2017年增加至6 500万人，而我国1990年颈椎病的新发病例是110万人，2017年增加至1 900万人，约占全球的1/3。个体一生中平均发病率为48.5%，办公室和计算机工作者的发病率较高，60%~80%的工作人群在首次发病后1年内经历复发。颈椎病发病率与年龄相关，成人和儿童的年发病率分别为12.1%~71.5%和34.5%~71.5%，45岁左右为发病高峰,此后随着年龄增长颈椎病风险呈下降趋势。此外,女性平均发病率(5.8%)普遍高于男性(4.0%),高收入人群的发病率高于中低收入人群,城市地区高于农村。

三、病因病机

颈椎病总以本虚标实,或虚实夹杂,其病理产物包括风、寒、湿、瘀、虚,与肝脾肾密切相关。本虚多为肝肾亏虚、气血不足,标实多为风寒湿邪侵袭或气滞血瘀,并随着病程发展分别表现出偏虚或偏实或虚实错杂的证候。其基本病机不外乎两方面,即不通则痛,不荣则痛。《素问·痹论》曰:"风寒湿三气杂至,合而为痹也。"指出颈椎病的外在原因在于风、寒、湿邪,风寒湿邪侵袭,痹阻经络;或积劳损伤,如《素问·宣明五气论》云:"久视伤血,久卧伤气,久坐伤肉,久立伤骨,久行伤筋",致经脉受损,瘀血内生,气血运行不畅,经络不通,不通则痛。或因年老体虚,肝肾亏虚,或脾失健运,气血生化不足,肝主筋,肾主骨,脾主肉,筋骨失养,经脉失荣,加之风邪侵袭,风为百病之长,易挟寒夹湿,外湿困脾,脾失健运,痰湿内生,兼与风寒瘀相搏,侵袭肌腠,正邪相搏,正气受损,无力鼓动气血,不能濡养筋骨关节,不荣则痛。

四、诊断

(一)西医诊断

可根据患者病史、症状、体征及神经影像学检查结果,参考中国康复医学会颈椎病专业委员会《中国颈椎病诊治与康复指南(2010版)》诊断标准进行西医诊断,将颈椎病分为颈型(又称软组织型)、神经根型、脊髓型、交感型、椎动脉型、其他型(目前主要指食管压迫型)和混合型。

(二)中医诊断

可参考国家中医药管理局制定的《中医病证诊断疗效标准》(ZY/T001.1-94),结合专家共识,将颈椎病分为风寒痹阻证、气滞血瘀证、痰湿阻络证、肝肾不足证、气血亏虚证等证型。

五、康复评定

(一)颈部疼痛评定

1. 疼痛尺

(1)视觉模拟评分(visual analogue scale, VAS):有水平型、垂直型两种类型。有研究表明垂直型的量表敏感度更好,更能准确反映出人们对疼痛的感受。方法为在纸上划一条长度为10cm的横线,横线一端标为0,表示无痛,另一端标为10,表示剧痛;患者根据自我的感觉在横线上划一个记号,表示疼痛的程度。此方法较为简单,易被患者理解和接受。

(2)数字评分法(numerical rating scale, NRS):有水平型、垂直型两种形式。用数字0到10表示疼痛的程度。0表示无痛,10表示剧痛。NRS便于对患者的疼痛程度进行量化处理,数据也易于储存。

(3)词语描述法(verbal descriptor scale, VDS):用无痛、轻度痛、中度痛、重度痛、剧痛五类词语来表示不同水平的疼痛强度。此量表简短,易于完成,但选择面太窄,无法准确描述患者最真实的感受。

(4)面部表情法(faces pain scale, FPS):向患者提供一系列面孔图片,面孔由平静温和的到极度疼痛的渐变,患者选择当前最能表现他们感受的表情。这种方法易于被认知水平不高的患者和医护人员接受。但评定结果较模糊,不易量化。

2. 简版 McGill 疼痛问卷 简版 McGill 疼痛问卷(short-form McGill pain questionnaire, SF-MPQ)是在临床试验中最常用的一种语义差别法的评分量表。该量表将疼痛分为感觉、情感、评价和其他相关的 4 个方面进行记录,每个分类下的词语都按照强度进行分级。中文版 SF-MPQ-2 的内部一致性 Cronbach's α=0.844,Guttman 分半系数为 0.791,四个维度内部 Cronbach's α>0.7,具有良好的内部一致性和信度。其与原量表设计 4 个维度相符的 4 个公共因子累计方差贡献率为 52.631%,各条目的因子负荷在相应的公共因子中都大于 0.4,具有良好的表面效度和结构效度。VAS 只在记录疼痛强度时被使用,而 SF-MPQ 不仅包含了这项功能,还能记录疼痛的其他特性。不过总体而言,SF-MPQ 相对困难且耗时,它要求患者具有较高的识字水平和正常的认知能力。

3. 简明疼痛量表 简明疼痛量表(brief pain inventory, BPI)是在测量颈椎病患者疼痛症状严重程度时最常使用的评估量表,其 Cronbach's α=0.94,ICC 值为 0.93,在颈椎病患者中的信效度和重测信度已被国外充分验证。而中文版简明疼痛量表(chinese version of the brief pain inventory, BPI-C)的 12 个项目 Cronbach's α>0.94,ICC 值范围为 0.774~0.89,同样具有良好的内部一致性和重测信度。

(二)颈部功能评定

1. 颈椎功能障碍指数 颈椎功能障碍指数(neck disability index, NDI)主要用于评定颈椎病和急性颈部扭伤患者的颈椎功能障碍情况。评定内容包括颈椎病和相关症状以及对日常生活活动能力的影响情况,是一个患者自评的问卷式调查表,适用于多种类型的颈椎病,在使用英语的国家应用广泛,并且有多国语言版本。美国物理治疗学会骨科分会 2008 年颈椎病临床指南中 NDI 和患者特定功能量表(颈部)[patient-specific functional scale(neck), PSFS]结合来评价颈椎病患者日常生活活动能力。研究显示 NDI 的 Cronbach's α=0.83,评定总积分和各项目积分 ICC 值范围为 0.87~0.99,且与 VAS 具有高度相关性(r=0.82~0.97),与 SF-36 具有中度相关性(r=-0.60~-0.78),具有良好的信效度。

2. 颈椎病临床评价量表 颈椎病临床评价量表(clinical assessment scale for cervical spondylosis, CASCS)是国内学者编制的颈椎病临床评定量表,对患者的症状、功能状态及体征进行量化评定,具有详细评定患者体征的特点,包括关节活动度、局部压痛、神经根受压体征、脊髓受压体征、椎动脉受压体征等。CASCS 总积分与各条目积分间的 ICC 值范围为 0.78~0.99,信度系数 Cronbach's α=0.84,效应尺度为 1.08,且与 NDI 呈正相关(r=0.76),具有较高的信效度、敏感度和一致性,能较好地反映颈椎病患者的病情和功能状况。

3. 其他量表 PSFS 是颈椎病患者功能评估的重要补充,也具有良好的信度和效度。诺夫域公园颈椎病问卷(Northwick park neck pain questionnaire, NPQ)对评价国内颈椎病患者的病情与疗效具有良好的信度、效度和反应度,是评价各种干预手段治疗颈椎病的可靠结局指标。PSFS 和问题引出技术可对每一位患者专门进行评估,但因为评估每一位患者所用的尺度是不同的,无法对其进行比较和标准化。

(三)社会心理和健康状况评定

SF-36 量表常用于颈椎病患者生活质量的评估,中文版 SF-36 量表在颈椎病患者中总的 Cronbach's α=0.727、躯体健康总评的 Cronbach's α=0.733、精神健康总评的 Cronbach's α=0.735,半分信度系数为 0.718,Pearson 相关系数为 0.948~0.998,表明 SF-36 量表应用于颈椎病患者具有良好的信效度和较高的重测信度。

颈椎结局问卷（cervical spine outcomes questionnaire，CSOQ）是用于评估颈椎病的严重程度、功能障碍、心理障碍、身体症状、健康照护及满意度等方面的具体疾病量表。国家健康与营养测试调查（颈部）[National Health and Nutrition Examination Surveys（neck），NHANES-ADL Scale]用于评估颈部外伤患者的身体、社交及心理等方面的障碍。

（四）其他康复评定

1. 颈部肌力评定　可采用徒手肌力测试、手持式测力器、等速肌力测试仪来进行评定。

2. 颈椎活动度评定　颈椎活动度为最常使用的客观测量结果。目前临床上测量颈椎活动度的方法很多，包括传统目视测量、皮尺测量、量角仪与倾斜仪、颈椎活动度测量器、电磁式动作分析仪、超声三维动作分析仪、电位计测量和X线测量等。

3. 颈部肌肉耐力及疲劳度评定　目前，国内外常用颈部肌肉表面肌电（surface electromyography，sEMG）信号分析来评价颈部肌肉耐力及疲劳度，认为肌肉耐力及疲劳问题远比患者自我感觉疲劳重要，应将颈部肌肉耐力作为颈椎病康复的一个重要因素。

六、康复治疗

目前颈椎病康复治疗手段较多，分为非手术治疗和手术治疗，大约90%的颈痛患者经过非手术治疗可以获得痊愈或缓解。非手术治疗主要包括：推拿治疗、针灸治疗、传统运动疗法、拔罐治疗、刮痧治疗、中药疗法等传统康复治疗，物理因子疗法、功能锻炼、西药治疗等现代康复治疗，以及中西医结合综合康复治疗等。下列中西医结合康复方法均根据证据强度由高到低进行编排。

（一）疼痛

1. 推拿治疗

（1）软组织松解手法：颈肩部软组织松解手法是指在颈肩部施以㨰法、拿法、揉法和在颈椎两侧施以弹拨法等手法，由轻到重，直接作用于肌肉、韧带等软组织，从而使颈部肌肉松弛，解除肌痉挛和促进局部血液循环的一种治疗方法。一项纳入9项随机对照研究的系统评价结果表明，软组织松解手法可改善颈椎病患者疼痛程度，具有显著的临床疗效，且未出现不良事件，该法治疗颈椎病安全有效。临床上可选用㨰、按、揉、拿、拨、擦、旋转等手法，多取风府、风池、缺盆、肩井、肩外俞、天宗、曲池、小海、合谷等穴，以颈肩背区域及上肢为主要施术部位，每次治疗时间约30min，每日1次，2周为一疗程。操作方法：①医者站于患者身后或患侧，用双手或单手拿揉、弹拨患者颈肌、斜方肌、胸锁乳突肌、肩背部及患肢肌肉，力量适度，从上至下做2~3遍。②用手背及小鱼际部位，通过作腕关节内外旋动作，边㨰边用力推向前。也可以右（左）手半握拳，以食、中、无名、小指的指间关节，掌指关节为着力点，手腕做屈伸运动，沿颈项部、肩背部及患肢后侧、外侧、内侧，上下往返㨰推3~5遍。操作时要有节奏感、渗透感，频率不宜太快。用此法之目的在于进一步松弛颈项部、肩背部及上肢肌肉，使疼痛得到缓解。

（2）穴位刺激手法：穴位刺激手法是指以按、揉、点、压、擦等手法，对病变局部的相关穴位进行刺激，选取的穴位常为疾病的反应点，以穴位上产生"酸、胀、麻"得气为度的一种治疗方法。目前共有5项随机对照研究，共纳入486名受试者，研究结果表明穴位刺激手法可以有效缓解颈椎病患者疼痛感，改善颈椎功能，且安全性评价表明推拿治疗安全性较高。颈椎病疾患临床多选取颈肩背部及上肢经络，如手三阳经、手三阴经、足太阳膀胱经、足少阳胆经及督脉穴位，常用腧穴有合谷、后溪、曲池、肩井、风池、风府、大椎、天宗、颈夹脊以及局部筋结和阿是穴等。每个穴位手法刺激时间控制在 1min 以内，以患者能耐受为度。

2. 针灸治疗　颈椎病的病位在颈部筋骨，与督脉、手足太阳经脉、手足少阳经脉关系密切，核心病机为筋骨受损，经络气血阻滞不通，相应的针灸康复治则为通经止痛。针灸取穴与操作手法当围绕病机，灵活选择。

（1）针刺治疗：颈部局部取穴针刺是最常用的针刺方法，广泛应用于临床康复治疗中。一项纳入 11 个随机对照研究 974 名参与者的 Meta 分析表明，针刺治疗对颈椎病患者的临床疗效优于牵引治疗，显著缓解了患者疼痛程度。针刺治疗颈椎病以通经止痛为大法，取局部腧穴和手足三阳经穴、督脉穴为主，如颈夹脊、天柱、风池、曲池、悬钟、阿是穴。颈夹脊能疏调局部筋骨；天柱疏通太阳经气；风池疏通少阳经气；曲池疏通阳明经气；悬钟为髓会，有滋肾壮骨以求治本的作用；阿是穴调节局部筋脉。诸穴配伍，通过疏导太阳、阳明、少阳及督脉经气，共奏通经止痛之功。如外邪内侵配合谷、列缺；气滞血瘀配膈俞、合谷；肝肾不足配肝俞、肾俞；上肢麻、痛配合谷、手三里；头晕头痛配百会或四神聪；恶心呕吐配中脘、内关；耳鸣耳聋配听宫、外关。针刺方法：颈夹脊、天柱直刺 0.5~0.8 寸，施平补平泻手法；风池朝鼻尖方向刺 0.5~0.8 寸，施平补平泻手法。余穴按常规刺法。留针 30min，每日1 次。

（2）艾灸治疗：目前共有 9 项随机对照研究，共纳入 752 名受试者，研究结果表明施灸后能降低颈椎病患者的疼痛程度，减少炎症因子的释放。艾灸治疗可取大椎、天柱、肩井穴等穴位施灸，可采用悬起灸，时间一般不超 30min，持续施灸 2 周以上。

3. 物理因子治疗　目前共有 4 项临床随机试验，共纳入 348 名受试者，结果表明综合物理因子治疗可以有效减轻颈椎病患者的疼痛程度。常用的物理因子治疗包括牵引疗法、冷热疗法、电疗法、磁疗法、光疗法、超声波疗法等，其主要作用是改善局部血液循环，解除肌肉和血管痉挛，消除神经根、脊髓及其周围软组织的炎症和水肿，促进神经和肌肉功能的恢复。

4. 运动疗法

（1）太极拳：动作招式重视颈部、四肢和眼的配合，长期坚持练习可以逐渐恢复受损的颈椎和肌腱、韧带弹性，增强局部肌力，滑利颈椎关节，从而缓解颈椎病症状。临床试验研究表明，通过比较治疗前后患者症状、体征、日常生活动作、VAS 评分、颈椎健康状况总分，发现太极拳可以有效地改善颈椎病患者疼痛程度。目前的报道中干预周期以 8~24 周较为多见，干预频率大多为每周 2~4 次，每次练习时间多在 40min 以上。

（2）八段锦：6 项随机对照研究共纳入 744 名参与者，结果表明每天 20~30min，连续 3 个月的八段锦训练对颈椎病患者 VAS 评分、NPQ 评分及 CROM 评分等方面具有显著的改善作用。这种改善作用可能是由于长期八段锦训练使得肌肉缓慢有序地收缩、舒张，改善了血液循环及组织代谢，加强了颈椎外源性稳定系统。

（3）五禽戏：4 项随机对照研究共纳入 282 例受试者，结果表明五禽戏对颈椎病患者疼痛程度和颈椎功能障碍方面具有明确疗效，未见不良反应。

（4）颈椎功能锻炼：4 项随机对照研究共纳入 408 例受试者，结果表明颈椎功能锻炼可增强颈部肌肉对疲劳的耐受能力，改善颈椎的稳定性和协调性，在颈椎病患者康复治疗中具有良好的效果，且可降低疾病复发率。颈椎功能锻炼应根据具体病情选择合适的锻炼方法，急性发作时以休息为主，不宜增加运动刺激。

5. 其他中医疗法

（1）针刀治疗：目前共有 10 项随机对照研究，共纳入 727 名受试者，研究结果表明针刀治疗后能明显缓解患者疼痛，降低颈椎病患者 VAS 评分，针刀治疗可每周 1 次。

（2）拔罐治疗：一项纳入 9 个随机对照研究 482 名参与者的 Meta 分析表明，拔罐治疗具有良好的临床疗效，显著缓解颈椎病患者的疼痛程度，且单纯拔罐的短期（≤4 周）治疗效果比长期（＞4 周）治疗效果更显著。选择大椎、肩井、天宗、阿是穴闪罐，疼痛较重者可行刺络拔罐或走罐法，以患者能耐受为度。

（3）刮痧治疗：一项共纳入 11 项随机对照研究，706 名受试者的 Meta 分析结果表明刮痧能明显提高临床疗效，降低颈椎病患者 VAS 评分和 NDI 评分。刮痧治疗可取颈夹脊穴，以患者活动颈部疼痛明显的颈段夹脊穴、肩部阿是穴为重点进行刮痧。将刮痧介质（油脂类）涂擦于穴位局部皮肤上，操作者用手紧握刮痧板从上至下刮拭，用力宜均匀柔和，痛甚处应反复重刮，每次治疗时间约 15min。每周 2 次，4 周为一疗程。

（4）中药外敷：目前共有 7 项随机对照研究，共纳入 785 名受试者，Meta 分析结果表明中药外敷可改善颈部疼痛，降低颈椎病患者 VAS 评分。敷于体表的中药粉刺激神经末梢，通过反射、扩张血管，促进局部血液循环，改善周围组织营养，达到消肿、消炎和镇痛的目的。同时药物在患处通过皮肤渗透达皮下组织，在局部产生药物浓度的相对优势，从而发挥较强的药理作用。

（5）中药熏洗：目前共有 6 项随机对照研究，共纳入 684 名受试者，Meta 分析结果表明中药熏洗具有良好的临床疗效，改善患者颈部疼痛程度。虽然临床使用熏洗方的具体中药组成各有不同，但其治则均以补益肝肾、活血化瘀、祛湿止痛为主。每次熏蒸持续 30min，温度一般为 38~40℃，每日 1 次。

6. 西药治疗　颈椎病常用的西药包括非甾体类抗炎镇痛、神经营养、改善循环等药物，可以使颈椎病患者疼痛得以减轻。5 项随机对照研究，共纳入 528 名受试者，研究结果表明非甾体类抗炎镇痛药物能有效缓解颈椎病患者急性疼痛，改善局部炎性反应及血液循环，阻断疼痛恶性循环。急性期疼痛严重者可口服非甾体类抗炎镇痛药物或静脉滴注脱水、改善循环药物以减轻炎症、水肿反应。

7. 中西医结合综合疗法

（1）针灸推拿结合物理因子治疗：目前共有 4 项随机对照研究，共纳入 446 名受试者，研究结果表明针灸推拿结合物理因子治疗可明显改善颈椎病患者的疼痛程度，具有良好的临床疗效，且无不良反应及并发症。

（2）针灸推拿结合西药治疗：针灸推拿结合西药治疗颈椎病可能具有增强疗效、减少药物不良反应的作用。目前共有 4 项随机对照研究，共纳入 446 名受试者，研究结果表明针灸推拿结合物理因子治疗可明显改善颈椎病患者的疼痛程度，具有良好的临床疗效，未发现不良反应及并发症。

8. 中药/中成药干预　风寒痹阻证以羌活胜湿汤加减，祛风散寒、祛湿通络；气滞血瘀证以桃红四物汤为主，行气活血、通络止痛；痰湿阻络证以半夏白术天麻饮加减，祛湿化痰、通络止痛；肝肾不足证以肾气丸加减，补益肝肾、通络止痛；气血亏虚证以黄芪桂枝五物汤加减，益气温经、和血通痹。

一项纳入 6 个随机对照研究 563 名参与者的 Meta 分析结果表明，中药内服治疗颈椎病患者临床疗效可靠，复发率较低，无明显不良反应。随机对照研究表明，活血化瘀、舒筋通络类中成药如颈椎病颗粒、颈舒颗粒、颈复康颗粒等对颈椎病患者疼痛程度具有一定的改善作用，且不良反应较少，临床上可酌情选用。

（二）麻木

1. **针刺治疗**　针刺治疗能消除或缓解肌肉紧张与痉挛，松解粘连，消除肿胀、疼痛、麻木，破坏已硬化的皮下纤维组织，使长期处于收缩状态的组织松解下来，改善血液循环，解除或减轻对神经及组织的压迫，缓解上肢麻木的症状。一项纳入 10 个随机对照研究，共 727 名参与者的 Meta 分析表明，针刺治疗颈椎病可显著提高临床疗效，改善患者麻木症状，且未增加不良反应事件。临床可以颈夹脊、风池、肩髃、曲池、外关、后溪为主穴，手阳明经型配合谷、三间，手太阳经型配小海、腕骨；手三阴经型配少海、太渊、内关。针刺得气后可连接电针，留针 30min，每日 1 次。

2. **针刀治疗**　针刀治疗可松解神经根周围的组织粘连，切断增厚钙化的条索和韧带，减轻局部的组织压力，改善血液循环，促进炎症的消退，加快水肿的吸收，解除血管和神经卡压。一项纳入 86 例颈椎病患者的随机对照试验结果显示，针刀治疗有效地降低了颈椎病患者 VAS、DNI 评分，改善了神经根压迫症状，具有较好的临床疗效。

3. **放血疗法**　一项纳入 100 例颈椎病患者的随机对照试验证明，针刺配合放血疗法对颈椎病患者的疼痛麻木及血黏度均有改善，且临床疗效优于单纯使用针刺治疗。可循经选取相应的十宣穴 2~3 个，适当揉捏使局部充血，常规消毒后用三棱针快速刺破皮肤，挤压出血 2~4 滴，消毒干棉球按压针孔止血。隔日 1 次，5 次为 1 个疗程。

（三）活动受限

1. **推拿治疗**

（1）软组织松解手法：一项纳入 28 项临床研究的系统评价结果表明，软组织松解手法可显著提高临床疗效，改善患者 MPQ 评分与颈椎活动度。手法操作宜柔和舒适，以擦、按、揉、拿等轻柔手法为主，施术于颈肩背区域及上肢，以起到柔筋解痉、行气活血的作用。治疗的方向和重点应集中在修复软组织，缓解肌肉痉挛，进而改善颈椎功能活动。每次治疗时间约 30min，每日 1 次，2 周为一疗程。

（2）运动关节类手法：运动关节类手法是使关节做被动活动的一类推拿手法，主要包括拔伸法、端提摇晃法、定位旋转法、颈椎斜扳法等手法。一项纳入 10 个随机对照研究 888 名参与者的 Meta 分析表明，运动关节类手法治疗颈椎病可显著提高临床疗效，缓解颈椎病患者疼痛评分和症状体征，并明显改善了颈椎功能活动，且安全性评价结果表明推拿治疗安全性较高。运动关节类手法在临床中可酌情选用，主要操作如下：①拔伸法：患者正坐，术者站在其后，以双手拇指顶住枕骨后方（亦可置于风池穴上），两前臂分别压在患者两肩。通过双手拇指向上顶推与双前臂下压两肩，使颈椎处于向上拔伸的缓慢持续的力量中。②定位旋转复位法：医者以一手拇指顶住患侧颈椎棘突旁，另一手抱住患者头部，从颈 2~7 椎分别做头前屈旋转和侧向活动的推扳手法。③颈椎斜扳法：患者取坐位，头略前俯，颈部放松，术者站于其侧后方，用一手扶住其后脑部，另一手托起下颌部，两手协同动作，使头向患侧慢慢旋转。当旋转到一定幅度（即有阻力时）稍微停顿片刻，随即再做一个有控制的、稍增大幅度（5°~10°）的快速扳动，此时也常可听到"咔嗒"的响声，随即松手。临床操作时应轻柔、渗透，避免手法过度、过量或暴力、蛮力，尤其是颈椎扳法有明确应用指征，其操作也有严格的规范。

2. 运动疗法

（1）太极拳：一项纳入 82 例颈椎病患者的随机对照试验表明，通过每次 80min、每周 5~6 次，持续锻炼 10 周的太极拳训练，比较治疗前后患者颈椎前屈、后伸、左右侧屈、左右旋转角度，发现太极拳可以有效地改善颈椎病患者颈椎功能活动受限等问题。

（2）八段锦：一项随机对照研究显示，对 60 例颈椎病患者进行每次 30min，每日早晚各 1 次，持续锻炼 1 个月的八段锦功法锻炼，结果提示八段锦功法锻炼可以有效缓解、改善颈肩部功能活动，提高颈椎病患者的生活质量。在习练过程中，尤其强化训练第 1 式、第 3 式和第 4 式。第 1 式"双手托天理三焦"，可通过拉长躯干与上肢各关节周围的肌肉、韧带及关节软组织，使肩背部肌筋膜得到伸展。第 3 式"调理脾胃须单举"，可以使肩背部肌筋膜和各椎骨间关节得到锻炼，增强脊柱的灵活性和稳定性；在动作的导引下，以肩带动两掌的上举下按、扩胸展腹、拔长腰脊，可刺激背部、肩部的肌肉筋膜。第 4 式"五劳七伤往后瞧"，可疏通肩颈脊柱，使小关节、小肌肉气血充实，有利于滑利关节、增强肩颈脊柱活动的灵活性和稳定性，进而发挥治疗作用。

（3）五禽戏：长期和规律的五禽戏功法锻炼，可以在各个方向上牵伸扭转颈项及肩背部肌肉，逐渐降低肌张力，提高肌肉力量和耐力，纠正异常运动模式，调整紊乱关节。目前共有 3 项随机对照研究，共纳入 242 名受试者，研究结果表明每次 20min，每周 3 次，持续锻炼 30 次的五禽戏功法锻炼能明显缓解颈椎病和改善颈椎功能障碍。五禽戏功法中，虎戏的仰头和缩回、鹿戏的伸颈远望、熊戏的抬头，可以锻炼到颈项部的胸锁乳突肌、斜方肌、斜角肌、头夹肌、颈夹肌等，改善了颈椎的前屈和后伸功能；鹿戏的左顾右盼，参与的肌肉有胸锁乳突肌、斜角肌、头后大直肌、头后小直肌、头上斜肌、头下斜肌等，改善了颈椎的左右旋转功能；猿戏的缩颈和耸肩，使肩胛提肌、斜方肌参与其中，改善了项背部酸胀、僵痛、不耐疲劳等不适。

（4）颈椎功能锻炼：目前共有 8 项随机对照研究，共纳入 628 名受试者，Meta 分析结果表明颈椎功能锻炼在改善优良率、VAS 评分、CASCS 评分、Bartbel 评分、BBS 评分等方面均有着一定优势，可以纠正颈部不良体姿，增强颈部及肩部的肌肉力量，调整颈椎的力学平衡，从而加强了椎间盘及颈椎骨关节的稳定性和顺应能力。颈椎功能锻炼宜轻柔缓慢，不可过猛过快，幅度适宜。

3. 针刀治疗　目前一项共纳入 18 个临床随机对照试验，1 921 例受试者的 Meta 分析结果表明针刀治疗颈椎病具有良好的临床疗效，有效降低了颈椎病患者 VAS 评分和 NDI 评分，同时改善了颈椎病患者颈椎活动度。此外，因针刀治疗刺激量较大，有 1 项试验报道出现 2 例晕针及 1 例轻度水肿的情况，经休息及对症处理后均很快缓解，所以在针刀治疗时应做好各项准备，以防晕针发生。

七、康复护理

1. 起居调护　根据"法于阴阳，和于术数"的调护原则，指导患者起居有常、顺应自然。注意颈部保暖，防风寒湿邪侵袭。保持日常生活中正确姿势，避免长时间低头伏案工作，每隔 45min 活动颈部，如抬头望远或转动头颈部。避免长时间屈颈斜枕，半躺在床头看电视、看书。睡觉时不可俯卧，枕头不可以过高、过硬或过低，枕头中央应略凹进，颈部应充分接触枕头并保持略后仰，不要悬空。习惯侧卧位者，应使枕头与肩同高。乘车、体育锻炼时做好自我保护，避免头颈部受伤。

2. 饮食调护 全面膳食、饮食有节,不宜过饥过饱,戒烟限酒。风寒痹阻证患者饮食宜多食牛肉、羊肉、狗肉、胡椒、花椒等温经散寒、祛风利湿之品,食疗方如鳝鱼汤、当归红枣煲羊肉等,忌食凉性食物及生冷瓜果、冷饮,多温热茶饮。气滞血瘀证患者多食桃仁、茄子、山楂、油菜等活血化瘀之品,食疗方如醋泡花生等,忌食煎炸、肥腻、厚味之品。痰湿阻络证患者宜多食瓜果蔬菜,如小米、玉米、薏仁、赤小豆等化痰利湿之品,做到饮食有节,食疗方如冬瓜排骨汤等,忌食辛辣、燥热、肥甘厚腻等生痰助湿之品。肝肾不足证:①肝肾阴虚患者宜多食枸杞子、西洋参、石斛、虫草、桑椹等滋阴填精、滋养肝肾之品,食疗方如虫草全鸭汤等,忌食辛辣香燥之品;②肝肾阳虚患者宜多食羊肉、肉桂、干姜等温壮肾阳、补精填髓之品,食疗方如干姜煲羊肉等,忌食生冷瓜果及寒凉食物。气血亏虚证患者宜多食猪肝、瘦肉、鱼等血肉有情之品及红枣、桂圆等补益气血之物,食疗方如桂圆莲子汤等,避免饮食过量,忌生冷食物。

3. 情志调护 细心观察患者的情绪状况,鼓励患者说出所担心的问题,向患者讲解情绪与疾病的关系,解释颈椎病的发病是一个缓慢的过程,其症状的出现是逐渐形成的,治疗不可能有立竿见影之效,要避免急躁情绪,过分急躁的心情不利于疾病的康复,也不利于自身的健康,甚至还可能诱发其他疾病。向患者说明治疗的目的是消除症状、恢复功能和防止再发,让患者有充分的思想准备,同时向患者介绍成功病例,帮助患者树立战胜疾病的信心。绝大部分颈椎病患者通过保守治疗可以缓解甚至治愈,恢复正常生理功能和工作能力。

4. 健康教育 在"未病先防、既病防变"的中医理念指导下,大力开展科普宣传,普及颈椎病的症状、预防及治疗知识。在健康教育时,从全方位入手,让患者对本病有个全面的认识。在心理上,让患者对本病要有正确的认识,树立战胜疾病的信心;在身体上,颈椎病急性发作期或初次发作的患者,要适当注意休息,病情严重者宜卧床休息 2~3 周;在预防上,注意颈部保暖,防风寒湿邪侵袭,保持日常生活中正确姿势,避免头颈部受伤,同时指导患者适当进行科学康复锻炼,通过活跃肌肉关节强化颈肩部肌肉,注意运动过程中的循序渐进和坚持不懈,运动范围和运动量应从小到大。

八、预防及预后

基于中医治未病理论,可制订颈椎病的三级预防策略。一级预防为未病先防,针对颈椎病潜在人群。保持良好的心理状态,纠正不良姿势,科学用枕,避免头、颈、肩外伤及受寒,同时可以选择一些全身及颈部运动锻炼方法,如太极拳、八段锦、颈部保健操等,增强体质,强壮天然"肌性围领"。二、三级预防为既病防变,二级预防是对已病个体采取积极措施,防止颈椎病继续发展。临床一旦确诊,就要让患者了解自己的具体病情,帮助其分析发病原因,指导其在治疗过程及今后的生活和工作中有针对性地进行预防。三级预防是积极治疗原发病,预防并发症与残疾的发生。尤其是病情严重的颈椎病及颈椎病术后患者,生活难以自理,应积极制定相应康复治疗措施,多给予安慰、解释和开导,使其多接触社会,培养其力所能及的爱好和生活、工作能力,让患者重新获得生活的信心和兴趣。同时,积极预防病情加重及并发症的发生,减少伤残,减轻社会及家庭的负担。

颈椎病一般具有从急性发作到缓解、再发作、再缓解的规律,大多数颈椎病患者的预后较好。在普及疾病健康常识的同时,应做到早发现、早诊断、早治疗,及时介入康复措施,可以使之尽早恢复健康。

(赵 焰)

参 考 文 献

［1］ Royuela A, Kovacs F M, Campillo C, et al.Predicting outcomes of neuroreflexotherapy in patients with subacute or chronic neck or low back pain.Spine Journal Official Journal of the North American Spine Society, 2014, 14 （8）: 1588-1600.

［2］ GBD 2016 Disease and Injury Incidence and Prevalence Collaborators.Global, regional, and national incidence, prevalence, and years lived with disability for 328 diseases and injuries for 195 countries, 1990- 2016: a systematic analysis for the global burden of disease study 2016.Lancet, 2017, 390: 1211-1259.

［3］ Hoy D, March L, Brooks P, et al.The global burden of low back pain: estimates from the global burden of disease 2010 study.Annals of the Rheumatic Diseases, 2014, 73（6）: 968-974.

［4］ Hoy D G, Protani M, De R, et al.The epidemiology of neck pain.Best Practice & Research Clinical Rheumatology, 2010, 24（6）: 783-792.

［5］ Vries H J D, Brouwer S, Groothoff J W, et al.Staying at work with chronic nonspecific musculoskeletal pain: a qualitative study of workers' experiences.BMC Musculoskeletal Disorders, 2011, 12（1）: 126.

［6］ Chiu T W, Leung S L, Lam K W.Neck pain in Hong Kong: a telephone survey on consequences and health service utilization.Hong Kong Med J, 2012, 18（3）: 13-15.

［7］ Neck Pain Guidelines.Revision 2017: using evidence to guide physical therapist practice.J Orthop Sports Phys Ther, 2017, 47（7）: 511-512.

［8］ Hawker G A, Mian S, Kendzerska T, et al.Measures of adult pain: Visual Analog Scale for Pain（VAS Pain）, Numeric Rating Scale for Pain（NRS Pain）, McGill Pain Questionnaire（MPQ）, Short-Form McGill Pain Questionnaire（SF-MPQ）, Chronic Pain Grade Scale（CPGS）, Short Form-36 Bodily Pain Scale（SF-36 BPS）, and Measure of Intermittent and Constant Osteoarthritis Pain（ICOAP）.Arthritis Care Res（Hoboken）, 2011, 63 Suppl 11: S240-252.

［9］ 李君, 冯艺, 韩济生, 等.中文版简版 McGill 疼痛问卷 -2 的制定与多中心验证.中国疼痛医学杂志, 2013, 19（01）: 42-46.

［10］ 孙振晓, 孙宇新, 于相芬.SF-36 量表在颈椎病患者中的信度及效度研究.山东医学高等专科学校学报, 2017, 39（05）: 335-339.

［11］ Castillo-Lozano R, Cuesta-Vargas A I.A comparison land-water environment of maximal voluntary isometric contraction during manual muscle testing through surface electromyography.BMC Sports Sci Med Rehabil, 2013, 5（1）: 28-36.

［12］ 王诗忠, 王心城, 宋红梅, 等.基于 MCU 量化评价中医对项背疼痛亚健康状态的影响.现代中西医结合杂志, 2010, 19（31）: 3365-3367.

［13］ Dvir Z, Gal-Eshel N, Shamir B, et al.Cervical motion in patients with chronic disorders of the cervical spine: a reproducibility study.Spine, 2006, 31（13）: 394-399.

［14］ Halvorsen M, Abbott A, Peolsson A, et al.Endurance and fatigue characteristics in the neck muscles during sub-maximal isometric test in patients with cervical radiculopathy.European Spine Journal, 2014, 23（3）: 590-598.

［15］ Hug F.Can muscle coordination be precisely studied by surface electromyography?. Journal of Electromyography & Kinesiology Official Journal of the International Society of Electrophysiological Kinesiology, 2011, 21（1）:

1-12.

［16］Svendsen J H, Samani A, Mayntzhusen K, et al.Muscle coordination and force variability during static and dynamic tracking tasks .Human Movement Science, 2011, 30(6): 1039-1051.

［17］尹逊路, 朱立国, 冯敏山, 等 .针刺治疗神经根型颈椎病疗效 Meta 分析 .康复学报, 2018, 28(04): 63-69.

［18］粟胜勇, 李妮娜, 赵骏, 等 .电针治疗神经根型颈椎病临床疗效 Meta 分析 .辽宁中医药大学学报, 2017, 19(08): 9-11.

［19］王涛, 郭英, 李帆冰, 等 .Meta 分析拔罐治疗非特异型颈椎病疼痛的临床疗效 .浙江中医药大学学报, 2019, 43(01): 103-110.

［20］方婷, 洪滔, 刘福水, 等 .热敏灸治疗颈椎病临床疗效的 Meta 分析 .中医药通报, 2017, 16(05): 47-53.

［21］姚芳, 薛莲, 严杰, 等 .刮痧治疗颈肩痛的效果及安全性系统评价 .护理研究, 2018, 32(18): 2872-2876.

［22］杨佳, 张瑞春, 王新军 .推拿与牵引治疗神经根型颈椎病的 Meta 分析 .环球中医药, 2013, 6(09): 641-648.

［23］郝亚兴, 罗华送, 王睿, 等 .正骨治疗椎动脉型颈椎病疗效的 Meta 分析 .亚太传统医药, 2018, 14(08): 85-88.

［24］张鹏程, 兰崴, 唐巍 .五禽戏对中老年颈型颈椎病患者简化 McGill 疼痛询问表疼痛指数的影响 .中国老年学杂志, 2015, 35(10): 2763-2764.

［25］钟远鸣, 罗满, 唐成 .中药内服治疗颈椎病 Meta 分析 .辽宁中医药大学学报, 2016, 18(10): 11-14.

［26］陈峰, 胡建华, 邱贵兴, 等 .活血化瘀止痛中成药治疗神经根型颈椎病的疗效分析: 一项多中心、随机、双盲、安慰剂对照临床研究 .中华骨与关节外科杂志, 2018, 11(11): 826-831, 835.

［27］张任攀, 修忠标, 刘晶, 等 .针刀与针刺治疗神经根型颈椎病有效性与安全性的 Meta 分析和试验序贯分析 .康复学报, 2019, 29(01): 63-69.

［28］黄香红, 赵忠辉, 罗高俊, 等 .放血疗法对神经根型颈椎病疼痛麻木症状及血黏度的影响 .上海针灸杂志, 2018, 37(02): 217-221.

［29］王艳国, 郭秀琴, 张琪, 等 .手法治疗神经根型颈椎病的系统评价 .中华中医药杂志, 2013, 28(02): 499-503.

［30］万婕, 梁贞文, 孙克兴, 等 .八段锦功法锻炼结合手法治疗颈肩部肌筋膜疼痛综合征临床研究 .上海中医药杂志, 2013, 47(08): 54-56.

第二节　腰　　痛

一、定义与术语

（一）定义

腰痛（low back pain, LBP）是一种急、慢性的疾病状态, 是指腰部一侧或两侧或正中发生疼痛为主要症状的一种病证, 亦可兼见其他诸多部位不适, 以臀腿部及足部不适为常见。西医的腰椎间盘突出症、腰肌劳损、腰椎骨质增生、强直性脊柱炎以及某些内脏病变等所致以腰痛为主要症状者, 可参照本病论治。本病的中医病名对应"腰痛""痹症""痿证"等。

（二）中医术语表达

相关文献关于腰痛病引发功能障碍的表述不一，现归纳为以下几类：

腰痛：单纯腰部痛，多为腰部肌肉劳损。可用"腰部痹痛""腰部刺痛""腰部掣痛""腰部重着痛"等术语描述。

腰腿痛：神经机械性卡压等引起的腰椎局部和远端腿部的疼痛麻木及放射痛，可用"腰脊痛而身有痹也"描述，《素问·气交变大论篇》称"胁下与腰背相引而痛"。根据放射部位的不同亦可称"腰胁痛""腰腹痛""腰尻痛""腰髋痛""腰股痛"等术语描述。

腰椎活动不利：指腰部关节活动障碍，《素问·脉要精微论篇》称其为"转摇不能"，《素问·五常政大论篇》称之为"动摇不便也"。

腰膝酸软：指腰部及下肢力量下降，可用"下肢痿废不用""间歇性跛行"等术语来描述。

二、流行病学

随着现代医学的发展，疾病分类日益精细化，对腰痛的病因学研究所涵盖的流行病学研究也日益受到医学界重视。腰痛病作为临床常见病，四季均可发病，其发病率较高。各年龄段均可发病，以 30~50 岁发病多见，男女发病率无明显差异。据统计，在人的一生中约有 80% 的成年人有过腰痛的经历。调查显示，不同人群腰痛的发病率不等，平均在 7.6%~37% 之间，其中，青少年的年累计发病率近 30%，仅次于上呼吸道感染。腰痛病对腰部功能有重要影响，好发于特定职业，包括护理人员、职业军人与运动员，导致严重的社会问题与经济问题。相关研究显示，中国上海的职业群体患病率达 50%；法国医护人员慢性 LBP 的患病率达 15%~45%；美国 20~69 岁成人慢性 LBP 的患病率为 13.1%。成人急慢性 LBP 的患病率几乎在近十年内增加了一倍，并仍在老龄人群中急剧增加。腰痛的临床病程可分为：急性、亚急性、复发性、慢性。腰痛病部分有自限性，大部分患者经保守治疗或休息后症情均可好转，但仍有近 1/3 的患者在急性发作后的 1 年会有中等强度的持续腰痛。在某项调查中，腰痛已成为造成青壮年误工、丧失劳动力的主要原因，其高发病率、高复发率和高治疗成本，给国家和社会带来了沉重的经济负担。在本病的治疗中除关注近期疗效外，更应重点关注预防腰痛的复发和转化成慢性腰痛等方面。

三、病因病机

祖国医学认为腰痛多因外感、内伤或挫闪，导致腰部气血运行不畅、脉络拘急或失于濡养引起。邪之所凑，其气必虚，在肾虚的基础上，外感六淫、疫气内侵、情志过度、跌仆损伤、瘀血阻滞等。患者多有居处潮湿、涉水冒雨、跌仆闪挫或劳损等经历。腰痛病按疼痛的部位分可分为腰背痛、腰脊痛、腰腹痛、腰尻痛、腰股痛、腰腿痛等；按病因可分为外感和内伤两大类，外感以寒湿为主，内伤以肾虚为主；按发病缓急可分为卒腰痛、久腰痛、积年腰痛；按所属经络命名可分为太阳腰痛、少阳腰痛、阳明腰痛、督脉腰痛等。历代医家认为腰痛主要为寒湿、闪挫损伤瘀血、肾虚三种。病因不同，则其病理机制亦有异，一是"不通则痛"，一是"不荣则痛"。不通是指循行腰部的经脉、血脉阻滞不通，尤其是足太阳经、足厥阴经、督脉、足少阳经、带脉等或与其相关联的脏腑，因各种因素导致经脉阻滞，不通则痛；不荣是指气血津液不能荣养腰部经络、血脉、肌肉、筋骨，而导致腰部疼痛。《内经》指出："腰为肾之府"。同时认为腰痛的病因是外伤劳损、外感风寒湿邪，并与脏腑经络有密切联系。隋代以后，提出了"肾主腰脚"的观点，认识到腰痛可牵涉到下肢痛。《诸病源候论》说："夫劳伤之人,肾气虚损,而肾主腰脚,其经贯肾络脊,风邪乘虚,卒入肾经,故猝然而患腰痛。

四、诊断标准

(一)西医诊断

腰痛涉及西医的腰椎间盘突出症、腰肌劳损、腰椎骨质增生、强直性脊柱炎、非特异性下腰痛等疾病,可根据患者病史、症状、体征及神经影像学检查结果进行诊断,具体可参考《骨科疾病诊断标准》《实用骨科学》等,在此不多介绍。

(二)中医诊断

可参考国家中医药管理局《24个专业104个病种中医诊疗方案(试行)》,将"腰痛"分为寒湿腰痛、湿热腰痛、瘀血腰痛和肾虚腰痛等证型。

1. 寒湿腰痛 腰部冷痛重着,转侧不利,逐渐加重,每遇阴雨天或腰部感寒后加剧,痛处喜温,得热则减,苔白腻而润,脉沉紧或沉迟。

2. 湿热腰痛 腰髋弛痛,牵掣拘急,痛处伴有热感,每于夏季或腰部着热后痛剧,遇冷则痛减,口渴不欲饮,尿色黄赤,或午后身热,微汗出,舌红苔黄腻,脉濡数或弦数。

3. 瘀血腰痛 痛处固定,或胀痛不适,或痛如锥刺,日轻夜重,或持续不解,活动不利,甚则不能转侧,痛处拒按,面晦唇暗,舌质紫暗或有瘀斑,脉多弦涩或细数。病程迁延,常有外伤、劳损史。

4. 肾虚腰痛 腰痛以酸软为主,喜按喜揉,腿膝无力,遇劳则甚,卧则减轻,常反复发作。偏阳虚者,则少腹拘急,面色㿠白,手足不温,少气乏力,舌淡脉沉细;偏阴虚者,则心烦失眠,口燥咽干,面色潮红,手足心热,舌红少苔,脉弦细数。

五、康复评定

(一)疼痛评定

1. 视觉模拟量表(visual analogue scale,VAS),评分用于评判疼痛强度,患者在100mm的线段上将"不痛"0分写在左端点,"剧烈疼痛"10分写在右端点,疼痛强度越高,得分越高。VAS是单维度的评估量表,具有较好的灵敏度、信度和效度,是测量疼痛最敏感、最常用和最可靠的方法。

2. 疼痛数值评分(Numerical Rating Scale,NRS),是由0~10的11个数字组成,左端"0"代表无痛,右端"10"代表最剧烈的疼痛,评分时让患者根据自己的实际疼痛情况在0~10之间选择一个最能代表疼痛的分数。

3. 面部表情疼痛量表(face pain scale,FPS),由数个不同表情的脸谱组成,分别代表不同强度的疼痛,评估工具较直观,患者容易选择执行。FPS-R是最受老年腰痛患者喜欢的疼痛强度评估量表,适用于老年腰痛人群的评估。汉译版恐惧-逃避信念问卷(the Chinese fear-avoidance beliefs questionnaire,CFABQ)主要用于了解腰痛患者对体力活动和工作产生疼痛的恐惧程度,并能预测患者能否回到工作岗位。CFABQ已得到国际广泛的认可,能够很好地预测腰背痛疗效和失能状况。

(二)腰部运动功能评定

1. 汉译版Oswestry功能障碍指数(the Chinese version of Oswestry disability index,CODI)CODI共有10项,每项6个备选答案,分值为0~5分,将所选项目得分相加,然后除以10项最高得分(50分),其结果的百分比即为CODI的实际得分。现在广泛用于评估腰痛病的功能状态,更适合评估较高的失能水平。

2. 简体中文版 FRI(simplified Chinese FRI,SC.FRI) 包含 10 个项目,其中 8 个涉及日常生活,2 个与疼痛相关。采用 5 分量表(0 分表示无疼痛,4 分表示程度最重的疼痛)。FRI=(各个项目得分之和 / 可能的最高得分)× 100%。FRI 是专门为定量测量脊柱肌肉骨骼系统相关的主观疼痛和功能障碍感受而制定的。

3. 魁北克腰痛障碍量表(Quebec back pain disability scale,QBPDS) QBPDS 为 Kope 发明并于 1995 年发表,该量表是由 20 个问题组成的,分别对应 0~5 分,得分越高,表明功能障碍程度越严重。

4. 汉译版 Roland-Morris 功能障碍调查表(Chinese version of RMDQ,CRMDQ) 24 个问题主要涉及腰痛对行走、卧位、睡眠、生活自理能力等方面的影响,每个问题回答"是"得 1 分,"否"得 0 分,总分最高为 24 分,最低为 0 分。分数越高,表明功能障碍程度越高。CRMDQ 适合评估较低水平的失能。相比于 ODI,使用 RMDQ 更少出现填写不完整或模棱两可的答案,缺点是其反应性稍差。

(三)腰痛患者自身健康功能状态评定(SF-36)

SF-36 量表(健康调查简表)是评估与其健康相关生命质量最常用的有效量表。适用全部人群,一般只需要 5~10min 即可完成,并且可得到高质量的资料。目前 SF-36 是评估与其健康相关生命质量最常用的有效量表。

(四)神经影像学检查

1. X 线检查 患者应常规拍摄腰椎间盘正、侧位 X 线片。在侧位片可显示受累椎间隙变窄,有时前窄后宽,椎体上下缘骨质增生或腰椎前凸消失;正位片可见脊椎侧凸。X 线检查对腰椎间盘突出症的诊断仅供参考,主要还在于排除腰椎其他疾病。如结核、肿瘤、脊柱的先天畸形等。

2. CT 检查 CT 检查与本病有较大的诊断意义,CT 可以清楚地显示椎间盘突出的部位、大小、形态和神经根、硬膜囊受压移位等的情况,同时可显示椎板、黄韧带、小关节、椎管及侧隐窝等部位的一系列病理改变。椎间盘造影复制出相同的腰部疼痛用来诊断盘源性腰痛已被推荐。

3. MRI 检查 它对腰椎间盘突出的诊断率可达 98% 以上,MRI 可同时获得腰椎的三维影像,对椎间盘数目、部位、程度、形态、神经根和硬膜囊受压、移位情况及周围硬膜外脂肪等能被细致地显示出来。

六、康复治疗

目前腰痛病康复治疗手段较多,主要包括:运动疗法、针灸康复疗法、推拿康复疗法、中西医结合综合疗法、物理因子治疗、中药 / 中成药干预等。本指南为中西医结合康复指南,不单独对物理因子治疗进行详细介绍。下列中西医结合康复方法均根据证据强度由高到低进行编排。

(一)运动疗法

运动疗法是指利用器械、徒手或患者自身力量,通过主动或被动运动等的运动方式,使患者获得全身或局部运动功能、感觉功能恢复的训练方法。运动疗法主要采用"运动"这一机械性的物理因子对患者进行治疗,着重进行躯干、四肢的运动、感觉、平衡等功能的训练,是现代临床康复医疗的重要手段。一项结果共纳入 5 个 RCT,共计 413 例患者的系统评价结果表明运动疗法可在一定程度上改善腰痛患者的疼痛程度与功能活动。

1. 太极拳 太极拳运动动作轻灵和缓,寓静于动,意念、呼吸、动作三者紧密结合,具有调整阴阳、疏通经络、调节形神的作用。太极拳运动的静、松、慢、圆、整的特点,以及在放松的基础上圆润旋转、阴阳交错的大小动作能广泛地刺激全身的经络和腧穴,有类似按摩和针灸的效果;太极拳"中正安舒"的动作要领,以及"始于足、发于腰、达于梢"的圆弧形运动,强化了腰腹部等核心肌群的力量锻炼,最终提高躯干肌的负荷能力,有助于诱发腰椎与肌肉的适应性反应;同时肌肉的收缩牵引着全身骨骼,加速骨骼的新陈代谢,使骨骼的结构和性能发生良好的变化,从而阻止或延缓骨骼的退行性衰老。此外,太极拳呼吸与动作的紧密配合以及"体松心静、用意不用力"的练法,都使全身各个部位处于自然放松的状态。

一项纳入 6 篇有关太极拳治疗腰痛临床疗效的 Meta 分析表明:太极拳运动可减轻腰痛患者疼痛的主观感受程度,提高患者日常功能活动能力。并指出太极拳在运动过程中注重脊柱的旋转屈伸,骨盆的平稳支撑作用,可有效提升腰部多裂肌肌力和耐力,并有效减轻腰痛患者临床症状,使患者全身的运动功能障碍获得整体性提高。其机制可能是通过其特有的对角螺旋线运动模式,配合与呼吸系统和循环系统相适应的节律性运动来实现对全身运动系统及神经肌肉系统的整体协调控制,激活脊柱周围不同深浅层次的大小肌肉,同时改善神经-肌肉控制能力、肌肉耐力及协调性,从而达到加强脊柱稳定性,缓解临床症状,改善运动功能障碍的目的。同时,太极拳运动能够使锻炼者肌肉力量显著增加,改善腰痛患者平衡能力、协调能力、本体感觉、腰与髋关节活动性等,有助于提高脊柱稳定性;还可以显著增加骨密度值,改善骨痛积分,以及促进练习者上下肢运动功能、平衡功能的改善,从而有效改善腰痛症状。结果提示与其他方法相比,太极拳运动可减轻腰痛患者疼痛的主观感受程度,提高患者 ADL 多种功能活动能力。

2. 五禽戏 五禽戏是一种动中求静、动静具备、刚柔并济、内外兼修的仿生方法,是汉代名医华佗在前人的基础上改进而创编的。汉华佗授广陵吴普这样记载五禽戏:"老君曰:'古之仙者为导引之事,能鸟伸。'挽引肤体,动诸关节,以求难老,名曰五禽之戏。"该功法通过模仿虎、鹿、熊、猿、鹤五种动物的动作,以通利关节、强身健体。五禽戏能对脊柱进行各方向的有效牵伸,长期练五禽戏可提高腰骶部多裂肌的做功功率,使多裂肌得到有效锻炼,从而强化多裂肌功能,增加脊柱的稳定性和关节的灵活性,缓解腰痛症状。练习时,可以单练一禽之戏,也可以选练一两个动作。单练一两个动作时,应增加锻炼次数。锻炼时要注意全身放松,意守丹田,呼吸均匀,以求外形和神气都要像五禽,达到舒筋活络的效果。练习五禽戏可有效改善老年人的神经、肌肉功能状态,增加髋腰部的灵活性,改善中枢神经系统的功能,不仅提升骨骼肌的力量,还能增大线粒体的体积,提高痛阈。

3. 八段锦 八段锦具有"动形行气,舒筋柔骨,开泄腠理,活血通经,众邪辟除,康命安乐"的功效,其每一式都与调理脏腑相联系,通过调理脏腑功能以促进髓脑充盈。例如,"双手攀足固肾腰"具有活血化瘀、舒经通络、理气止痛、祛瘀生新的功效。较另外七式而言,在固肾壮腰方面更为显著,对腰部功能的改善更为显著。目前有 1 项随机对照研究共纳入 77 名参与者,结果表明 1 周锻炼 5 次,1 周为 1 疗程,连续锻炼 10 个疗程的八段锦训练,特别是八段锦中"双手攀足固肾腰"可以改善非特异性腰背痛患者活动受限的症状,减轻疼痛,提高腰部功能,亦对患者的心理有良好的促进作用,在改善非特异性腰背痛患者活动受限、腰部功能方面及抑郁状态方面明显优于西医腰部功能锻炼。非特异性腰背痛的运动治疗方式优先选择八段锦"双手攀足固肾腰"。

4. 核心稳定性训练法（core stabilization exercises，CSE） 1992 年 Panjabi 提出核心稳定性的概念，认为人体的核心稳定是一种"稳定人体系统以使椎间的中部区域保持在生理极限范围内的能力"。核心部分的稳定并不是运动目的，稳定是给不同肢体的运动创造支点，为不同部位肌肉力量的传递建立通道。CSE 训练包括：①双桥运动；②单桥运动；③双膝屈曲状态下的双桥运动；④反桥运动；⑤髋膝关节屈曲状态下的反桥运动；⑥单腿伸直状态下的反桥运动。每周训练 1~2 次。应遵循先易后难、安全及保持脊柱中立位的原则。5 项临床随机试验，共计纳入 290 例患者的结果表明：核心稳定训练介入能显著改善下背痛患者疼痛自我知觉；显著提升下背痛患者躯干本体感觉、缩短背肌肌电反应时间、促进局部血流及增强背肌肌力。核心稳定性训练在短期内与常规理疗效果相近，但延长疗程后在减轻腰痛、改善功能障碍及增加核心肌效能方面较一般理疗更为有效。超短波与药物（右旋布洛芬）治疗 LBP 基础上辅以 CSE 训练，能进一步改善患者疼痛及腰椎功能，提高患者生活质量，该联合疗法值得临床推广、应用。

5. 麦肯基技术 麦肯基技术是澳大利亚学者 Robin McKenzie 独创的一种专门治疗颈肩腰腿痛的技术，该技术具有安全、见效快、疗程短、容易预防复发的特点。麦肯基疗法的特点是直接对疼痛的关节部位施以某种力量，恢复受损或者减退的关节功能。1 项纳入 156 例患者的临床随机试验结果表明：麦肯基技术配合传统疗法治疗腰痛病，其治疗技术独具特色，且有较好疗效。麦肯基技术治疗的疾病包括：①姿势异常综合征；②功能不良综合征；③间盘移位综合征。治疗的频率可根据患者的病情和体力调整。一般开始为每天早晚各 1 次，逐渐增加至 3~4 次。治疗期间嘱患者不能弯腰，坐、站、卧、走时将腰挺直。患者症状消失 3 天后，要进行腰部前屈训练，以恢复功能。但前屈后要马上后伸，且后伸次数多于前屈，以预防复发。

麦肯基技术与传统治疗方法比较最大的亮点在于它鼓励患者的自我治疗，在对患者进行健康教育同时，加强患者的自我运动，根据患者的不同情况，从生物力学的角度让患者自我产生生物力以改善症状，患者形成的治疗力量可以从改变和保持姿势的静态方法获得，也可以从反复运动等训练的动态方法获得。

6. 悬吊训练（sling exercise training，SET） SET 是近年来新兴的一种力量训练、肌肉功能性康复方法。悬吊运动训练是一种运动感觉的综合训练系统，强调在不平稳状态下进行运动，可加强中央躯干肌肉、髋部深层肌肉力量，提高身体在运动中的平衡、控制能力和稳定状态。6 项临床随机试验，纳入 452 例患者的结果表明：悬吊运动疗法可以有效减轻腰痛患者的疼痛和功能障碍。根据临床试验对比研究，SET 联合蜡疗治疗腰痛具有协同疗效，可进一步缓解患者疼痛症状，促进腰背部功能恢复。将八段锦与悬吊运动疗法联合应用，可有效缓解腰痛患者的疼痛症状，取得了良好疗效，值得临床应用推广。中频电疗具有镇痛作用，对下背痛治疗有效；在此基础上运用悬吊运动疗法，使受治疗部位在去除或减少局部负荷的情况下进行感觉运动控制、关节活动度、肌力训练，确能明显改善患者下背痛症状。SET 训练结合聚焦超声波可显著减轻 LBP 患者腰背痛症状，促其腰椎功能改善。悬吊运动训练可有效减轻腰痛患者疼痛程度并改善其功能障碍，降低复发率，有效提高其远期疗效。

虽然目前腰痛的运动疗法繁多，但并没有足够的证据证明某一种运动疗法优于其他的运动疗法。因此根据临床症状灵活选用相应的治疗手段十分重要。

（二）针灸治疗

国内外针灸治疗腰痛病的临床研究逐渐增多，临床康复疗效较好。腰痛病的核心病机为经络气血阻滞或精血亏虚、经络失养，相应的针灸康复治则为舒筋活络，通经止痛。针灸取穴与操作手法当围绕病机，灵活选择。

1. 针刺治疗　针刺对疼痛的治疗很早就应用于临床治疗中，通过对相应穴位和部位的针刺，可针对疼痛的病因、病理进行治疗，从而减轻疼痛。针刺的治疗作用是多方面且复杂的，从总体上可概括为疏通经络、调和阴阳、扶正祛邪三方面。一项纳入 10 个随机对照研究，共计 751 例患者的系统评价结果表明单纯针灸疗法在改善腰痛患者疼痛症状和腰部功能障碍方面具有一定的疗效和优势。从试验中选取的穴位结果显示：环跳、腰阳关、阳陵泉、委中为针灸治疗腰痛的主要取穴。取穴原则多采取局部结合循经取穴，其中以膀胱经、胆经、督脉上的穴位居多，从穴位的分布来看以腰臀腿部的穴位为主。

腹针属于针灸学新开展的一种治疗方法，以中医理论为指导，其精华是以腹部的神阙为调控系统，提出人之先天，从无形的精气到胚胎的形成，完全依赖于神阙系统。一项纳入 27 个随机对照试验的系统研究表明，腹针疗法是临床治疗腰痛的有效疗法，且腹针联合其他疗法时疗效更佳。但由于纳入研究的方法学质量参差不齐，该证据尚需更多高质量试验验证。

腕踝针是从腕部和踝部取相应的点进行皮下针刺来治疗疾病的一种针刺疗法。本疗法是把病症表现的部位归纳在身体两侧的 6 个纵区，在两侧的腕部和踝部各定 6 个进针点，以横膈为界，按区选点进行治疗。具有疏通经络，调和脏腑功能的作用，适用于多种痛证及脏腑疾患。疼痛，尤其是腰痛，是腕踝针临床研究的热点病症。腕踝针对腰部疼痛患者提高临床治疗有效率、缓解腰部疼痛和改善腰椎功能障碍有积极意义。

2. 小针刀治疗　小针刀是由金属材料做成的在形状上似针似刀的一种针灸用具，是在古代九针中的镵针、锋针等基础上，结合西医外科学手术刀而发展形成，是与软组织松解手术有机结合的产物。小针刀可在治疗部位刺入深部，于病变处进行切割、剥离等不同的刺激，以达到止痛祛病的目的。一项纳入 8 个随机对照试验共计 1 087 例患者的系统评价结果表明：只应用小针刀治疗或者小针刀联合其他疗法较不含针刀疗法临床总有效率高，单一使用针刀治疗与针刀联合其他疗法疗效差异无统计学意义。另一项纳入 8 个随机对照试验，共 772 例患者的系统评价结果显示：针刀疗法治疗腰痛病的临床疗效优于针灸疗法。

3. 灸法

（1）艾炷灸：《灵枢·官能》中记载"针所不为，灸之所宜"，强调了艾灸在中医治疗中的重要作用。灸法是将艾绒或其他药物放置在体表的穴位上进行烧灼，借灸火的温度和药效利用经络的传导作用起到温经止痛作用的方法。灸法可激发人体的精气，通过温通督脉、补五脏虚损、益气升阳的功效，可以用于腰痛病的康复治疗。目前一项纳入 28 项随机对照试验，共纳入 2 429 例患者的研究表明：单纯灸法能够有效减轻腰椎间盘突出症患者的疼痛，改善临床症状，降低随访复发情况。单纯灸法治疗腰椎间盘突出症的临床疗效与常规针刺、牵引推拿、中药熏蒸、中成药、西药等其他手段治疗相比，具有总体的疗效优势，且对于降低腰椎间盘突出症患者随访复发情况、减轻腰椎间盘突出症患者 VAS 评分、增强腰椎间盘突出症患者 JOA 评分与腰椎功能评分、降低腰椎间盘突出症患者的血清 IL-6 含量方面，均显示出单纯灸法较常规针刺、牵引推拿、中药熏蒸、中成药、西药等其他手段具有统计学差异，值得临床推广应用。但本次纳入的文献质量一般，分析具有一定的局限性，仍需进一步进行合理的多中心随机双盲对照试验进行评价。

（2）麦粒灸：麦粒灸作为直接灸的一种，具有操作简单、定位准确、刺激量强、持久性强等优点。麦粒灸治疗通过艾柱的温灸作用温阳通络，消炎镇痛，激发督脉及太阳的经络之气，达到运行气血，散寒止痛，补益肝肾，调和整体阴阳，恢复人体正常的生理功能。一项纳入66例患者的临床随机试验结果表明麦粒灸和温和灸对肾虚型腰痛均有疗效，都能改善患者的腰痛症状、体征和肢体受限功能。麦粒灸治疗肾虚型腰痛的效果对患者腰痛症状、体征等改善优于温和灸组。同时在研究过程中，所有的病例未发生严重的不良方面，也表明了麦粒灸在治疗肾虚型腰痛过程中，安全可靠，副作用小，便于被人们接受。因此麦粒灸治疗肾虚型腰痛在临床上值得运用。

4. 推拿治疗　推拿疗法手法在治疗腰痛方面具有一定的疗效和优势，是中医学重要的外治法之一，具有调节内脏平衡、平衡阴阳、促进气血生成、活血化瘀，以及促进组织代谢、解除肌肉紧张、理筋复位的作用。相关临床研究均表明，手法可以明显降低腰痛患者VAS评分，改善ODI评分、JOA评分。具体操作推荐如下：①脊柱弹筋法、理筋法：患者俯卧，采用㨰、按、揉、弹等手法放松肌肉、肌腱、韧带约10min；②骶髂关节及髋关节松动：患者仰卧，术者屈曲患者髋关节，按顺时针和逆时针方向旋转后伸腿约5min；③拔伸及牵引：患者侧卧，L_{4-5}椎关节为扳动点应用传统扳法，平躺后由助手固定患者上半身，术者大幅度拔伸及牵引患者双下肢约5min；④予放松类手法结束，如擦、揉、拍等，并嘱患者用意念完全放松全身肌肉，约7min。每次治30min，多种整复手法交替使用。

5. 中药治疗

（1）中药内治法：腰痛患者可根据证型服用相应中药，古代医家治疗本病多应用经验方，并无统一方剂，现整理部分证型及方剂，推荐如下：

1）火热者，多见热痛剧，烦热，或大渴引饮，或二便热湿不通，脉必洪数而滑。王肯堂治以甘豆汤加续断、天麻，间服败毒散，张介宾用大分清饮加减，张璐用小柴胡去半夏，加羌活、续断、黑豆，若大便闭者，先用大柴胡微利之。

2）寒湿者，丹溪用五积散加吴茱萸、杜仲；景岳用《济生》术附汤、五积散；张璐用术附汤并摩腰膏。

3）湿热者，东垣运用羌活胜湿汤中加黄柏、附子、苍术；丹溪治以苍术汤、独活汤、羌活汤；景岳用当归拈痛汤、苍术汤；张璐用羌活胜湿汤合二妙散；程国彭用苍白二陈汤加黄柏。

4）风湿者，王肯堂用独活寄生汤，景岳用羌活胜湿汤，张璐用三痹汤。

3项随机临床试验，共纳入144名参与者的结果表明，中药对腰痛患者的症状具有改善作用。临床研究表明，独活寄生汤、天元止痛散、温热痹消散等中药复方对腰痛具有一定的疗效。

（2）中药外治法：中药外治作用迅捷，简、便、廉、验，易学易用，容易推广，使用安全，不良反应少，患者乐于接受，与中药内服有殊途同归、异曲同工之妙，更有内服法所不能及的诸多优点，包括贴药疗法、敷药疗法、熏洗疗法等方式。一项纳入69个随机对照试验共计8 800名参与者的系统评价结果表明：中药蒸汽浴治疗能明显降低腰痛患者VAS评分，有效率优于其他疗法。由于受到纳入文献的数量和质量的限制，一定程度上影响了该研究结果的证据强度。以上结论需更进一步展开多中心、大样本量、更高质量的临床随机试验加以验证。

（三）综合疗法

1. 针灸结合运动疗法　将针灸与运动疗法相结合，可以提高干预效果。目前共有2个随机对照研究共纳入210名受试者，研究结果表明：针灸结合运动疗法的效果比单独使用针灸的效果更显著。针灸结合运动疗法可提高腰痛康复治疗效果,在临床上可推广应用。

2. 穴位注射　常见的穴位注射药物包括非甾体消炎药物治疗,如塞来昔布、美洛昔康等;麻醉性镇痛药如吗啡、可待因、芬太尼及其衍生物;以及非麻醉性镇痛药物如曲马多、可乐定、维生素等;治疗腰痛可适当配合肌肉松弛类药物如乙哌立松。

穴位注射是选用中西药注入有关穴位以治疗疾病的一种方法。穴位注射取用穴位可以根据针刺穴选用。也可以用拇指或示指指腹以均匀力量在患者体表进行按压、触摸、滑动,以检查有无压痛、条索或结节,以及皮肤表面的异常变化。软组织损伤者,可以注射最明显的压痛点;肌肉或肌腱损伤时,可以注射起止点;腰椎间盘突出者,可以将药物注入神经根附近。

一项纳入 41 个随机对照试验系统评价和 Meta 分析的结果初步表明:穴位注射在治疗腰痛方面有明显的作用。单纯穴位注射的疗效优于其他疗法;夹脊穴穴位注射疗效优于非穴位注射疗法的疗效;穴位注射结合不同干预方法治疗腰痛的疗效均优于不同干预方法单独使用;不同药物穴位注射治疗腰痛的疗效有差异。穴位注射治疗腰痛的疗效优于非穴位注射疗法,而且穴位注射疗法选穴及治疗次数都相对较少,受环境和时间的影响也较小,因此值得在临床上进行推广。

七、康复护理

1. 起居调护　腰痛病急性期应以卧床休息为主,症状严重者可佩戴腰带,固定腰部,减少活动。腰部宜保暖,勿受风寒,防止过劳,包括劳力、劳思、房劳。避免过重的体力劳动,防止过度劳思,避免伏案工作,节制房事,以免耗伤肾精。

2. 饮食调护

(1)气滞血瘀症:予以活血化瘀、行气止痛食物,如韭菜、冬瓜等。

(2)寒湿痹阻症:予以温补食物,如羊肉、生姜,忌食生冷肥甘之品。

(3)肝肾亏虚症:予以补肝肾,益气血的食物,如猪肾、鱼虾。

3. 情志调护　中医养生机制与中医康复理念宣教于患者,鼓励患者战胜疾病的信心,充分调动患者的主观能动性。

4. 健康教育

(1)气滞血瘀症:急性期卧硬板床休息,待症状基本缓解,可在腰围保护下离床活动,疼痛剧烈时,针刺环跳、足三里、阳陵泉、三阴交、委中等穴位。

(2)寒湿痹阻症:注意腰背部保暖,避免寒邪入侵。采用温热法护理技术,局部予以中药热敷、熏蒸;艾灸、拔火罐、针灸等治疗,以温经散寒、通络止痛。

(3)肝、肾亏虚症:卧硬板床休息,避免久坐、弯腰、劳倦过度。疼痛甚时给予穴位按摩(取穴肾俞、命门等穴)。

八、预防及预后

腰痛病易发人群为腰椎长期受到反复劳损及过度活动等不良因素的刺激、长期姿势不正确和重体力劳动、阳虚体质、血瘀体质者等。在生活方式干预中,顺应四季气候变化,调整起居习惯,注意保暖,避免长期受风、寒、湿邪侵袭,保持良好的生活习惯,建立良好的姿势习惯,避免一个姿势时间过久,定时变换体位,防止过度劳累;加强腰背肌锻炼,加强腰椎稳定性;从事重体力劳动时要注意重力平衡,应用护腰保护腰椎结构并提高其稳定性和腰部外伤后及时治疗等。在加强腰背肌锻炼中，有仰卧起坐和飞燕点水等。在中医特色疗法的干预中，针灸、拔罐、中药外敷都具有良好的效果。

（张　宏）

参 考 文 献

［1］许世波，王连成，李平．针灸治疗对慢性非特异性下背痛患者肌肉力量和疼痛的影响．天津医科大学学报，2015，21（2）：176-179.

［2］彭宝淦．椎间盘源性腰痛的诊疗进展．中国疼痛医学杂志，2015（5）：321-326.

［3］岳寿伟．腰痛的评估与康复治疗进展．中国康复医学杂志，2017，32（2）：136-139.

［4］徐建鸣．循证护理的理论与实践．护士进修杂志，2012，27（5）：387-388.

［5］杨付兵．小针刀对慢性非特异性下背痛患者疼痛及腰屈曲活动度的影响．陕西中医，2016，37（9）：1232-1233.

［6］魏鹏绪，张景．下背痛康复与核心稳定性．中华临床医师杂志（电子版），2011（21）：6375-6377.

［7］韦桂蓉，和家红，李永林．下背痛的健康教育．中国疗养医学，2008，17（5）：275-276.

［8］顾新．下背痛的McKenzie力学诊断与治疗方法．中华物理医学与康复杂志，2006，28（1）：59-61.

［9］方磊，严隽陶，曹彦俊，张广渊．五禽戏对中老年慢性非特异性下背痛患者腰腹核心肌群力学性能及疼痛影响的临床研究．上海中医药杂志，2015，49（9）：49-53.

［10］李霞，王健．慢性非特异性下背痛患者腰椎稳定肌sEMG评价的研究进展．中华物理医学与康复杂志，2017，39（7）：548-551.

［11］张素梅，徐琼，王雪强．健康教育对慢性下背痛的影响．中国康复，2012，27（1）：54-56.

［12］吴建贤，汪敏，王斌．中文简体版恐惧-回避信念问卷评估下背痛患者的信度及效度研究．中华物理医学与康复杂志，2010（9）：667-671.

［13］王泽熙，姜贵云，范飞，等．表面肌电生物反馈指导下的康复训练治疗慢性非特异性下背痛的疗效观察．中华物理医学与康复杂志，2017，39（10）：765-768.

［14］王建华，周晓勐，高胜男，等．按摩联合中频治疗非特异性下背痛疗效分析．按摩与康复医学，2016（13）：25-28.

［15］冯南尧，李满英．Mckenzie技术与传统方法治疗下背痛的对比分析．中国社区医师：医学专业，2009（21）：58-59.

［16］夏文广，郭铁成，郑婵娟，等．中文版下背痛简明ICF核心要素及其效度与信度的初步研究．中华物理医学与康复杂志，2008，30（7）：460-463.

［17］林阳，陈安民，李锋，等．早期康复治疗对复发性腰椎间盘突出症再手术疗效的影响．中华物理医学与康复杂志，2013，35（1）：33-36.

［18］何成奇，徐军．慢性下背痛患者日常生活中的身体活动．国外医学：物理医学与康复学分册，2002，22（2）：63-66.

［19］刘云芳，姜贵云，王泽熙，等．非特异性下背痛的非手术治疗研究进展．承德医学院学报，2018，35（2）：162-166.

［20］王宽，王辉昊，梁飞凡，等．非特异性下背痛保守疗法的指南回顾．中国康复医学杂志，2016，31（11）：1280-1284.

［21］程露露，陈朝晖，吴庆港．从脊柱稳定性角度探讨下背痛的治疗．云南中医学院学报，2016，39（1）：99-102.

[22] 孟晓耘,张雅丽.中医辨证施护对腰椎间盘突出症康复的效果评价.现代医药卫生,2013(2):288-289.

[23] 赵菁,白跃宏.腰椎间盘源性下背痛的原因诊断及治疗.中国康复,2008,23(3):196-197.

[24] 彭宝淦.椎间盘源性腰痛的诊疗进展.中国疼痛医学杂志,2015(5):321-326.

[25] 岳寿伟.腰痛的评估与康复治疗进展.中国康复医学杂志,2017,32(2):136-139.

[26] 石阴,王琳珏,石光,等.基于德尔菲法的《中医治未病实践指南—慢性腰痛易发人群》第2轮专家问卷调查和结果分析.河北中医,2017,39(05):669-673.

[27] 何成奇,徐军.慢性下背痛患者日常生活中的身体活动.国外医学:物理医学与康复学分册,2002,22(2):63-66.

第三节　膝骨性关节炎

一、定义与术语

（一）定义

膝骨性关节炎(knee osteoarthritis, KOA)是指由多种因素引起的膝关节软骨纤维化、皲裂、溃疡、脱失而导致的以关节疼痛为主要症状的退行性疾病。是最常见的关节炎之一。

（二）中医术语表达

中医学没有KOA的具体病名,一般将本病归于"痹证"中"骨痹"范畴。《素问·长刺节论》中正式提出"骨痹"的概念:"病在骨,骨重不可举,骨髓酸痛,寒气至,名曰骨痹。"戴绪安《医学举要·杂症合论》中说:"骨痹属肾,痛苦切心,四肢挛急,关节浮肿。"1997年国家中医药管理局颁布《中医临床诊疗术语·疾病部分》,规定"因劳损或年高,膝失精血充养,经气不利所致,以膝部长期固定疼痛,活动时关节内有声响等为主要表现的肢体痹病类疾病"为"膝痹",从而统一了这类疾病的名称。

二、流行病学

现有的KOA流行病学研究多为横断面研究、缺乏纵向对比的分析,由于纳入人群、年龄界定和诊断标准不一,造成患病率结果存在一定差异,一篇检索了我国1995–2017年文献的流行病学系统分析显示:我国KOA的患病率约为18%,女性KOA患病率显著高于男性,发病率随着年龄的增长而增高,对不同地区的患病率研究发现,北部、东部省份的患病率最低,东北、中南和西北地区患病率相近,患病率最高的地区为西南地区。城市居民患病率较乡村居民高,城市女性的KOA患病率显著高于乡村女性,而男性并无差异。有文献研究了北京、上海、山东、宁夏回族自治区和中国香港等地区的医疗直接花费及间接费用,虽然上述研究开展的地域不同,导致经济负担无法进行直接比较,但结合当地居民的消费水平,我们仍可以看出,KOA的花费比较重大,给社会造成了一定的经济负担。一篇KOA危险因素的Meta分析发现,BMI≥25kg/m²、膝关节损伤史、职业运动锻炼、重体力职业、遗传、糖尿病是KOA的危险因素,低强度活动锻炼、吸烟是KOA的保护因素,但相关研究通过单变量因素分析表明大量吸烟也是KOA的显著危险因素。因此对于KOA的防治,应以控制体重,减少体力劳动,减少职业运动锻炼,防止膝关节损伤,积极治疗糖尿病,并适当进行活动锻炼为主,对于有KOA家族史的人群,更应加强一级预防。

三、病因病机

《内经》认为骨痹主要是由于正虚风寒湿等外邪内侵而致骨重、骨髓酸痛、筋骨挛急的一种病证。《素问·长刺节论》指出痹证的形成主要原因是"风寒湿三气杂至,合而为痹也",并表明骨痹进一步可发展为"内舍于肾"。

骨痹不都属于始发病证,故其病因病机较为复杂。主要可以分为内因和外因,内因是正气不足,《素问·刺法论》曰:"正气内存,邪不可干。"《素问·评热病论》又曰:"邪之所凑,其气必虚。"说明疾病发生的原因在于正气不足致邪气侵入人体。而正气不足则是禀赋不足、劳役过度、大病久病后正气虚衰等原因引起的。中医学认为,肝主筋藏血,肾主骨藏精,若肝肾康健则筋骨强健,若肝肾不足,精血不能濡养筋骨,则骨枯筋萎而为病。《篙崖尊生全书》曰:"膝属脾肝肾,膝痛皆三阴亏损之症。"王肯堂《证治准绳·杂病》对骨痹的病因病机进行了论述:"由肾虚不能生肝,肝虚无以养筋,故机关不利。"虽说骨痹病位在骨,关键在于肾,同时还与肝肺脾有关。如果肝血虚无以养筋,筋膜不能为骨提供营养,骨弱,风寒湿侵袭则易痹着于骨,形成骨痹。说明本病的病位在肝肾,病机是肝肾亏虚,邪气外入,是本虚标实之证。

引起该疾病的外因主要是风、寒、湿、热之邪侵入体内。华佗在《中藏经》中曰:"痹者,闭也,五脏六腑,感于邪气,乱于真气,闭而不仁,故曰痹。"并指出"骨痹"乃"伤于肾"而"邪气妄入"所致,认为骨痹的发病与"肾"和"邪"有关。《圣济总录》认为骨痹发病原因是"肾不荣"而"骨寒",张子和在《儒门事亲》中提出"痹病以湿热为源,风寒为兼,三气合而为痹"。

四、诊断

(一)西医诊断

可根据患者病史、症状、体征及神经影像学检查结果,参考中华医学会骨科分会2018年发布的《骨关节炎诊断指南(2018)》中KOA诊断标准进行诊断。

(二)中医诊断

由于不同临床医生对疾病认识程度的不同;地域环境及患者体质的差异等原因,使得KOA的分型至今没有形成共识。参考国家中医药管理局《中医病证诊断疗效标准》(ZY/T001.5-94)、《24个专业104个病种中医诊疗方案(试行)》,结合专家共识,将KOA分为肾虚髓亏、阳虚寒凝、瘀血阻滞三种证型。在近期的文献中发现除上述证型外,肝肾亏虚、寒湿痹阻、气滞血瘀、湿热壅盛、脾肾亏虚、阳虚寒凝、风湿痹阻、气虚湿阻也是出现频率很高的证型。

五、康复评定

(一)膝关节功能性康复评定

1. 国际膝关节文档委员会膝关节主观评分表(international knee documentation committee subjective knee form, IKDC) IKDC是用于各种膝关节疾病的症状、功能和运动的评定量表,共包括18个问题,分数以百分比表示。

原版的IKDC具有良好内部一致性,Cronbach's α系数在0.77~0.97之间,重测信度ICC范围是0.87~0.98,没有地板和天花板效应。中文版的IKDC内部相关性Cronbach's α系数为0.97,重测信度ICC=0.87,与SF-36相较,在躯体功能和疼痛上有良好的相关性(r=0.64,

$p<0.05$）。但在与膝关节损伤和骨关节炎转归评分（knee injury and osteoarthritis outcome score，KOOS）的比较中发现，IKDC 在第 2、4、8、12 周的治疗上的变化比 KOOS 更敏感。

2. 膝关节损伤和骨关节炎转归评分（KOOS） 膝关节损伤和骨关节炎转归评分是用于评价膝关节损伤的短期及长期治疗效果的患者自评量表。KOOS 包括 5 方面内容，每项以 0~4 分计分，每部分计分汇总并转换为 0 分（最差）到 100 分（最好）的评分。

简体中文版 KOOS 总体的 Cronbach's α 系数为 0.919，分量表中，症状、疼痛、日常活动、运动 / 娱乐以及生活质量的 Cronbach's α 系数分别为 0.835、0.939、0.971、0.951 和 0.856，均大于 0.7。与健康调查简表（The MOS 36-item short form survey，SF-36）相比，躯体功能、生理职能和躯体疼痛之间相关性良好（$r>0.4$，$p<0.01$），与西安大略和麦克马斯特大学骨关节炎指数（Western Ontario and McMaster Universities osteoarthritis index function subscale WOMAC）相比也有很好的相关性（$\rho=-0.37~-0.86$，$p<0.001$）。

3. 西安大略和麦克马斯特大学骨关节炎指数（Western Ontario and McMaster Universities osteoarthritis index function subscale，WOMAC） WOMAC 是评估疼痛、僵硬和身体功能障碍的一个多维的疾病特异性自我评估问卷调查量表，包括疼痛、僵硬和日常活动完成困难程度三个方面。中文版 WOMAC 在这三方面的重测信度 ICC 分别为 0.937、0.914、0.856，总分 0.921。三个维度及总量表 ES 分别为 1.91、0.76、1.23、1.26，SRM≥0.8。因此，WOMAC 量表具有良好重测性的反应度，能较好地反映患者在治疗前后的变化。

4. 欧洲五维健康量表（EQ-5D） EQ-5D 量表是一种用来衡量和评价用户的健康状况多维的健康相关生存质量的测量量表，使用方便、简明易懂，在全世界范围内都有广泛的应用。该量表包括 5 个维度，有 EQ-5D-3L 和 EQ-5D-5L 两个版本。EQ-5D-5L 在评价水平上比 EQ-5D-3L 版本增加了两个水平，因此与 EQ-5D-3L 相比，EQ-5D-5L 有更好的辨别能力和较低的天花板效应，但天花板效应仍然存在，对较好的健康状态敏感度不高。

EQ-5D-5L 与 WOMAC 相比，在对 KOA 患者的运用上 Cronbach's α 系数为 0.86，和 WOMAC 在疼痛和躯体功能两方面有很高的相关性，对 KOA 患者生活质量有较高的信度和可接受的效度。

5. 日本膝关节骨关节炎功能评估量表（Japanese knee osteoarthritis measure，JKOM） JKOM 是日本基于亚洲人的健康特点、生活方式、环境特征并立足于患者自身而开发的 KOA 评测工具。从疼痛、僵硬、日常生活状态、健康状态等方面对 KOA 患者的功能进行评价，汉化版 JKOM 量表的 5 个部分均具有良好的重测信度（ICC=0.947~0.993），健康状态的信度系数 Cronbach 为 0.632，略偏低，其余 4 部分和总量表的信度系数 Cronbach's α 系数为 0.755~0.958，表明具有很高的内部一致性信度。

（二）活动受限和参与限制的测量

最常用的包括 6min 行走测试、楼梯测试、主被动关节活动度测试、肌肉力量测试等。这些测试已经被广泛运用并证明有良好的信度和效度，能对患者的情况进行客观的描述。

六、康复治疗

（一）现代康复

KOA 康复治疗主要是指非手术和围手术期康复，包括药物治疗、物理治疗、辅助器具和中医药治疗等多种方法的联合应用。物理治疗是 KOA 康复治疗的主要方法，主要分为物理因子治疗和运动疗法。运动疗法形式多样且广泛运用于临床，主要包括了有氧运动、水中运动、肌力训练、关节运动训练、平衡功能训练、协调性训练等。此部分以非手术康复疗法为主进行说明。康复治疗的目的是通过多种康复措施,尽可能地保护关节,保存和恢复活动功能,减轻疼痛,最大限度减少功能障碍。

1. 有氧运动 有氧运动可以增强身体的耐力和全身的有氧代谢能力,简便易行,易被广大患者所接受,同时对于 KOA 疼痛和功能有良好的治疗效果。常用的有氧运动训练方法包括步行、慢跑、骑车、游泳、太极拳等。

2. 水中运动 水中运动具有运动疗法及温热治疗的双重作用,能够提高受累关节的灵活性及关节周围肌肉的肌力。

3. 肌力训练 肌力训练可以缓解疼痛,提高患者肌肉肌力及躯体功能。常用的肌力练习方法包括等长、等张和等速肌力训练。

4. 关节运动训练 关节运动训练对膝关节具有双重作用,既可保护关节软骨防止其发生退行性改变又可破坏关节软骨导致 OA 的发生。如平时的慢走、慢跑、太极拳等中低强度的运动训练为 OA 的保护因素,而职业运动训练却是它的危险因素,这可能是由于运动训练强度比较大,对膝关节的磨损较严重的原因。疼痛在膝骨关节炎患者的训练中会经常发生,尤其是力量强度控制不当时会出现。而疼痛是抑制肌肉功能的因素,因此对运动难度和强度的控制,这对于有临床症状的患者来说非常重要。

5. 平衡性功能训练 平衡功能训练可改善膝关节功能,提高肌肉力量和躯体功能,有效改善患者的疼痛、跛行等不良情况。平衡性功能训练包括伸膝运动、半蹲运动、股四头肌牵拉练习、踝泵功能运动、平衡功能反馈训练等。

6. 协调性训练 KOA 患者临床上多表现为股四头肌较腘绳肌先萎缩,股内侧肌较股外侧肌先萎缩。协调性训练是更具有针对性的一种训练,涉及股四头肌、股二头肌、半腱肌、半膜肌、内收肌、阔筋膜张肌等多块肌肉,可提高各肌肉绝对力量,也可兼顾其协调性,提高患者日常生活能力。常用的协调性训练有马步下蹲、直腿抬高、弹力带屈膝等。

（二）疼痛

1. 疼痛的针刺疗法 疼痛是 KOA 最常见、最突出的症状,针灸镇痛在临床应用较为广泛,针刺可起到活血通经、消肿止痛的作用,另外还可根据病情辅以调补肝肾等法。常用的方法包括普通针刺、温针、电针等。

（1）温针:温针灸法是借艾灸火的热力给人体以温热性刺激,通过经络腧穴的作用,以达到温通经络、行气活血、祛湿逐寒、消肿散结的一种方法。温针灸治疗骨性关节炎有明显的效果,一般能在数次治疗后缓解症状,可以缓解疼痛,消除肿胀,促进关节滑液代谢,改善关节滑液的外环境,有利于关节功能的恢复,达到"通则不痛"的目的。经过文献统计分析,使用频次前 10 的腧穴分别是内膝眼、犊鼻、阳陵泉、血海、足三里、梁丘、阴陵泉、鹤顶、阿是穴、三阴交。使用率最高的 2 条经络分别为足阳明胃经、足太阴脾经,治疗上重视脾胃。

一篇纳入 12 篇文献的温针灸治疗 KOA 的系统分析报道,共有 7 篇文献报道了 VAS 评分情况,共纳入患者 563 例,其中温针灸 283 例,单纯针刺或电针 280 例。亚组分析显示,温针灸与单纯针刺治疗后 VAS 评分的差异有统计学意义,SMD=-1.57（95%CI:-1.83~-1.80）,Z=11.51（$p<0.001$）;温针灸与电针治疗后 VAS 评分的差异无统计学意义,说明温针灸对改善 KOA 疼痛的症状显示有效,且疗效由于单纯针刺,但与电针相比,两者并无太大差别。

一篇温针灸和普通针刺治疗 162 例虚寒型膝骨关节炎随机对比研究表明,在针刺穴位、方式相同的情况下,两组治疗前的 VRS 及 NRS 评分相比,差异不显著($p>0.05$)。治疗三个疗程后,两组的 VRS 及 NRS 评分均分别较治疗前明显降低,且观察组的 VRS 及 NRS 评分明显较对照组更低。说明针刺能改善虚寒型膝骨关节炎的疼痛症状,且温针灸效果优于普通针刺。

(2)电针:电针是用针刺入腧穴得气后,在针上通以(感应)人体生物电的微量电流波,分为:连续波、断续波,以刺激穴位、治疗疾病的一种疗法。具有调整人体功能,加强止痛、镇痛,促进气血循环,调整肌张力等作用。电针用于膝骨性关节炎的治疗能消炎镇痛,促进血液循环及渗出物吸收,也可有效恢复股四头肌的功能,减轻膝关节疼痛和僵硬症状,促进炎性物质吸收,有利于组织代谢和修复。取穴主穴为犊鼻、内膝眼、阳陵泉、阴陵泉,配穴为血海、梁丘、足三里、合谷、太冲、阿是穴。

一篇纳入 11 篇文献的电针治疗 KOA 的 Meta 分析显示,共有 7 篇文献涉及疼痛方面的报道,4 项研究采用 VAS,3 项采用 WOMAC 中的疼痛指数。由于同一结果的量表不同,文章采用了 SMD 模型。结果表明,电针组的疼痛强度比那些接受其他药物治疗的组要低得多,说明电针在治疗 KOA 疼痛方面有较好的疗效。

一项 90 例患者电针治疗和口服美洛昔康的对照研究发现,电针组治疗后患者股直肌肌张力水平(AUC of relaxation,R_{AUC})高于治疗前($p<0.05$),说明电针组治疗后股直肌肌张力低于治疗前,而美洛昔康组治疗前后比较差异无统计学意义($p>0.05$);治疗后电针组 R_{AUC}高于美洛昔康组($p<0.05$),说明治疗后电针组股直肌肌张力低于美洛昔康组。说明电针能通过放松股直肌肌肉,降低肌肉异常增高的肌张力,改善肌肉状态,从而减轻或消除周围软组织对膝关节周围神经、血管的牵拉,以达到减轻膝骨关节炎张力性疼痛的目的。

(3)普通针刺:普通针刺疗法是指利用毫针刺入经络腧穴或病变部位以治疗疾病的方法。在对针灸治疗膝关节骨性关节炎的临床研究文献,采用 Apriori 关联规则、系统聚类、因子分析等多元统计方法分析后找出其取穴规律。取穴频次分析发现,常取穴位有犊鼻、内膝眼、阳陵泉、足三里、血海、梁丘、阴陵泉、鹤顶、阿是穴等。这些膝部腧穴的使用充分体现了“腧穴所在,主治所在”的选穴规律。主要取穴部位为下肢部,达 1 626 频次(93.66%)。取穴归经情况表明,临床多选用足三阳经上的穴位,以激发人体的经气,其中取穴频次最高的为多气多血的足阳明经胃经。通过对穴位配伍关联规则分析,梁丘、内膝眼、犊鼻三穴的关联性最高,其次是内膝眼、血海、阳陵泉、犊鼻。系统聚类分析得到除主穴外的辨证配穴有 4 组,分别为解溪、昆仑、肾俞、肝俞、悬钟;脾俞、百会、气海、关元、腰阳关;风池、委阳、膝关、承扶、伏兔;大肠俞、内庭、大椎、曲池、鹤顶。

一篇 120 例采用普通针刺治疗和口服盐酸氨基葡萄糖胶囊的随机对照研究结果表明,对比治疗 4 周、9 周后的 WOMAC 和 SF-36 评分,发现在治疗后 4 周 WOMAC 和 SF-36 评分均有明显改善,但针刺治疗组和口服西药组之间无明显差异,9 周后随访显示针刺治疗组与口服西药组的评分之间差异有统计学意义($p<0.05$,$p<0.01$),提示针刺治疗组远期疗效优于口服西药组。另一篇文献报道,90 例 KOA 患者采用随机安慰针对照的方法研究针刺治疗的有效性和安全性,在治疗 2 周和 4 周后发现,针刺组和安慰针组的 WOMAC 的评分均较治疗前有所改善,但针刺组两次评分较安慰针组改善更多($p<0.05$)。

(4)穴位注射:穴位注射法是一种针刺与药物相结合的疗法。选用中西药物注入有关穴位、压痛点或体表触诊阳性反应点,通过针刺及药物的双重作用治疗疾病。

取穴主穴为足三里、阳陵泉、梁丘、血海、阴陵泉、阿是穴,辨证加减:膝关节肿胀者加丰隆、三阴交、委中。可以单穴注射，也可以多穴位配合注射。常用药物有中药制剂如复方当归注射液、野木瓜注射液、鲜姜注射液等，维生素类制剂如维生素 B_1、维生素 B_{12} 等，其他常用药物如利多卡因、泼尼松龙、醋酸曲安奈德等。

（5）火针：火针刺法是将特制的金属针烧红，迅速刺入一定部位以治疗疾病的方法。有温经散寒、通经活络、祛腐生新作用。选穴主穴为内膝眼、外膝眼、鹤顶、足三里、膝周阿是穴 1~2 个；配穴为阴天下雨时重加阴陵泉、受寒时重加膝阳关、遇风时重加血海，行走多时重加阳陵泉、曲泉。

一项纳入 13 个随机对照试验的 Meta 分析表明，与对照组相比，火针疗法的疼痛强度评分明显低于对照组，考虑到纳入的试验样本量有限，方法学质量较差，很难得出可靠的结论。

一项纳入 19 篇文献的 Meta 分析，包含了使用普通针刺、电针、温针灸三种不同方法治疗 KOA 疼痛效果的研究，三种针刺方法试验组疼痛表现低于对照组，即针刺止痛效果优于其他疗法；其中温针灸治疗 KOA 止痛效果最好。在与西药的对比研究中，针刺镇痛的效果要优于西药组；针刺止痛的效果，疗程 30 天以上最优。

一篇对火针治疗 KOA 机制的研究中发现，火针治疗可有效减轻 KOA 模型大鼠膝关节软骨损伤，降低血清及膝关节软骨组织中 MMP-3、TGF-β1 和 TNF-α 水平，抑制破坏因子的表达，从而改善 KOA 的疼痛症状。

从各类文献对针灸镇痛作用机制的研究来看，除了直接作用于膝关节周围局部循环和炎性介质表达，还可通过调节相关脑区域连通性发挥作用。针灸可通过调节脑导水管周围灰质（PAG）- 内侧前额叶皮层（MFC）和 PAG- 双侧海马（Hpc）的连通性，使疼痛关键脑区域的连通性恢复平衡，改变疼痛相关的注意力和记忆，从而改善 KOA 疼痛。也可以通过调节右前额叶网络（rFPN）、执行控制网络（ECN）和下行疼痛调节通路之间的功能连通性实现其对 KOA 疼痛的缓解。以及作用于下丘脑 - 垂体 - 肾上腺（HPA）轴影响血浆皮质醇和 β- 内啡肽的水平而发挥镇痛作用。

2. 疼痛的灸法治疗　灸法即以艾绒为主要灸材，烧灼或温熨体表一定部位，通过温通经络，调和气血，调整脏腑功能，扶正祛邪，达到防病治病的一种方法。取穴主要有内膝眼、犊鼻、足三里、阳陵泉、阿是穴。施治方法有艾炷灸法、艾条灸法、温灸法。艾炷灸法是用艾绒做成圆锥形的艾炷施灸，根据艾炷是否直接置放在皮肤上，又可分为直接灸和间接灸。艾条灸法，是将艾绒用纸卷成长条形施灸，根据艾条直接烧灼皮肤和与皮肤有一段距离，分为实按灸和悬起灸两类。温灸法是用特殊的温灸器（如温筒、温盒）施灸。5 次为 1 疗程，隔天 1 次，疗程间休息 3 天。

在一项纳入 7 篇文献的传统艾灸治疗 KOA 的系统评价显示，艾灸治疗干预可以有效改善 KOA 患者 NRS 疼痛评分，差异有统计学意义（$p<0.05$）。从目前的实验研究证明，艾灸对 KOA 的治疗效果有多种途径，一是艾灸通过调节与炎症反应关系密切的细胞因子表达，艾灸治疗干预可以通过抑制肥大细胞环氧化酶，白介素 -6 以及肿瘤坏死因子等炎性因子的表达，从而减少软骨损伤以及巨噬细胞的浸润，起到抗炎作用；另一方面，艾灸可通过调节基因传导通路、激活内源性阿片肽物质、调节中枢神经系统信号释放起到缓解 KOA 症状的作用。

热敏灸作为一种新型的艾灸疗法，在文献研究中，热敏灸与传统灸比较，在 VAS 评分、GPCRND-KOA 评分、Lysholm 评分差异均有统计学意义（$p<0.001$），说明与常规针刺、温针

灸比较,热敏灸在改善临床症状和相关积分方面具有优势。

3. 疼痛的针刀治疗　针刀疗法是一种介于手术方法和非手术疗法之间的闭合性松解术。针刀具有针刺特点,通过穴位提插,可改善微循环,促进新陈代谢,使膝关节疼痛明显缓解或消失。针刀选取治疗点多选择压痛点、结节点;肌肉、韧带的起止点;以及根据中医辨证取穴。

一篇针刀与针灸治疗 KOA 疗效比较的 Meta 分析中,共纳入 8 个随机对照试验,针刀组与针灸组的近期总有效率相比较,异质性检验显示同质性好($x^2=0.90$, $p>0.05$),Meta 分析显示针刀组近期总有效率高于针灸组(OR=4.27,95%CI(2.32,7.85),Z=4.68,$p<0.01$),近期总治愈率也高于针灸组(OR=3.01,95%CI(1.77,5.14),Z=4.06,$p<0.01$)。文献发现,针刀对 KOA 患者行走疼痛和上下楼梯疼痛均具有很好的缓解作用,说明针刀术在 KOA 的治疗上具有手术切开和针灸的双重作用,可以刮除瘢痕、松解粘连、消除挛缩,从而有效消除膝关节的疼痛,以及活动受限等症状。

4. 其他疗法　目前已有部分研究验证了推拿结合物理疗法治疗 KOA 的效果。在推拿治疗后暴露患侧膝部进行红外线照射,每次 20min,每天 1 次,10 次为 1 个疗程,2 个疗程后疗效满意。在推拿治疗后施以超短波疗法,每次 20min,每天 1 次,治疗 10 次后患者的 VAS 评分、WOMAC 评分明显下降,患者疼痛减轻。

一篇纳入 11 项随机对照试验的 Meta 分析报道,穴位贴敷或联合其他疗法治疗膝骨关节炎疗效优于非甾体类抗炎药,差异具有统计学意义[OR=3.45,95%CI(1.52,7.83),$p=0.001$],而与扶他林乳胶剂、痛点封闭治疗疗效相当,在改善 VAS 评分[SMD=1.63,95%CI(0.38,2.89),$p=0.01$]和 Lysholm 膝关节评分[SMD=2.62,95%CI(1.30,3.95),$p=0.000\ 1$]等方面优于对照组,差异具有统计学意义,而在改善 WOMAC 评分方面与对照组相当,差异无统计学意义[SMD=-0.65,95%CI(-1.73,0.43),$p=0.24$]。说明穴位贴敷或联合其他非西医疗法治疗膝骨关节炎是在疼痛改善方面由于对照组,但治疗效果和日常活动改善方面无明显差异。

(三)关节活动受限

1. 关节活动受限的推拿治疗　推拿有疏通经络、行气活血、理筋整复、滑利关节的作用,又可调节脏腑功能,增强机体抗病能力,有很好的治疗、康复效果。推拿治疗膝关节骨性关节炎,与改善组织血液循环,促进局部炎性组织吸收,从而在一定程度上减少或延缓膝关节炎症反应的发生和发展有关;推拿治疗时,必要的膝关节被动活动和手法刺激,既可缓解疼痛、松解粘连,又可改善肌肉力量和膝关节活动度。

现代研究发现 KOA 周围的痛点分布主要位于膝关节周围的肌肉和韧带附着点及髌骨周围,如股四头肌腱、胫侧副韧带与股骨内上髁的附着部及止点、胫骨内上髁、内外侧关节缝、髌骨侧缘、髌尖、双膝眼、腘窝内外侧、半膜肌和半腱肌等处。推拿治疗 KOA 的主要取穴部位多在下肢部,达 422 次(96.13%),涉及腧穴 46 个。其中频次较高的腧穴为血海、阳陵泉、犊鼻、内膝眼、阴陵泉、委中、梁丘、足三里、鹤顶、承山等。这些穴位分布与 KOA 患者容易出现的痛点相吻合,因此"以痛为俞"是推拿治疗 KOA 主要指导原则。通过聚类分析出主穴有犊鼻、内膝眼、足三里、梁丘、阳陵泉、阴陵泉等。其中血海、梁丘和内膝眼、阳陵泉是最核心的两个穴位组。

一篇纳入 10 篇文献的系统评价结果显示,推拿可以改善膝骨关节炎患者的 VAS 评分、WOMAC 评分、HSS 评分等,从而提高患者生活质量,而且几乎没有不良反应的报道。与西药相比，推拿疗效更好，但在改善 VAS 评分、WOMAC 评分、HSS 评分及安全性上，两者效果可能相似。推拿与中药口服、中药熏蒸或针刺相比，疗效很可能无差异。推拿与中药外用或关节腔注射相比，疗效及安全性相似，然而在改善 VAS 评分上，推拿效果较差。与功能锻炼相比，推拿疗效更好，然而在改善 WOMAC 评分方面，两者无明显差异。

在 Meta 分析评价中医手法与针灸两种治疗方法对于改善膝骨关节炎患者功能的比较中，共纳入 6 篇文献，WOMAC 僵硬评分，SMD=0.66，95%CI（0.06，1.27），有统计学意义。说明在改善关节僵硬方面，中医手法治疗比针灸更有优势。

推拿治疗每周 3 次，每次 20min，持续 1 个月，在膝关节周围施以放松手法，并点按揉股四头肌和压痛点可以改善 KOA 患者的 VAS 评分、WOMAC 疼痛评分，缓解 KOA 患者的膝关节疼痛症状。持续 8 周，每周 2 次，每次 20min，在股四头肌的前侧、内侧和外侧部施加按揉手法，并在膝关节周围推拿髌骨可有效改善 WOMAC 疼痛评分和 WOMAC 僵硬评分，有助于 KOA 患者减轻疼痛和缓解膝关节僵硬症状。在目前的研究报道中，干预周期多为 2~8 周，每周 3~5 次的干预频率较为多见，每次治疗时长多在 20~30min。

研究表明，推拿在减轻 KOA 患者的疼痛、缓解僵硬和改善身体功能方面是有效的。亚组分析表明，剂量持续<4 周的推拿可以减轻疼痛，=4 周可以减轻疼痛和僵硬，>4 周可以减轻疼痛和僵硬，改善身体功能。为保证干预效果，临床以 4 周左右、每周 3 次、每次 30min 的干预时间较为适宜。此外，推拿治疗前要排除禁忌证，操作时注意手法的强度和频率，避免出现不良后果。

2. 关节活动受限的针灸治疗　研究表明针灸可通过调和气血，疏通经络，改善血液流变学和局部微循环从而改善关节内的微环境、缓解临床症状。其中隔物灸对血液流变学改变明显，研究发现隔三七饼灸法能有效改善气滞血瘀型 KOA 局部关节软骨面供血障碍及静脉回流障碍，加快膝关节骨端骨内静脉血流，减轻瘀滞，促进局部血液循环，松弛肌肉和缓解关节周围紧张状态，减轻滑膜炎症和骨内高压，促进局部炎性物质吸收，从而改善关节间隙。

一项纳入 19 组文献的 Meta 分析显示，使用普通针刺、电针、温针灸三种不同方法治疗 KOA 僵硬效果的研究，说明电针改善僵硬效果最好，其次为温针灸，普通针刺组僵硬效果低于对照组，即针刺改善僵硬效果优于西药疗法。组间比较，组间异质性较高（$p<0.000\ 01$，I2=91.8%），标准化均数差（standard mean difference，SMD）（对比西药组）<SMD（对比中药组）<SMD（对比推拿组），说明针刺对比西药改善僵硬效果最好。针刺治疗 KOA 改善僵硬效果，疗程 30 天以上最优。

一篇 90 例电针围刺和西药消炎止痛药双氯芬酸钠的对照研究结果表明，治疗 2 个疗程后，2 组治疗后疗效比较 WOMAC 量表各项评分及总分，治疗组优于对照组，差异具有统计学意义，治疗组总有效率 88.9%，对照组经治疗后总有效率达 80%。2 组治疗后 WOMAC 量表评定显示关节疼痛、僵硬、日常生活情况与本组治疗前比较，均有统计学差异（$p<0.05$，$p<0.01$）。治疗组关节僵硬、WOMAC 评分总积分与对照组治疗后比较，差异有统计学意义（$p<0.01$），即在改善 KOA 的僵硬程度方面，电针较西药消炎止痛药双氯芬酸钠疗效更佳。

（四）肿胀

一篇采用倾向性评分匹配法（PSM）比较热敏灸与传统灸对 KOA（肿胀型）的前瞻性队列研究中发现，治疗 1 个月和 6 个月随访后，两组间 GPCRND-KOA 评分、WOMAC 评分、关节周径比较均有统计学意义（$p<0.01$）。说明在同一组穴位中，选取热敏灸感穴位施灸治疗

KOA 的临床疗效优于传统灸感。在另一篇研究中发现,发现热敏灸与非热敏灸均能改善家兔的关节活动,减少关节肿胀,且热敏灸疗效优于非热敏灸。热敏灸通过降低 KOA 关节中的 iNOS 和 MMP-13 含量,保护软骨细胞,软骨外基质,减少炎症反应作用,减少 KOA 软骨损害。

有文献报道,将 111 例膝骨关节炎患者随机分为治疗组(55 例)与对照组(56 例)。治疗组予针刀联合消瘀散外敷,对照组予扶他林乳胶剂外涂。两组疗程均为 2 周,比较膝关节功能相关评分(Lysholm 评分、WOMAC 评分)、膝关节疼痛评分(VAS 评分)、膝关节肿胀程度及活动度,观察用药安全性。结果显示治疗前与治疗后 1 个月、治疗后 3 个月分别组内比较,两组 Lysholm 评分均明显升高($p<0.05$),而 WOMAC、VAS 评分均明显降低($p<0.05$)。组间治疗后 1 个月、治疗后 3 个月比较,治疗组 Lysholm 评分均明显高于对照组($p<0.05$),而 WOMAC、VAS 评分均明显低于对照组($p<0.05$)。治疗前与治疗后 1 个月、治疗后 3 个月分别组内比较,治疗组膝关节肿胀程度明显减轻($p<0.05$),而屈曲度明显增加($p<0.05$)。组间治疗后 1 个月、治疗后 3 个月比较,治疗组膝关节肿胀程度明显轻于对照组($p<0.05$),而屈曲度明显大于对照组($p<0.05$)。说明针刀联合消瘀散外敷治疗膝骨关节炎,可明显减轻膝关节疼痛及肿胀,改善其活动度。

在一篇使用中药烫熨联合贴敷疗法治疗膝骨关节炎的文献报道中,收入的 80 例膝骨关节炎患者,按治疗方式的不同分为观察组与对照组,40 例观察组患者采用中药烫熨联合贴敷疗法治疗,另 40 例对照组患者采用玻璃酸钠治疗。治疗 1 个月后,观察组患者在治疗总有效率上(97.5%)显著比对照组(87.5%)高($\chi^2=7.207$,$p<0.05$),而在视觉模拟评分法(VAS)评分、日常生活能力量表(ADL)评分相比对照组,观察组分数较治疗前显著改善(t=13.365、27.982,$p<0.05$);在膝关节肿胀程度上,观察组在治疗后膝关节径围减小(t=2.489,$p<0.05$)。说明中药烫熨联合贴敷疗法应用于膝骨关节炎患者治疗,不仅能减轻疼痛、消除肿胀,还能提升治疗效果及患者的生活质量。

（五）运动功能障碍

1. 传统运动疗法治疗　太极拳动作柔和、速度缓慢,是一种身心兼修的健身养生运动。练拳时注重意气运动,以心行气,疏通经络,强筋壮骨,平衡阴阳气血,以提高阴阳自和能力。太极拳可以改善练习者的运动系统功能,提高肌肉力量,增加关节的活动度,改善骨密度及关节疼痛等,提高了练习者的运动能力和平衡能力。

一项纳入 11 个随机对照研究的系统评价结果表明:膝骨关节炎患者接受传统运动太极拳短期干预后,骨性关节炎量表 WOMAC 疼痛、关节僵硬以及生理功能等症状改善方面,均优于对照组;长期疗效与对照组常规处理比较,两组组间差异无统计学意义。

一篇 204 例持续 52 周的随机单盲比较疗效试验,将患者分为太极拳组和运动治疗组,12 周时,两组的 WOMAC 评分都显著下降,组间差异不显著。两组患者在大多数次要治疗结果上也表现出相似的临床显著改善,而且这种改善持续了 52 周。值得注意的是,太极拳组在抑郁症和生活质量的身体因素方面有明显的改善。

研究表明,每周 3 次,每次 1h,持续 6 个月以上的太极拳训练可明显降低膝骨性关节炎患者 VAS 评分、WOMAC 评分,关节炎症状及部分患者的体重,缓解膝骨性关节炎患者的关节疼痛、僵硬,增加关节活动度,减缓肌力流失,改善关节功能,且能减重,减少膝关节的负重。另一项研究表明,每周 2 次,每次 1h,持续 12 个月的太极拳训练显著提高了膝骨性关节炎患者对自身压力及重心的控制、步行速度和左右脚步长对称性,改善了膝骨性关节炎患者的步行能力、姿势稳定和动态平衡,降低了跌倒风险。每周 2~4d,每天 40min,持续 12 个月的太极拳训练能提高膝骨性关节炎患者的 SF-36 评分,降低了患者的紧张感,改善了膝骨性关节炎的生活质量和满意度。太极拳改善膝骨性关节炎是一个缓慢的过程,需要一定时间和练习频率。目前的文献中干预周期以 12~24 周较为多见,干预频率大多为每周 2~4次,每次练习时间多在 40min 以上。为确保干预效果,推荐干预周期在 6 个月以上,每次 60min,每周 3 次的运动频率为宜。此外,太极拳训练过程中应注意动作规范,尤其是膝对线,防止锻炼动作错误导致膝关节进一步损伤等不良后果。

研究认为传统运动疗法的治疗机制可能是太极拳等传统运动疗法练习多数具有柔顺松沉及速度稍慢等特点,能够有效强化练习者的下肢肌力(特别促进股四头肌的力量),进而更好地重塑优化膝关节周围正常生物力学机制。也有相关文献报道:通过太极拳等锻炼,可以起到改进膝关节周围本体感觉而促进感觉输入、进而调摄自体平衡能力的效能。还有文献指出,膝骨关节炎患者疼痛、关节僵硬等主要危险因素在于其步态改变和步行能力下降。太极拳练习者很可能通过弯腰、屈膝以及下蹲等系列动作组合,促进患者的步行能力,以让步态逐渐恢复至常规水平。基于太极拳练习动作及包括其内的、独特的生物力学优势,膝骨性关节炎患者接受传统运动太极拳治疗后,其相应的步行能力得以改进,步态获得恢复,故对疼痛、关节僵硬等症状具有显性效果。传统运动太极拳等在某种程度上可以对练习者的情绪等产生积极的影响,进而通过受试者心理、精神等功能改进,对患者疼痛、关节僵硬等症状发挥有效的调控效应。

2. 运动功能障碍的针灸、推拿等治疗　一项纳入 19 组文献的 Meta 分析对比了普通针刺、电针、温针灸三种不同方法治疗 KOA 日常活动度效果的研究,结果显示:说明温针灸改善日常活动度效果最好,其次为电针,普通针刺改善日常活动度效果较差。针刺治疗 KOA 改善日常活动度效果,对比西药组最优;疗程 30 天以上最优。针刺对比中药、推拿和西药治疗 KOA 日常活动度效果的研究中显示,针刺对比另外三种手段,改善日常活动度效果最好。

一篇 90 例电针围刺与双氯芬酸钠的对照研究结果表明,治疗 2 个疗程后,两组治疗前 8 英尺行走及 5 次坐立试验所用时间比较差异无统计学意义(均 $p > 0.05$),两组治疗后两项测试所用时间均缩短(均 $p < 0.05$),且电针组所用时间均少于双氯芬酸钠组(均 $p < 0.05$)。

有文献报道推拿治疗每日 1 次,每次 20min,连续治疗 1 个月,在膝关节周围行以透热为度的擦法、膝关节屈伸扳压、按揉髌骨等手法,对于改善 KOA 患者 JOA 评分,促进膝关节活动功能的进一步恢复有较好效果。一些研究表明,推拿治疗在改变膝关节及其周围肌肉组织的挛缩紧张状态、增加膝关节稳定性、恢复膝关节应力平衡等方面有较大优势,有利于受损的膝关节生理结构进行恢复和重建。

KOA 患者出现运动功能障碍多与膝关节活动范围受限、关节疼痛、膝关节运动相关肌肉的肌力下降有关。运动疗法作为重要的康复治疗手段,能有效改善关节活动度、缓解疼痛、增强肌力,目前在 KOA 的治疗中得到了很好的应用。针对患者膝关节运动功能障碍的不同程度,可针对性地采用膝关节辅助主动运动训练、非负重和负重状态下膝关节的主动运动训练、股四头肌等长收缩训练等方法,每日 1 次,每次 20min,持续 1 个月以上为宜。训练时注意循序渐进,选择合适的运动量,避免因强度过大加重膝关节损伤。

七、康复护理

1. 情志护理　膝骨关节炎病程较长,且发病主要人群为老年人,患者要承受长期病痛的折磨。部分患者生活不能完全自理,可能会出现严重的心理压力。因此护理人员要对患者进行情志护理,并对患者进行疾病宣教,使其掌握疾病相关知识,进而减少消极因素。

2. 饮食护理　膝骨关节炎的主要发病机制为筋骨失养,因此应在补充肝肾不足的前提上,对不同证型患者饮食调理。

3. 健康宣教　向患者介绍 KOA 的主要发病机制和症状,缓解患者的紧张心理,同时充分告知患者和家属诊治过程中应该注意的事项及可能出现的不良反应,使患者保持心情舒畅,且运动过程中要避免做损伤膝关节的动作。

4. 辨证施护　①肝肾阴虚证:静卧,观察病情,防止患者跌倒受伤;病房要保持安静、舒适,保证患者得到充足的休息;头晕、耳鸣明显时,要保持情绪稳定,对症处理;食宜补益气血,益肝肾,可给予药膳。②寒湿痹阻证:要注意膝关节保暖,可佩戴保暖型护膝。疼痛严重时,尽量卧床,减少关节负重,帮助患者取舒适体位,并在患侧膝下垫软枕,做好生活上的护理。病房要保持安静舒适,温湿度适宜。食宜祛风胜湿,温经通络的食物。③瘀血停滞证:抬高患肢并给予心理干预,缓解患者紧张情绪和疼痛,并协助生活护理;食宜温经活血之品。

八、预防及预后

中医学历来重视疾病的预防,"未病先防,既病防变"是长久以来中医学临床的重要指导思想。KOA 的一级预防从青少年就要开始,青少年要适度锻炼,避免损伤关节,让关节发育良好。青少年运动锻炼首先应注重身体运动系统功能整体性的最佳发展。在这一基础上,注重提高身体的灵活性、稳定性和平衡性,强调动作质量,规范技术动作,使得技能习得和骨骼肌肉力量相互促进。中年时期要注意生活方式,推迟关节退变的发生。对于 KOA 的二级预防应该从中年及早开始,尤其是围绝经期女性。年龄和性别无法改变,因此控制体重,防止肥胖非常重要。其次是进行正确而且恰当的体育锻炼,增强肌肉力量,从而改善关节的稳定性。同时加强膝关节的保护,避免各种损伤膝关节的活动。最后关注高危人群,提高对 KOA 的认识,从而减少该病的发生。中老年人的关节大部分已经发生了退变,此时三级预防要采取积极保护措施,避免关节退变过快。对于老年 KOA 患者,首先应避免爬山、爬楼梯等对膝关节不利的活动。锻炼时应注重提高下肢肌肉力量,锻炼方法应简便可行,易于坚持,局部练习和整体练习相结合。从而最终改善老年 KOA 患者症状,提高日常生活活动能力。

(胡志俊　郭永明)

参 考 文 献

[1] 曹建业,李亚萍,张峰,等.综合康复干预措施治疗内侧间室变窄型退变性膝骨关节炎.广东医学,2018,39(09):1372-1375.

[2] 何天翔,顾非,孔令军,等.曹仁发教授理筋整骨手法治疗膝骨关节炎的临床疗效观察.按摩与康复医学,2018,9(10):26-28.

［3］陈朝蔚,魏贤振,丁超,等.电针联合魏氏手法治疗膝骨关节炎临床疗效观察.中国中医骨伤科杂志,2018,26(01):17-20.

［4］李琳琳,黎丹东,张旭辉,等.髌骨内推治疗膝骨关节炎疗效观察.河北中医,2017,39(04):516-520.

［5］沈灿,黄文霞,吴谐,等.中药热熨联合穴位按摩在膝骨关节炎患者中的应用.中西医结合护理(中英文),2016,2(07):69-71.

［6］刘顺超,解温品,王少廉,等.几丁糖关节腔注射结合手法治疗退行性膝骨关节炎临床研究.上海中医药杂志,2018,52(06):53-55.

［7］何天翔,顾非,孔令军,等.曹仁发教授理筋整骨手法治疗膝骨关节炎的临床疗效观察.按摩与康复医学,2018,9(10):26-28.

［8］陈朝蔚,魏贤振,丁超,等.电针联合魏氏手法治疗膝骨关节炎临床疗效观察.中国中医骨伤科杂志,2018,26(01):17-20.

［9］李琳琳,黎丹东,张旭辉,等.髌骨内推治疗膝骨关节炎疗效观察.河北中医,2017,39(04):516-520.

［10］沈灿,黄文霞,吴谐,等.中药热熨联合穴位按摩在膝骨关节炎患者中的应用.中西医结合护理(中英文),2016,2(07):69-71.

［11］朱蜀云,房硕,赵岳,等.两种方法治疗早中期膝骨性关节炎疗效对比观察.人民军医,2016,59(06):574-576.

［12］吴淮,严萍,刘文刚,等.自身股四头肌松筋手法治疗膝骨关节炎随机对照研究.按摩与康复医学,2015,6(19):18-19.

［13］黄一琳,侯晓桦,李西林.推拿结合运动训练治疗膝关节骨性关节炎的临床研究.陕西中医,2015,36(01):94-96.

［14］Tang L,Jia P,Zhao L,et al.Acupuncture treatment for knee osteoarthritis with sensitive points:Protocol for a multi centre randomised controlled trial.BMJ Open,2018,8(10):e023838.

［15］Huang Y,Liang F,Zeng F,et al.Cerebral mechanism of celecoxib for treating knee pain:study protocol for a randomized controlled parallel trial.Trials,2019,20(1):1-10.

［16］Luo L,Chen S,Yu S,et al.Comparison of the efficacy between conventional moxibustion and smoke-free moxibustion on knee osteoarthritis:study protocol of a randomized controlled trial.Trials,2017,18(1):1-8.

［17］Huang W,Lin Z,Liang Z,et al.Efficacy Comparison of five different acupuncture methods on pain,stiffness,and function in osteoarthritis of the knee:a network Meta-analysis.Evidence-Based Complementary and Alternative Medicine,2018,2018(Figure 1):1-19.

［18］Chen N,Mucelli A,Zhang X,et al.Electro-acupuncture is beneficial for knee osteoarthritis:the evidence from Meta-analysis of randomized controlled trials.The American Journal of Chinese Medicine,2017,45(05):965-985.

［19］Choi T Y,Lee M S,Kim J I,et al.Moxibustion for the treatment of osteoarthritis:An updated systematic review and meta-analysis.Maturitas,2017,100:33-48.

［20］Samuel A J,Kanimozhi D.Outcome measures used in patient with knee osteoarthritis:With special importance on functional outcome measures.Int J Health Sci(Qassim),2019,13(1):52-60.

［21］Kang D,Liu J,Jia P,et al.Risk of bias and methodological issues in randomised controlled trials of acupuncture for knee osteoarthritis:a cross-sectional study.BMJ Open,2018,8(3):e19847.

［22］Tao J,Liu J,Egorova N,et al.Increased hippocampus-medial prefrontal cortexresting-state functional connectivity and memory function after Tai Chi Chuan Practice in elder adults.Front Aging Neuro sci,2016,8

（2）: 25-26.

［23］刘艳伟, 孟爱霞, 胡华, 等. 火针对膝骨关节炎大鼠关节软骨 MMP-3、TGF-β1、TNF-α 的影响. 中国免疫学杂志, 2019, 35（03）: 302-305, 315.

［24］曾令烽, 杨伟毅, 郭达, 等. 传统运动疗法干预对膝骨关节炎患者疼痛改善及关节功能影响的系统评价. 中华中医药杂志, 2018, 33（05）: 2132-2139.

［25］陈颂春, 王欣欣, 高翔. 膝骨关节炎危险因素的系统评价与 Meta 分析. 老年医学与保健, 2016, 22（06）: 405-410.

［26］谌凌燕, 林卓殷, 尹伦辉, 等. 针药结合治疗膝骨关节炎的系统评价及 meta 分析. 光明中医, 2018, 33（20）: 3047-3050.

［27］郭凯云, 陈东林. 温针灸治疗膝骨关节炎的系统评价. 中医正骨, 2018, 30（07）: 17-20.

［28］孔涵, 陈小丽, 冯启廷, 等. 推拿对膝骨关节炎的作用机制研究进展. 按摩与康复医学, 2018, 9（08）: 2-5.

［29］王斌, 邢丹, 董圣杰, 等. 中国膝骨关节炎流行病学和疾病负担的系统评价. 中国循证医学杂志, 2018, 18（02）: 134-142.

［30］张荣洪, 周小莉, 张莹. 隔物灸治疗膝骨关节炎临床疗效与安全性的 Meta 分析. 中国中医急症, 2017, 26（05）: 799-803.

第四节　类风湿性关节炎

一、定义与术语

（一）定义

类风湿性关节炎（rheumatoid arthritis, RA）是一种以慢性、进行性、多发性、侵袭性的, 以关节滑膜炎和关节外病变为主要临床表现的自身免疫性疾病, 好发于中年女性, 儿童和老年人也有发病, 具有渐进和反复发作的特点。

（二）中医术语表达

总结历代医家对疾病发病特点的描述, 本病统属于"痹证"范畴, 按照其临床表现和疾病的发展, 在中医古籍和文献中又被称为"骨痹""顽痹""骨槌风""鹤膝风""白虎历节"等。而由现代中医学家焦树德提出"尪痹"诊断, 现已纳入了《中华人民共和国中医药行业标准·中医病证诊断疗效标准》中, 该诊断更能准确地反映出其临床特点。

二、流行病学

流行病学调查显示, RA 的全球发病率为 0.5%~1%, 2013 年《我国类风湿关节炎疾病负担和生存质量研究的系统评价》等数据显示, 中国大陆地区 RA 患病率为 0.42%, 总患病人群约 500 万, 各年龄段均可发病, 以 30~50 岁为发病高峰, 男女患病比率约为 1∶4。我国 RA 患者在病程 1~5 年、5~10 年、10~15 年及 ≥15 年的致残率分别为 18.6%、43.5%、48.1%、61.3%, 随着病程的延长, 残疾及功能受限发生率升高。DALYs 为 4.92 年, 人均年经济负担为 15 717.91 元。研究显示 RA 发病与多种因素相关, 如家族史、潮湿环境、中重度体力劳动、个人性格、饮食清淡和外伤史等。

三、病因病机

中医认为 RA 是由内外因素共同作用的结果,内因主要为营卫不和、气血不足、肝脾肾亏虚,外因主要为风、寒、湿、热邪侵袭机体,痰浊、瘀血既可以是疾病的病理产物又可以是独立的病因导致机体发病。故 RA 病因病机可归纳为机体正气亏虚,不能抵抗外邪侵袭,内伤情志与风寒湿热等邪气痹着筋骨肌肉,损伤脾胃,不能运化水谷精微,气血运行不畅,痰浊内生,痰瘀互结,痹阻经络所致,因此本病为本虚标实之证。

四、诊断

(一)西医诊断

根据中华医学会风湿病学分会制定的《2018 中国类风湿关节炎诊疗指南》中的推荐意见,仍建议临床医师使用 1987 年美国风湿病学会发布的类风湿性关节炎分类标准与 2010 年美国风湿病学会/欧洲抗风湿联盟发布的类风湿性关节炎分类标准进行诊断。

(二)中医诊断

参照中华人民共和国中医药行业标准《中医病证诊断疗效标准》(ZY/T001.1-94)等,可将 RA 分为风寒湿痹、湿热痹阻、痰瘀痹阻、肝肾不足等证型。

临床上,将本病按病程进展分两期或三期,辨证分型略有不同:①两期分类法:主要按病情急缓区分,即活动期和稳定期。活动期表现为 RA 急性发作,关节肿胀、疼痛甚,多为风寒湿痹证及湿热痹阻证;稳定期表现为 RA 病情缓解,多见肝肾不足证。②三期分类法:即分为早期、中期、晚期,多从病程考虑。早期以外邪为主导,病在经络,临床多以疼痛、肿胀等急性证候为主;中期以正虚为主导,病在筋,此时临床表现多较稳定,但关节畸形不断进展;晚期以虚实夹杂为主导,痰浊、瘀血内生互结,并见脏腑亏虚。

五、康复评定

(一)疾病活动与疗效评定

1. 美国风湿病学会响应标准　美国风湿病学会(American College of Rheumatology, ACR)为了对 RA 患者的疾病活动和预后的评估建立了一个 ACR 响应标准,广泛运用于临床风湿关节炎的临床试验中。临床改善 20% 的 ACR 标准(ACR 20)为:与基线相比,压痛关节数和肿胀关节数的改善程度至少在 20% 以上,或者以下 5 项中至少 3 项得到 20% 的改善:患者对疼痛的评价、患者对疾病活动程度的评价、医生对疾病活动程度的评价、患者对机体功能的评价以及血清 C- 反应蛋白滴度。ACR50,ACR70 的分数计算相似,研究显示 ACR 20 敏感性为 0.57,特异性为 0.85,对判断患者临床改善有重要意义。

2. 疾病活动指数评分 28(disease activity score including 28 joints,DAS 28)　DAS 28 评分根据改良的 28 个关节评分法评估疾病活动度。系统评价对现有的 63 项 RA 疾病活动度监测与评估工具进行了全面分析,其中对 DAS 28、简化疾病活动指数(simplified disease activity index,SDAI)、临床疾病活动指数(clinical disease activity index,CDAI)三种工具的信度、效度和响应度进行了测量,结果显示 DAS 28 在此三个方面均表现较好。但三者有显著的相关性($r=0.879$,$p<0.001$)和很好的一致性(kappa=0.795,$p<0.001$)。

3. 中医证候疗效评价标准　参照 2017 年《中药新药用于类风湿关节炎临床研究技术指导原则》。临床缓解:中医临床症状基本缓解,症状积分减少≥70%;显效:中医临床症状明显改善,症状积分减少≥50%;有效:中医临床症状好转,症状积分减少≥20%;无效:中医临床症状无改善,甚或加重,症状积分减少不足20%。

(二)身体结构和功能水平的评定

1. 疼痛评定 可采用视觉模拟评分(visual analogue scale,VAS)或数字评分法(numerical rating scale,NRS)评价关节疼痛。尚有针对RA关节疼痛而设计的Ritchie关节指数,该指数记录各关节压痛级别的总和,关节记分与关节大小无关,少数大关节疼痛减轻并不表明比相同数量的小关节疼痛减轻改善更多。为了更客观地评价疼痛程度,该指数采取了3级疼痛分级,即压痛、压痛伴畏缩以及压痛、畏缩和躲避,分别记1分、2分和3分。积分减少代表症状的改善。

2. 肌力评定 目前肌力评定的方法有徒手肌力测试和器械肌力测试。对RA患者来说,患者的握力和捏力可采取器械定量测量,将水银柱式血压计袖带卷折后再充气达压力30mmHg,令患者用手在无依托的情况下紧握气囊,将得出的读数减去30mmHg即为实测握力数,取连续测量3次的平均值。以同样方式可测出手指捏力和夹力。

3. 关节功能评定

(1)关节活动度:RA早期因韧带和关节囊的松弛以及肌肉和其他结缔组织的挛缩,常使关节活动性发生改变,晚期因骨性或纤维性强直使关节活动范围受限。因此,要对受累关节的活动度、关节稳定性等进行评价,以了解是否影响日常生活动作的完成,从而确定康复治疗内容。

(2)关节畸形:常见的畸形有关节的梭状肿胀、掌指关节及手指的尺侧偏移、天鹅颈样畸形、纽扣样变形、残毁样变形、拇外翻、膝外翻或膝内翻、爪形手、关节挛缩固定等。应对患者是否已有上述畸形进行评价。

(三)活动水平的评定

1. 美国风湿病协会功能分级 根据完成日常活动受限程度分为4级,等级越高,代表功能障碍程度越严重。

2. Steinbrocker功能指数 根据RA患者日常生活及工作受限程度的不同,将RA患者总体功能分为4级。等级越高,代表功能障碍程度越严重。

(四)参与水平的评定

1. 健康评估问卷(health assessment questionnaire,HAQ) HAQ评分是一个最常用的评估机体功能的指标,它通过细化八方面(卫生、穿衣打扮、起立、吃饭、行走、探物、握力和户外活动)的20个问题来评估机体的功能。HAQ评分0~3分;高分值代表失能程度更高。对于RA患者,该问卷具有良好的重复性(ICC>0.95)和内部一致性(Cronbach's α>0.93)。

2. 关节炎影响指数(arthritis impact measurement scale) 关节炎影响指数是一个评价患者的生理、心理、社会功能的综合性指数,是风湿病学中最常用的功能评估量表之一。该量表是一个有78个项目的问卷,评估躯体、社会和情感的健康状况。它可由患者自己完成,过程大约需要20min。简版的关节炎影响指数只涉及28个问题,约8min完成,内部一致性较好(Cronbach's α=0.57~0.90)。

此外,SF-36量表中文版在RA患者中的Cronbach's α=0.921,反映出良好的内部一致性,可用于RA患者参与水平的评定。

六、康复治疗

RA的治疗原则为早期、规范治疗,定期监测与随访。RA的治疗目标是达到疾病缓解或低疾病活动度，即达标治疗，最终目的为控制病情、减少致残率，改善患者的生活质量。故康复治疗应根据患者疾病的不同时期，制订个体化康复目标和针对性康复治疗措施。急性期的康复原则是使关节休息，尽可能使关节处于接近功能位置的舒适位置上，以减轻疼痛，控制炎症，避免关节负重；亚急性期原则是维持关节活动度，进行适当的主动和被动运动；慢性期以预防和矫正畸形为主。

（一）针灸康复疗法

1. 针刺治疗　一项纳入 24 个随机对照研究 2 006 名受试者的 Meta 分析表明针刺治疗或针药联合治疗 RA 疗效优于单纯药物治疗，可降低活动期 RA 患者红细胞沉降率、类风湿因子水平，减少滑膜炎症渗出、促进液体吸收，缓解关节疼痛、肿胀；促进稳定期 RA 受损软骨和骨质的修复，防止关节破坏，改善全身症状。

一项纳入 21 个随机对照试验，总样本量为 1 619 例受试者的 Meta 分析表明，温针灸及其联合疗法治疗类风湿性关节炎，相对于单用毫针刺法、中药或西药，可进一步提高晨僵时间、双手平均握力等症状、体征。

一项包含 12 个研究，472 名参加者的系统评价结果显示，火针治疗 RA 疗效明显，治疗后患者关节红、肿、热、痛症状有所减轻，并逐渐好转；火针点刺可直接排出积液，可通过改善滑囊内的血液循环而促进滑膜的修复，进而消除滑膜炎。

2. 艾灸疗法　一项纳入 180 患者的多中心随机对照研究显示，艾灸可显著改善活动期 RA 患者临床症状和体征，并且与灸程有密切关系。可采用温和灸、雷火灸、温灸器灸、隔物灸、铺灸、长蛇灸等，直接灸避免用于关节、大血管等部位。

3. 针刀治疗　一项纳入 102 例患者的随机对照研究显示，针刀配合手法治疗可有效缓解 RA 腕关节临床症状，提高患者生活水平。而微创针刀镜治疗结合了现代的内镜技术，在可视的情况下对关节内部紊乱的结构进行松解。

4. 穴位贴敷　一项纳入 70 例 RA 患者的随机对照试验表明，冬病夏治穴位贴敷对关节痛、疲乏、晨僵及 VAS 评分的改善有统计学意义。穴位贴敷以白芥子和荜拨等作为基本处方，粉碎研末后加姜汁调匀贴敷于相应穴位上即可。一般贴敷 4~6h 取下，注意关注皮肤反应。

5. 蜂针疗法　蜂针疗法是通过蜂毒与蜂螫的消炎镇痛，改善微循环以及免疫调节等作用，和蜜蜂螫针的机械刺激，以及蜂螫后皮肤局部红肿反应发挥类似温灸的治疗效应。取穴以阿是穴为主，配合循经取穴及辨证取穴。通过对经络腧穴及全身的刺激达到"以毒攻毒"的效应。一篇纳入 11 篇文献，共 738 例 RA 患者的 Meta 分析显示单用蜂针或联合蜂针能提高临床疗效。

（二）物理治疗

1. 运动疗法

（1）一般运动疗法：RA 患者在接受药物规范治疗的同时，适当的体力活动和锻炼有助于提高患者肌力，维护关节功能，延缓病情进展，预防畸形。一篇纳入 13 篇文献，共 812 例患者的 Meta 分析显示，功能锻炼可以降低 RA 患者的关节疼痛感，减少晨僵时间，缓解患者病情，对改善关节功能、提高患者生存质量有积极作用。锻炼的方式包括手功能锻炼、水中功能锻炼、步行、慢跑、骑行、游泳等。

（2）传统运动疗法：一篇纳入 4 个临床试验，共计 206 名参与者的系统评价显示，以太极为基础的练习在改善踝关节跖屈上有显著效果，未发现涉及练习太极拳的有害作用。一项纳入 60 例 RA 患者的临床研究表明，八段锦训练可显著地恢复患者上肢功能。另一项研究表明，RA 患者经 6 个月的五禽戏锻炼，关节肿胀指数、关节痛压痛指数、晨僵时间、血沉和 C- 反应蛋白均好于对照组。训练时应有专业的人指导训练，做好防护措施，防止错误动作导致的二次损伤。

2. 物理因子治疗

（1）经皮神经电刺激：经皮神经电刺激有较好的镇痛作用，可减轻 RA 患者疼痛 VAS 评分、肿胀关节的静息痛，增加治疗部位的肌力评分，对急性期、亚急性期及慢性期关节肌肉疼痛均适用。可采用 100Hz 常规型电刺激方法，治疗时间每天 30min。

（2）微波治疗：微波治疗有较好的抗炎作用，一项纳入 72 例 RA 患者的随机对照研究显示，微波治疗可改善患者日常生活能力、晨僵时间、关节肿胀指数、关节压痛指数、平均握力及血沉、C- 反应蛋白等指标，对类风湿性关节炎疗效优于纯药物治疗。急性期可采用 20~40W 小剂量无热量微波，亚急性期、慢性期可使用 60~80W 中等剂量温热量微波，每次治疗 10~20min，每日 1 次。

（3）中频电疗：中频电疗有促进血液循环、镇痛、抗炎作用，适用于亚急性期、慢性期的关节肿胀、疼痛及晨僵。可采用调幅波频率 100Hz 持续时间 3s 的全波交调波，每次治疗 10~15min，每日 1 次，10~15 次 1 个疗程。

（4）红外线治疗：一项纳入 56 例 RA 患者的临床随机对照研究表明，多源红外治疗仪有利于类风湿性关节炎疾病症状的改善和病情的控制，可作为物理治疗类风湿性关节炎的一种有效的方法。亚急性期、慢性期可采用红外线治疗，每次 10~15min，每日 1~2 次。

（5）冷冻疗法：一篇纳入 6 项研究，包括 257 名 RA 患者在内的系统评价显示，RA 患者在长期冷冻治疗后，疼痛视觉模拟评分和疾病活动指数评分显著降低，并建议冷冻疗法应作为辅助疗法纳入 RA 治疗策略中。急性期可采用间隔喷射冷冻法，每次喷射 3~5s，间隔 30s~1min，每次治疗可反复喷射 3~10 次。

（三）中医外治法

1. 中药外敷法　适用于 RA 活动期，局部关节肿大变形。偏痰瘀痹阻者，酌情选用活血行瘀、化痰通络之品。每次 30min，1~2 次 /d。常用药物包括复方雷公藤外敷剂、金黄膏。多项随机对照研究显示复方雷公藤外敷剂可明显缓解类风湿性关节炎患者关节肿痛症状。

2. 中药泡洗或熏蒸法　适用于 RA 稳定期，尤其寒湿痹阻所致四肢肿胀、疼痛、功能障碍等，可起到消肿止痛、改善关节活动等作用。一项共纳入 11 项研究，1 110 例患者的系统评价结果显示，在西药治疗的基础上增加中药熏蒸能提高 RA 患者的疗效，改善患者中医证候积分，同时可降低红细胞沉降率、C- 反应蛋白、类风湿因子等急性炎症指标。

3. 中药蜡疗　适用于 RA 稳定期。蜡疗是集合中药、穴位、热疗等多种外治方法为一体的综合疗法，药膏与蜡疗合用可促进药物的吸收，缓解关节肿胀症状，缩短关节晨僵时间，降低关节疼痛评分，同时也可加快关节功能的恢复。蜡疗时，应准确评估患者对热的耐受情况，准确掌握蜡疗温度，温度一般控制在 45℃左右，建议治疗时间为 20~30min，每日 1 次。

4. 中药离子导入　适用于 RA 所致的四肢肿胀、疼痛等。多根据不同证型选择中药方剂，并利用中药的浸出液，通过蒸馏水制成 50% 乙醇溶液或用 50° 的白酒浸泡中草药，进行局部导入。

5. 贴脐疗法　又称脐疗，是将药物填塞于脐中，通过脐部对药物的吸收，经神经反应和经络效应共同发挥促进气血循环、调节代谢免疫功能及抗炎镇痛的治疗作用。如当归、赤芍、桃仁、红花、川芎、丹参、川牛膝、防风等研末，用米酒调成糊状，敷于脐部后胶布固定，每日换药 1 次。

（四）中药治疗

具体可参照中华中医药学会风湿病分会 2018《类风湿关节炎病证结合诊疗指南》，依据不同证型辨证施治。目前循证医学证据较充分的经典方剂有：羌活胜湿汤、乌头汤、宣痹汤、当归拈痛汤、独活寄生汤、独活寄生汤、桂枝芍药知母汤、八珍汤合蠲痹汤等。现代方剂有清热活血方、健脾化湿通络方、羌活地黄汤、四妙消痹汤、痹速清合剂、补肾祛寒治尪汤等。中成药有：雷公藤制剂、白芍总苷、尪痹片、益肾蠲痹丸、痹祺胶囊等。

七、康复护理

（一）心理护理

心理护理主要包括 4 个方面：①耐心告诉患者 RA 的特点、危害、严重性，让其充分认识并重视本病；②告诉患者只要积极坚持规范治疗，RA 可以得到良好的控制，一般预后较好，增强患者治疗的信心；③告诉患者治疗本病所用药物的不良反应，以减少或消除患者的恐惧心理；④告诉患者中医药可以发挥减毒增效的重要作用，即使出现恶心呕吐、食欲欠佳及其他不适，可以使用中药调理而愈。

（二）饮食起居

RA 的病程长，长期服药，导致脾胃功能虚弱，运化无力，故通过辨证调理饮食，增强脾胃功能，充养正气，去除 RA 发生发展之根；通过起居调摄，避风寒湿之外邪，去除 RA 发生的关键因素。RA 患者忌食肥甘厚味及辛辣之品，禁饮酒；避风寒、慎劳累。

（三）疼痛护理

护士对 RA 患者进行疼痛护理管理前首先要对患者的症状进行评估，了解疼痛对生活的影响程度，识别导致疼痛的潜在因素。除了有效的药物治疗以外，可辅以其他非药物的治疗方法。①给患者创造安静舒适、温湿度适宜的休息环境，避免潮湿、寒冷刺激以及阳光直射等不良刺激，以免诱发或加剧疼痛；②给予物理因子治疗；③辅助热疗；④采用分散注意力的方法，如用思想来分散注意力和投入其他活动如阅读、聊天、听音乐等。

（四）保护关节与锻炼

RA 患者在日常活动中做好关节的保护非常重要，可延缓关节变形，避免加重关节畸形。①活动期关节护理：注意休息，减少活动量，尽量将病变关节固定于功能位，如膝关节应尽量伸直，肘关节应尽量屈曲等。②缓解期关节功能锻炼护理：及时注意关节功能锻炼，如慢步、游泳锻炼全身关节功能；捏核桃或握力器，锻炼手指关节功能；双手握转环旋转，锻炼腕关节功能；脚踏自行车，锻炼膝关节；搓圆木，踏空缝纫机，锻炼踝关节等。

（五）用药指导

坚持长期、定时、按量服药，减少复发。氨甲蝶呤是 RA 治疗的首选药物，可降低血沉，改善骨侵蚀，但有免疫抑制与抗炎症作用，如不按医嘱服用可能出现危及生命的并发症。长期服用类固醇时要注意软组织及骨质损伤，一定要注意体重，防止过度肥胖，在医生指导下用药,停药时防止"反跳"现象;因此,护士应给予科学的用药指导,使患者正确认识药物的疗效、不良反应,为患者制订详尽的服药计划单,督促患者正确执行治疗方案。

(六)慢性病自我管理

自我管理对改善患者的功能状态、提高生活自理能力以及心理调适等方面起到积极的作用。建议 RA 患者注意生活方式的调整,包括禁烟、控制体重、合理饮食和适当运动。

八、预防及预后

(一)预防

基于中医治未病理论,可制定 RA 的三级预防策略。一级预防为未病先防,消除和减轻诱发 RA 的危险因素,避免风寒湿邪侵袭,注意保暖,坚持体育锻炼,抗御风、寒、湿邪侵袭,饮食有节,起居有常。二级预防是对已病个体采取积极措施,防止 RA 继续发展。三级预防是积极治疗原发病,预防并发症与失能的发生。RA 除了侵犯关节外,尚可侵犯肺、浆膜、心脏、血液、血管、神经等组织器官,并发症以血小板增高和贫血最常见,要注意相关系统的定期检查与治疗。

(二)预后

本病病程一般较长,易反复发作,时发时休,缠绵不止,缓解、复发交替出现。本病的转归及预后取决于患者体质的强弱、感邪的轻重、治疗及时与否、有无失治误治及精神、环境等因素。若患者素体强健,正气不虚,或感邪较轻,病程较短,及时正确治疗,再配合适当的休息和调养,则预后较好;若素体虚弱,或病机复杂,病情反复,迁延多年,对机体消耗甚大,造成全身羸弱,关节变形,而成残疾,预后较差;但也有部分经长期规范治疗,逐渐趋向缓和、稳定,病情停止进展;若在稳定期长期坚持治疗,并严防疾病反复或恶化,也有向愈的可能;若调护不慎,复感外邪,内舍脏腑,发为脏腑痹,则预后不良。

(蒋松鹤　屠文展)

参 考 文 献

[1] 中华医学会风湿病学分会.2018 中国类风湿关节炎诊疗指南.中华内科杂志,2018,57(4):242-251.

[2] 姜泉,王海隆,巩勋,等.类风湿关节炎病证结合诊疗指南.中医杂志,2018,20:1794-1800.

[3] 尪痹的诊断依据、证候分类、疗效评定——中华人民共和国中医药行业标准《中医内科病证诊断疗效标准》(ZY/T001.1-94).辽宁中医药大学学报,2016,11:217.

[4] Smolen J S, Aletaha D, Barton A, et al.Rheumatoid arthritis.Nature Reviews Disease Primers, 2018, 4:18001.

[5] 曾小峰,朱松林,谭爱春,等.我国类风湿关节炎疾病负担和生存质量研究的系统评价.中国循证医学杂志,2013,13(3):300-307.

[6] 周云杉,王秀茹,安媛,等.全国多中心类风湿关节炎患者残疾及功能受限情况的调查.中华风湿病学杂志,2013,17(8):526-532.

[7] Zhang L, Wang J, Zhang Q, et al.Erratum to: factors associated with hand joint destruction in Chinese patients with rheumatoid arthritis.BMC Musculoskelet Disord, 2017, 18(1):231.

[8] Jin S, Li M, Fang Y, et al.Chinese Registry of rheumatoid arthritis(CREDIT): II.prevalence and risk factors of major comorbidities in Chinese patients with rheumatoid arthritis.Arthritis Res Ther, 2017, 19(1):251.

［9］Ye H, Su Y, Li R, et al.Comparison of three classification criteria of rheumatoid arthritis in an inception early arthritis cohort.Clin Rheumatol, 2016, 35（10）: 2397-2401.

［10］吴闵,姚晓玲,姚血明,等.类风湿关节炎中医证候分型研究进展.风湿病与关节炎,2018,7（11）:71-74.

［11］Jiang SH, Tu WZ, Zou EM, et al.Neuroprotective effects of different modalities of acupuncture on traumatic spinal cord injury in rats.Evid Based Complement Alternat Med, 2014, 2014: 431580.

［12］贾伟伟,刘春景.类风湿关节炎临床研究进展.新疆中医药,2017,35（5）:145-149.

［13］Aletaha D, Smolen J S.Joint damage in rheumatoid arthritis progresses in remission according to the Disease Activity Score in 28 joints and is driven by residual swollen joints.Arthritis Rheum, 2011, 63（12）: 3702-3711.

［14］Bruce B, Fries J F.The Stanford Health Assessment Questionnaire: a review of its history, issues, progress, and documentation.J Rheumatol, 2003, 30（1）: 167-178.

［15］Albayrak Gezer I, Balkarli A, Can B, et al.Pain, depression levels, fatigue, sleep quality, and quality of life in elderly patients with rheumatoid arthritis.Turk J Med Sci, 2017, 47（3）: 847-853.

［16］李兴,尹玉峰,马斌,等.157例类风湿关节炎患者合并症及并发症的临床研究.中华疾病控制杂志, 2016,20（2）:201-203.

［17］纪德凤,张春芳.三痹汤治疗类风湿关节炎的Meta分析.亚太传统医药,2016,12（14）:80-83.

［18］Wan L, Liu J, Huang C B, et al.Xinfeng capsule for the treatment of rheumatoid arthritis patients with decreased pulmonary function--a randomized controlled clinical trial.Chin J Integr Med, 2016, 22（3）: 168-176.

［19］Lv Q W, Zhang W, Shi Q, et al.Comparison of Tripterygium wilfordii Hook F with methotrexate in the treatment of active rheumatoid arthritis（TRIFRA）: a randomised, controlled clinical trial.Ann Rheum Dis, 2015, 74（6）: 1078-1086.

［20］Wang H L, Jiang Q, Feng X H, et al.Tripterygium wilfordii Hook F versus conventional synthetic disease-modifying anti-rheumatic drugs as monotherapy for rheumatoid arthritis: a systematic review and network meta-analysis.BMC Complement Altern Med, 2016, 16: 215.

［21］Chen XM, Huang RY, Huang QC, et al.Systemic review and Meta-analysis of the clinical efficacy and adverse effects of Zhengqing Fengtongning combined with methotrexate in rheumatoid arthritis.Evid Based Complement Alternat Med, 2015, 2015: 910376.

［22］Jiang M, Zha Q, Zhang C, et al.Predicting and verifying outcome of Tripterygium wilfordii Hook F.based therapy in rheumatoid arthritis: from open to double-blinded randomized trial.Sci Rep, 2015, 5: 9700.

［23］白人骁.痹祺胶囊治疗类风湿关节炎的多中心随机对照临床试验.中华中医药杂志,2016,31（9）: 3821-3825.

［24］张星华,朱博雯,赵彬元,等.针灸治疗类风湿关节炎随机对照临床研究Meta分析.中国中医药信息杂志,2015,22（2）:42-46.

［25］王海隆,姜泉,冯兴华,等.冬病夏治穴位贴敷治疗类风湿关节炎的随机、盲法、安慰剂对照研究.中国医药导报,2016,13（4）:97-100.

［26］韩豪,徐进,钟文楷,等.类风湿关节炎中医外治疗法临床应用研究概况.中医外治杂志,2018,27（1）: 47-49.

［27］罗华.太极拳配合中药治疗类风湿性关节炎疗效观察.中国康复理论与实践,2007,13（4）:397-398.

［28］赵霞,高静,李雨璘,等.中药熏蒸对类风湿关节炎疗效的系统评价.湖南中医杂志,2018,34(3):
143-148.

［29］王莉,高超,朱笛,等.功能锻炼对类风湿关节炎患者效果评价的meta分析.北京大学学报(医学版),
2018,50(6):991-997.

第五节　肩关节周围炎

一、定义与术语

（一）定义

肩关节周围炎简称肩周炎,是肩周软组织(包括肩周肌肉、肌腱、滑囊和关节囊等)病变引起的以肩关节疼痛和盂肱关节各向活动受限为特征的疾病。肩周炎属于中医学中"漏肩风""肩痛"范畴,《内经》称之为"痹证""骨痹""着痹"。中医认为,肩周炎乃风寒湿邪侵袭肩周筋脉所引起的慢性疾病。该病与营卫虚弱、筋骨衰颓、气血不通、过力劳伤、血瘀气滞等因素密切相关,最终导致肩关节功能障碍。

（二）中医术语表达

中医古籍中有关肩周炎的各种功能障碍的术语散见于历代医家著作中,现归纳如下:

1. 关节活动障碍　可用"臂伸展不利""活动不灵""筋脉拘急""筋挛肉缩""关节屈伸不利""骨惫懈惰"等术语来描述。

2. 疼痛　可用"不通则痛""不荣则痛"等术语来描述。

二、流行病学

流行病学研究表明,人群中肩周炎发病率为2%~5%。肩周炎发病年龄通常为40~60岁,高发年龄为56岁左右,非优势侧肩发病率稍高,约有6%~17%患者双侧肩部发病,时间间隔通常为1~5年。该病女性稍多于男性,男女比例为42:58。肩周炎的病因尚未明确,研究发现许多疾病与肩周炎发病有关,包括糖尿病、甲亢、甲减、心血管疾病等。甲状腺患者的肩周炎发病率为4.3%~38%。2型糖尿病患者的肩周炎发病率为29%(男性33.6%,女性25.9%)。肩周炎与各种心脏、内分泌和神经系统疾病也有一定关系,肩周炎患者的甲状腺疾病发生率为10%,心脏病发生率为3.3%,高血压发病率为71%,帕金森病发病率为12.7%。遗传因素的研究颇有争议,双胞胎肩周炎的发生率是普通人群的2~3倍,但不能排除环境因素。掌腱膜挛缩症(Dupuytren's contracture)是一种侵犯掌腱膜,并延伸至手指筋膜,最终导致掌指及指间关节挛缩的进行性疾病,该类疾病患者发生肩周炎的概率是普通人群的8.27倍。

三、病因病机

肩关节周围炎的病因既有内因也有外因。内因是年老体弱,肝肾不足,气血亏虚。外因则是风寒湿邪。本病好发于中老年人,老年人多肝肾两虚,故出现肝血虚,肾气虚,骨惫懈惰,素体虚弱,风寒湿邪乘虚而入,邪客于肩部经络致使筋脉收引,气血阻滞而形成肩关节周围炎。从局部关节而论,肝主筋,筋赖以肝血的滋养,肝血虚,筋失所养,故出现弛萎无力,肩臂不能运动,或筋痉挛而致肩臂伸展不利。肾主骨,骨依赖于肾气充营,肾气衰,精少骨髓不足,故出现骨惫懈惰,所以肢体屈伸运动无力。也可因长期劳累,在汗出当风或睡卧时肩部裸露,风吹受凉时发生。病机主要是在年老肝肾两虚的基础上外感风寒湿邪,邪客肩部经络致气血阻滞而形成肩关节周围炎。

四、诊断

(一)西医诊断

可参照中华中医药学会《肩关节周围炎》指南,根据患者病史、症状、体征及肌肉骨骼影像学检查结果进行西医诊断。

(二)中医诊断

可参考国家中医药管理局《24 个专业 104 个病种中医诊疗方案(试行)》,结合专家共识,将肩关节周围炎分为血瘀气滞、瘀血凝滞、寒湿阻络、肝肾不足等证型。

五、康复评定

(一)肩关节功能评定

1. 简明肩关节功能测试(simple shoulder test,SST)　由 12 个问题组成,由患者主观因素参与评分,内容包括疼痛,疾病对休息、日常生活及工作的影响。根据每道题的回答来算出分数,总分 12 分,得分高者表明患者对肩关节功能恢复较满意,表示肩关节功能越好。由于该评分系统的简易、便捷,所以目前应用较多。

2. 牛津大学肩关节评分(Oxford shoulder score,OSS)　由 12 个问题组成,包括患者主观疼痛题及功能活动题等内容。每个问题根据情况优良来进行评分,而分数越高代表肩功能越差。Dawson 等经过长期随访发现,与其他肩关节评分相比,具有较好的可信度与敏感度。

3. 肩关节疼痛和功能障碍指数(shoulder pain and disability index,SPADI)　该评分系统最大特点是完全由患者自己评价。包括多个疼痛问题和功能问题,使用 VAS 方式评分,之后通过公式换算。分数越高则代表肩关节功能障碍程度越严重。

4. 美国肩肘外科协会评分(rating scale of the American Shoulder and Elbow Surgeons,ASES)　此评分包括疼痛(50%)和生活功能(50%)两部分,满分 100 分,分数越高表示肩关节功能越好。

5. L'Insalata 肩关节问卷　由纽约特种外科医院运动医学科肩关节组设计,其问卷具有有效性、可靠性。

6. Constant-Murley 评分(Constant-Murley score,CMS)　是使用较广泛的评分系统。分数和功能成正比。来源于患者主观因素占 35 分,医生的客观因素占 65 分。Jennifer 和 Timothy 发现评分有很多缺陷:①对患者疼痛情况的无法感知。②功能活动量表内容抽象,患者不容易理解。③个体因素差异导致评分的失准。

7. Neer 评分系统　是国内临床使用最广泛的评分系统,包括了关节功能和结构的因素。该系统总分为 100 分,包括疼痛 35 分,功能使用情况 30 分,活动范围 25 分和解剖 10 分,总分>90 分为优,80~89 分为良,71~79 分为中,≤70 分为差。

8. 美国加州大学肩关节评分(The University of California at Los Angeles shoulder rating scale,UCLA)　其中基于患者主观评价的是疼痛、功能活动及满意度,前屈活动度和肌力由医生体检来客观评价。

9. GEPI法 为1990年修订的美国医学会《永久病损评定指南》第3版中介绍。整个肩关节的功能相当于上肢的60%，其中屈曲相当于肩关节功能的40%，伸展相当于10%，外展相当于20%，内收相当于10%，内旋和外旋各相当于10%。评定肩关节的功能，受限要求得屈曲、伸展、外展、内收、内旋和外旋各自损伤的程度，然后再计算出肩关节损伤的百分比，可进一步了解整个上肢功能的损伤。不足之处在于没有考虑到疼痛、ADL等内容。

（二）疼痛评定

1. 数字评定法（numerical rating scale，NRS） 有水平型、垂直型两种形式。用数字0到10表示疼痛的程度。0表示无痛，10表示剧痛。NRS便于对患者的疼痛程度进行量化处理，数据也易于储存。但此方法受年龄和认知能力影响，不适用于认知功能较弱的患者。

2. 词语描述法（verbal descriptor scale，VDS） 用无痛、轻度痛、中度痛、重度痛、剧痛五类词语来表示不同水平的疼痛强度。此量表简短，易于完成，但选择面窄，无法准确描述患者最真实的感受。

3. 面部表情法（faces pain scale，FPS） 向患者提供一系列面孔图片，面孔由平静温和的到极度疼痛的渐变，患者选择当前最能表现他们感受的表情。这种方法易于被认知水平不高的患者和医护人员接受。但评定结果较模糊，不易量化。

4. 视觉模拟法（visual analogue scale，VAS） 有水平型、垂直型两种类型。有研究表明垂直型的量表敏感度更好，更能准确反映出人们对疼痛的感受。方法为在纸上划一条长度为10cm的横线，横线一端标为0，表示无痛，另一端标为10，表示剧痛；患者根据自我的感觉在横线上划一个记号，表示疼痛的程度。此方法较为简单，易被患者理解和接受，但不适用于年幼、理解能力差和有认知功能障碍的患者。

5. McGill疼痛问卷（MPQ） 从感觉、情感、评价和其他相关的四个方面因素以及现实疼痛强度进行全面的评价。大量研究证实了该问卷的信度和效度，保证了获取疼痛数据的质量和数量。但量表条目较多，形式较复杂，需要患者花费较多的时间和精力来完成，不适用于病情严重、精神欠佳或身体不适的患者。此外，该问卷对患者的认知能力要求较高，不适用于认知能力较弱的患者。

6. 简明疼痛量表 此表分为两部分，一部分为图形量表，用来标出疼痛的位置，一个为NRS量表，用来测量现在的疼痛程度、过去一周疼痛最轻程度、过去一周疼痛最重程度以及过去一周的平均疼痛程度。

六、康复治疗

目前肩周炎康复治疗手段较多，主要包括：针灸治疗、穴位注射、针刀、耳穴、刮痧、推拿治疗、中药内服及外敷、非侵入性物理因子治疗、运动疗法等。本指南为中西医结合康复指南，不单独对非侵入性物理因子治疗及运动疗法进行详细介绍。下列中西医结合康复方法均根据证据强度由高到低进行编排。

（一）现代康复治疗

运动疗法

（1）主动运动：针对肩关节活动受限的症状，主动运动可改善肩关节活动度，包括指导患者进行肩外展、屈曲、后伸、绕环、耸肩、旋肩、扩胸、展翅、体后拉手和爬墙等练习，且要循序渐进，制订适合患者本身的锻炼方案。

（2）助力运动：助力运动多借助器械，可以完成一些徒手难以做到的动作并且增加运动治疗的趣味性。其中，体操棒和吊环练习配合其他方案治疗，Thera-Band 渐进式弹性阻力训练带训练对肩周炎有较好的疗效和预防作用。

（3）被动运动

1）关节被动活动：关节被动活动广泛应用于肩周炎的临床治疗中，幅度宜由小到大，循序渐进，包括：①做肩关节外展、外旋、后伸运动；②前屈、外展、后伸等全方位被动运动；③旋转运动，顺逆时针交替；④内收、上举和摇肩等法。

2）关节松动术：关节松动术是近年临床治疗肩周炎的常用方法，应用较广，疗效肯定。它是利用关节的生理运动及附属运动，通过一系列神经生理学效应达到治疗目的，主要作用有缓解疼痛、促进关节液的流动、松解粘连和增加本体反馈。国内用于治疗肩周炎的关节松动术多采用澳大利亚 Maitland 方法。

（二）药物疗法

口服西药或中成药　目前西药口服仅在症状较重的情况下及刺激感较强的疗法实施前后服用。目前常用药物包括非甾体类消炎镇痛药物、舒筋活血药物、外用止痛剂、泼尼松、苯丙氨酯、风痛宁缓释片、裸花紫珠片等。

（三）物理因子治疗

物理因子疗法主要是利用声、光、电、磁能等物理能量通过神经、体液、内分泌等生理调节机制作用于机体，引起人体各种反应，借以促进、调节或恢复各种生理功能，从而达到预防和治疗疾病的目的。主要包括高频电疗法、中频电疗法、磁疗、激光和超声波等。

（四）针灸治疗

目前有 1 912 项关于针灸治疗肩周炎的研究（其中随机对照试验 345 个），共纳入 54 110 名参与者，系统评价结果显示针灸治疗肩周炎针灸治疗肩周炎具有副作用小、疗效显著，深受患者欢迎。目前认为针灸治疗肩周炎应遵循分期施治原则。

1. **急性期（凝结期）的毫针治疗**　急性期肩周炎的针灸治疗建议毫针刺、远端取穴、泻法强刺激。毫针刺推荐"条口穴透承山穴"和"局部邻近穴配合条口穴"两种方案。此外，还推荐穴位注射疗法和耳穴透刺疗法。

（1）条口穴透承山穴：急性期肩周炎以疼痛为主，并伴随肩关节功能活动受限，建议选取条口穴，透刺，泻法，强刺激，配合运动针法。操作方法：患者取坐位，取条口穴，常规消毒针刺部位，选用直径 0.30mm、长 75mm 毫针，针尖对准承山穴方向直刺入条口穴，深度约50~60mm，行捻转泻法，强刺激，得气；行针的同时嘱患者配合运动，即运动针法（嘱患者先主动活动患侧肩关节 5min，再在医生或家属的协助下做被动前屈、背伸、外展、上举、内旋运动 5min，活动范围越大越好）。留针 20~30min，每 10min 行针 1 次，行针时配合运动。

（2）局部邻近配合条口穴：急性期肩周炎以疼痛为主，并伴随肩关节功能活动受限，建议选取远端腧穴条口穴针刺治疗的同时，可根据疼痛部位及压痛点所属经络分别选用相应经络局部及邻近腧穴。肩周炎疼痛以肩前内侧痛为主者为手太阴经证，以肩前痛为主者为手阳明经证，以肩外侧痛为主者为手少阳经证，以肩后痛为主者为手太阳经证。主穴选取：肩髃、肩髎、臂臑、阿是穴、条口；根据疼痛部位，手太阴肺经，配尺泽、孔最；手阳明大肠经，配肩井、曲池、合谷；手少阳三焦经，配清冷渊、外关；手太阳小肠经，配天宗、秉风、肩贞、支正。条口穴操作方法同上，余穴行常规操作。

同时，对于急性期肩周炎，建议在毫针刺的基础上配合运动针法、电针、TDP 照射等辅助治疗,以增强疗效。

2. 慢性期(冻结期)和解冻期的毫针治疗

毫针刺法:慢性期及功能恢复期肩周炎针灸治疗建议采用毫针或配合电针,以局部取穴为主,配合循经及辨证取穴。穴取肩髃、肩髎、臂臑、阿是穴。①辨证配穴:风寒湿型肩周炎,配大椎、阴陵泉;瘀滞型肩周炎,配间使、三阴交;气血虚型肩周炎,配足三里、合谷;②根据疼痛部位配穴:手太阴肺经,配尺泽、孔最;手阳明大肠经,配肩井、曲池、合谷;手少阳三焦经,配清冷渊、外关、中渚;手太阳小肠经,配天宗、肩贞、养老。操作方法:患者取侧卧位,暴露患侧肩部,常规消毒针刺部位,选用直径 0.30mm、长 40~50mm 毫针,快速直刺进针,深度约 30~40mm,捻转得气。在毫针刺的基础上,该《指南》建议慢性期和功能恢复期的风寒湿型、气血虚型肩周炎,在针刺的基础上采用灸法治疗;瘀滞型肩周炎,建议在针刺的基础上采用刺络拔罐治疗;风寒湿型肩周炎伴局部压痛明显者,建议采用火针治疗;同时建议辅助功能锻炼。

（五）穴位注射疗法

目前有 27 项关于穴位注射治疗肩周炎的临床研究(其中随机对照试验 10 项),共纳入 2 263 名参与者,系统评价结果显示穴位注射治疗肩周炎的效果良好,与其他方法相比,镇痛效果好。药物包括非激素类药物($VitB_1$、$VitB_6$、$VitB_{12}$、葡萄糖溶液、胎盘组织液、利多卡因)、激素类药物(泼尼松龙、曲安奈德)、中药制剂(当归注射液、祖师麻注射液、丹参注射液、红花注射液、风湿宁注射液、川芎嗪注射液、灯盏细辛注射液)。取穴:肩髃、肩髎、阿是穴。操作方法:患者取侧卧位,充分暴露施术部位,局部常规消毒后,将针头快速刺入皮下组织,然后将注射器做提插动作,得气后,回抽未见回血,即可缓缓注入药物,每个部位注射 0.5~1ml,每次选取 3~5 个部位。根据部位常选用 5ml、10ml 注射器,5~7 号针头。

（六）针刀治疗

一项包含 166 个研究(其中随机对照试验 53 个),2 578 名参加者的系统评价结果显示针刀治疗能有效缓解疼痛,恢复肩关节功能。操作部位可选取喙突顶点外缘骨面(肱二头肌短头、喙肱肌起点,胸小肌止点)、肱骨小结节点(肩胛下肌止点)、结节间沟点(肱二头肌长头肌腱)、肱骨大结节后方点(小圆肌的止点)、肱骨大结节中部(冈下肌的止点)、肱骨大结节上部(冈上肌的止点)、肩峰下滑囊、肩胛骨冈下窝。抵达骨面后,做纵行疏通与横行剥离,刀下有松动感后出刀。且未见不良反应报告,但这些研究证据质量较低。

（七）耳穴治疗

目前有 15 项关于耳穴治疗肩周炎的研究,共纳入 857 名参与者,系统评价结果显示,急性期肩周炎可采用耳穴透刺疗法,耳针对于急性痛的镇痛效果显著,能提高病灶局部痛阈。取穴:患侧耳穴"肩、肩关节、锁骨",兼有肘以下症状者,配患侧耳穴"肘、腕、指"。操作方法:选用 0.30mm × 25mm 的一次性毫针。先将皮肤按常规消毒,用左手固定耳廓,拇指在前,示指和中指从后方将所刺穴区(以肩 - 肩关节 - 锁骨为例)的耳廓局部顶起,右手拇、示、中指持针,从耳穴肩的上端呈小于 10° 的角度刺入,然后沿着皮下与皮下软骨之间通达到耳穴肩关节及锁骨的皮下,如果一针难以通贯全程,可采用 2~3 支毫针相接连续刺入。进针后,用小幅度的捻转手法捻 5~7 下,留针期间可行此法二三次,以加强针感,共留针 30min。针毕后,即刻令患者做上肢及肩关节的抬举、旋转等动作,反复做数分钟,越是活动困难的动作,越要多做。留针期间,根据患者的病情及体力,也要不断地或间歇地做患肩部的活动。

（八）刮痧疗法

刮痧具有舒经活络、改善微循环、促进新陈代谢等作用。目前有 33 项关于刮痧疗法治疗肩周炎的研究（其中随机对照试验 13 个），共纳入 2 854 名参与者，系统评价结果显示刮痧疗法可显著改善肩局部组织拘挛程度。取穴：风池、肩井、臑俞、肩贞、肩髎、肩髃、臂臑、曲池、合谷。操作方法：①肩部刮痧：患者采用端坐位，用弧线刮法刮拭，由风池部从上向下，经过肩井，刮向肩端，要求手法流畅。每侧刮 15~20 次，力量匀适中，在风池、肩井穴可行点压按揉手法，缓解疼痛。②上肢刮痧：患者采用端坐位，用直线刮法先刮拭肩头上下：从臑俞到肩贞，从肩髎到臂臑，从肩髃到臂臑。然后沿手阳明大肠经循行线刮拭：从肩髃过曲池到合谷，一手牵拉前臂，另一手握刮痧板，由肩髃向下刮，经过曲池，直到合谷，刮 15~20 次。在肩髃、曲池穴处可稍加力重刮，其他部位轻手法相连，合谷穴处用刮板棱角点压按揉 3~5 次。

（九）推拿治疗

推拿治疗作为一种中医传统特色疗法，以生物力学效应的作用方式，巧妙掌握手法的轻重度化及力度的渗透层次，通过施术者的手、臂、肘等作用于患者体表，根据病证的虚实及不同病理分期采用徐疾补泻手法进行辨证施治，达到行气活血，缓解肌肤肿痛、筋骨挛折等病证，甚至可达舒情畅志之功效。目前有 1 151 项关于推拿治疗肩周炎的研究，共纳入 56 040 名参与者，系统评价结果显示推拿治疗能缓解受累关节疼痛，改善关节活动功能。

凝结期宜选用轻柔手法，祛风活血，温通经络，手法以㨰法、拿法、一指禅推法、揉法、搓法为主，作用于肩前部、三角肌、上臂至肘部，以改善局部血液循环。取穴：肩内陵、肩髃、肩贞、秉风、天宗等。

冻结期宜行气活血，通络止痛，手法宜以点按、拿捏手法为主，作用于患肩，沿各肌群走向施术，手法由轻到重，自浅及深，反复多次。取穴：肩井、肩贞、肩内陵、天宗等。

解冻期宜选用较重手法，手法宜以松法、拿法、牵拉旋转手法为主，松解患肩肌筋，然后在喙肱肌、结节间沟、大小圆肌处作横行弹拨分离，以调和气血、松解粘连，滑利关节。

（十）拔罐

据中医"以痛为腧"理论，多以肩背部及阿是穴为主，闪罐后坐罐，常选用的穴位有肩井、肩前、肩贞、天宗等。

（十一）中药内服及外敷

内服中药采用煎痹汤、三痹汤等方剂，15 日为个 1 个疗程，一般治疗 1~2 个疗程。且未见不良反应报告，但这些研究证据质量较低。

外敷中药采用威灵仙、续断、麻黄、桂枝、杜仲、牛膝、桑枝、五加皮、红花、羌活、独活、细辛、川乌、草乌、当归尾、苍术、干姜、高良姜、草发、大黄、川乌、透骨草、细辛、黄芪、白芍、甘草、附子等中药加水煎熬后放置于患肩，7~10 天一个疗程，共 1~3 个疗程。且未见不良反应报告，但这些研究证据质量较低。

七、康复护理

1. 心理护理　树立患者的信心有助于肩部的治疗，患者在治疗期间会由于疼痛而使得心情烦躁，影响生活质量，因此为了保持患者的良好心态，应积极与患者交流，使患者放松心情，调节情绪。

2. 疼痛护理　病情早期，患者以减轻和控制病痛为主，首先知道肩部疼痛的位置和相关反应，以便确定肩周炎的类型，分散注意力可以很好地减轻患者的痛苦，故医护人员要做好患者的工作，早期病痛较重，可遵医嘱服用非甾体性抗炎药物或进行轻手法推拿治疗等。

3. 饮食护理　指导患者摄入一些比较清淡且易于消化的食物，应该禁止饮食油腻、寒性食物，同时要忌烟酒。

八、预防及预后

基于中医治未病理论，制订肩周炎的三级预防策略。一级预防为未病先防，针对肩周炎高危人群。对老年人及伴有糖尿病、甲亢、甲减、心血管疾病患者定期进行肩关节功能评估；指导人群调摄情志，调节起居饮食，动静结合、调息养神。二、三级预防为既病防变，二级预防是对已病个体采取积极措施，防止肩周炎继续发展。三级预防是积极治疗原发病，预防并发症与失能的发生。

肩周炎是自限性疾病，但仍可造成患者不适和长达1年左右的功能障碍，影响患者的工作生活，需要早期发现、早期诊断、尽早介入康复。

（贾　朗　虞乐华）

参 考 文 献

[1] Chan HBY, Pua PY, How CH.Physical therapy in the management of frozen shoulder.Singapore Med J, 2017, 58(12): 685-689.

[2] Le HV, Lee SJ, Nazarian A, et al.Adhesive capsulitis of the shoulder: review of pathophysiology and current clinical treatments.Shoulder Elbow, 2017, 9(2): 75-84.

[3] Aydeniz A, Gursoy S, Guney E.Which musculoskeletal complications are most frequently seen in type 2 diabetes mellitus? .J Int Med Res, 2008(3): 505-511.

[4] Hakim AJ, Cherkas LF, Spector TD, et al.Genetic associations between frozen shoulder and tennis elbow: a female twin study.Rheumatology(Oxford), 2003(6): 739-742.

[5] Hindocha S.Risk Factors.disease associations, and dupuytren diathesis.Hand Clin, 2018, 34(3): 307-314.

[6] Yoon JP, Chung SW, Kim JE, et al.Intra-articular injection, subacromial injection, and hydrodilatation for primary frozen shoulder: a randomized clinical trial.J Shoulder Elbow Surg, 2016, 25(3): 376-383.

[7] Dawson J, Hill G, Fitzpatrick R, et al.The benefits of using patient-based methods of assessment: medium-term results of an observational study of shoulder surgery .J Bone Joint Surg(Br), 2001, 83: 877-882.

[8] Menge TJ, Horan MP, Tahal DS, et al.Arthroscopic treatment of snapping scapula syndrome: outcomes at minimum of 2years.Arthroscopy, 2017, 33(4): 726-732.

[9] Kitridis D, Tsikopoulos K, Bisbinas I, et al.Efficacy of pharmacological therapies for adhesive capsulitis of the shoulder: a systematic review and network Meta-analysis.Am J Sports Med, 2019, 47(14): 3552-3560.

[10] Vrotsou K, Ávila M, Machón M, et al.Constant-Murley score: systematic review and standardized evaluation in different shoulder pathologies.Qual Life Res, 2018, 27(9): 2217-2226.

[11] Akhtar M, Nadeem RDA, Shah Gillani SF, et al.Comparison of intra articular NSAID(ketorolac)injection versus hyaluronic acid injection for the mean decrease of pain score(according to UCLA shoulder rating scale)in the management of adhesive capsulitis.Pak J Pharm Sci, 2019, 32(3): 953-956.

[12] 金洁, 王艳, 宫双, 等 . 肩关节周围炎临床治疗的研究进展 . 针灸临床杂志, 2018, 34(3): 81-84.

［13］钟学慧. 肩周炎的康复. 中国老年保健学, 2009, 7（6）: 57.

［14］陈滢如, 杨金生, 王亮, 等.《肩周炎循证针灸临床实践指南》解读. 中国针灸, 2017, 37（9）: 991-994.

［15］张铁英. 小针刀治疗肩周炎159例. 中国中医急症, 2001, 16（4）: 490-491.

［16］范家桂. 针刀治疗肩周炎疗效观察. 实用医技杂志, 2007, 14（12）: 1618-1619.

［17］黄连欣, 李新洲, 农小珍, 等. 针刀治疗肩周炎30例临床研究. 右江医学, 2013, 41（3）: 395-396.

［18］陈李贵. 针刀松解治疗肩周炎50例临床研究. 按摩与康复医学, 2013, 4（5）: 81-82.

［19］黄丽春. 耳穴诊断治疗学. 北京: 科学技术出版社, 1991: 65.

［20］陈巩苏. 耳穴研究. 南京: 江苏科技出版社, 1982: 453.

［21］刘华忠. 推拿分期治疗肩周炎86例. 浙江中医杂志, 2004, 12（2）: 340.

［22］韦明香, 张明君. 分期手法治疗肩周炎. 遵义医学院学报, 2003, 26（4）: 376.

［23］黄忠平. 推拿治疗肩关节周围炎200例. 福建体育科技, 2005, 24（1）: 49-50.

［24］唐光丽. 推拿手法治疗肩周炎例临床分析. 按摩与导引, 2003, 19（6）: 28-29.

［25］郭绪常, 杨铁山. 肩痹汤治疗肩关节周围炎106例. 湖南中医杂志, 2002, 18（1）: 37-38.

［26］欧洪涛. 三痹汤配合肩痛散外敷治疗肩关节周围炎80例. 湖南中医杂志, 2005, 21（1）: 34-35.

［27］谷艳. 护理肩周炎的研究进展. 心理医生, 2016, 22（25）: 1-2.

［28］陈单君. 肩周炎治疗的护理. 中外医学研究, 2011, 9（4）: 57.

［29］中华中医药学会. 肩关节周围炎（ZYYXH/T378-2012）. 风湿病与关节炎, 2013, 2（2）: 73-75.

第六节　膝关节前交叉韧带损伤

一、定义与术语

（一）定义

前交叉韧带（anterior cruciate ligament, ACL）位于股骨髁间凹及胫骨平台的髁间棘之间, 其主要作用为限制胫骨向前过度移位而维持膝关节的稳定性。ACL损伤是指由于外伤（直接或间接暴力）导致前交叉韧带损伤, 引起膝关节功能障碍。中医学将膝关节前交叉韧带损伤归为"膝骨缝伤筋"的范畴, 使以膝关节疼痛、肿胀、屈伸不利等症状为主要表现的一类病症。

（二）中医术语表达

中医古籍中关于前交叉韧带损伤的术语主要为"伤筋"。伤筋出自《素问·宣明五气篇》:"久视伤血, 久卧伤气, 久坐伤肉, 久立伤骨, 久行伤筋, 是谓五劳所伤。"除伤筋外, 还包括古文献之筋断、筋走、筋翻、筋转、筋强等症, 均表现为膝关节局部肿胀、瘀斑、疼痛、活动受限等症。《圣济总录·伤折门》记载:"若因伤折, 内动筋络, 血行之道不得宣通, 淤积不散, 则为肿为痛。"

二、流行病学

下肢受伤占所有运动损伤的66%, 其中膝关节最常受累, 而膝关节前交叉韧带损伤则占所有膝关节损伤的25%~50%。大多数ACL损伤与运动过程中的着陆、跳跃及旋转动作相关, 研究发现由于环境、激素、神经肌肉和生物力学方面的原因, 女性比男性更容易发生前交叉韧带损伤。美国的一项研究数据发现运动中女性和男性的ACL损伤总体发生率分别为0.081和0.05（每1 000次运动暴露）, 且不同的运动项目中, 足球、篮球和长曲棍球的伤害风险最高。

非运动人群 ACL 损伤的流行病学资料相对较少,一项来自印度 2008 年至 2012 年的回顾性研究报道指出,非运动员 ACL 损伤 60% 发生于交通事故,20% 发生于室内跌倒,10% 发生于室外跌倒。我国目前缺乏大样本的 ACL 损伤流行病学资料,一项 1996 年至 2001 年针对青少年 ACL 损伤的回顾性研究发现,青少年 ACL 损伤女性高于男性,非运动员中 ACL 损伤较多发生于跳远、跳高项目。大部分 ACL 损伤需要手术,并进行长期的康复训练,一项美国的研究发现手术费用为每人次 5 000 美元到 17 000 美元,预估长期社会成本为每人 38 000 美元,但手术重建和康复并不能降低 ACL 再次损伤的风险。研究指出 ACL 损伤的患者发生二次损伤的风险显著增加,为 4 倍到 25 倍;另一项研究发现 ACL 重建术后 2 年内,患者手术对侧 ACL 损伤或同侧移植物再撕裂的风险相似。因此,国际运动训练协会指出:实施 ACL 损伤的预防性康复训练可降低损伤风险,并极大地减少医疗费用支出和残疾的发生,减轻社会负担。

三、病因病机

膝关节前交叉韧带损伤可归纳为中医学"膝骨缝伤筋"范畴,其病位在膝,膝为多筋之处,《内经》所谓"膝者筋之府",筋唯肝气浸淫及气血濡养,才能正常发挥功能。受损以后气血不能复原或年老体衰后肝气失养,常致筋失其荣而动作牵强,且在屈伸时有摩擦感。在前交叉韧带损伤的人群中,多因感受风邪、湿邪、寒邪,人体经脉被邪气所阻,瘀滞于关节内,不得发散出去,抑或随着年龄的增加,身体素质随之下降,很容易发生筋断筋伤、筋脉失养、湿阻筋络,最终导致膝骨缝伤筋的发生。

四、诊断

(一)西医诊断

参考 2013 年中华中医药学会《膝关节交叉韧带损伤》诊断标准:根据患者病史、症状、体征、特殊检查、影像学检查及关节镜检查结果等进行西医诊断,其中关节镜检查是诊断"金标准"。

(二)中医诊断

参考 2010 年国家中医药管理局《中医病症诊断疗效标准》进行诊断。可将膝关节韧带损伤分为筋断筋伤证、筋脉失养证、湿阻筋络证。

五、康复评定

(一)ACL 损伤程度及功能评定

1. 疼痛评定 膝关节 ACL 损伤后疼痛常用评估方法有:视觉模拟评分法(visualanalogy score,VAS)、麦吉尔疼痛问卷(McGill pain questionnaire,MPQ)、痛阈测定等多种方法,临床可根据需要和各种评定方法的特点及局限性选择使用。

2. 关节肿胀评定 膝关节 ACL 损伤多存在关节肿胀,临床必须对导致关节肿胀的原因和关节肿胀的程度进行评定,可大致反映其严重程度。关节肿胀计分标准和分级:0 级(0分):关节无肿胀;1 级(2分):关节肿胀,但尚未超过关节附近的骨性标志;2 级(4分):关节肿胀,肿胀处与骨性标志相平;3 级(6分):关节高度肿胀,肿胀处高于附近骨性标志。

3. 下肢周径测量 膝关节 ACL 损伤后因制动可出现下肢肌肉萎缩,通过大小腿周径测量可判断下肢肌肉有无萎缩及其程度,还可用于判断康复疗效。

4. 肌力及关节活动度评定 对膝关节损伤的患者还应进行肌力评定和关节活动度的评定。常用的肌力评定的方法有徒手肌力测试和器械肌力测试。对膝关节被动活动度的测量可以判断关节活动受限程度、运动终末感的性质及是否存在限制关节运动的异常结构变化等。

5. 膝关节本体感觉功能及平衡功能评定　膝关节的关节囊、韧带、肌肉及其本体感觉神经反馈共同维持膝关节的运动控制、稳定性、姿势的校正及平衡功能。膝关节 ACL 损伤可导致本体感觉的减退，神经肌肉反射控制能力下降。本体感觉的具体评定方法包括膝关节主被动位置重现、膝关节被动运动感知阈值、体感诱发电位等。平衡功能的量表主要包括 Berg 平衡量表、Tinetti 步态和平衡量表，可用于探测平衡能力障碍患者的行动能力，定量其严重程度，辨识出步态或平衡项目中最受影响的部分，据此结果拟定治疗计划。

6. 其他评定　超声下膝关节前交叉韧带出现消失、变细、回声不均匀或连续性中断等声像图改变，或者在超声监视下抽屉试验过程中发现上述异常征象者，提示前交叉韧带损伤。磁共振检查可直接观察到膝关节 ACL 损伤的部分撕裂、完全撕裂撕脱骨折的 MRI 表现及关节积液、后交叉韧带成角改变、胫骨向前方半脱位、骨挫伤及骨折等间接 MRI 表现，其诊断前交叉韧带损伤的准确度 93.55%，特异度 89.47%，敏感度 95.35%。

（二）膝关节运动损伤标准量表评价系统

1. 纽约特种外科医院（hospital for special surgery，HSS）评价系统　总分 100 分，其中疼痛 30 分、功能 22 分、活动范围 18 分、肌力 10 分、屈曲畸形 10 分、关节稳定性 10 分。是否需要助步器，是否内外翻畸形及伸直不全等为扣分项目，大于 85 分为优，70~84 分为良，60~69 分为中，小于 59 分为差。其内容较多，填表时间较长，通常用于从事运动损伤临床研究的专业人员。

2. Lysholm 评分量表　由跛行（5 分）、支撑物使用（5 分）、关节绞锁（15 分）、关节不稳（25 分）、疼痛（25 分）、关节肿胀（10 分）、爬楼梯（10 分）、下蹲（5 分）8 项问题组成。简单易用，患者可在 10min 左右完成，便于随访，临床应用广泛。研究表明对于该量表对于 ACL 重建的患者更为可靠，评估膝关节前交叉韧带术后 ICC=0.91，95%CI：0.67~0.97，量表内子项目可靠性范围 ICC=0.71~0.97，较其他量表评分得分偏高，与活动水平评分量表联合使用更有意义。

3. Kujala 膝关节量表　主要包括跛行（5 分）、患者支撑（5 分）、步行（5 分）、上楼梯（10 分）、下蹲（5 分）、跑步（10 分）、跳跃（10 分）、长时间屈膝坐下（10 分）、疼痛（10 分）、肿胀（10 分）、髌骨活动程度（10 分）、大腿肌肉萎缩（5 分）和膝关节屈曲程度（5 分）13 项问题，满分 100 分，分数越高，功能越好。研究发现其评估 ACL 术后患者功能重复性测试系数优秀（ICC=0.94），评估膝关节疼痛患者的重复性测试系数较高。

4. Tegner 膝关节运动水平评分　主要针对运动水平进行评价，包括 0~10 分，0 分为病休/残疾，10 分为能够参加国家级或者国际顶级竞技运动，结合其他功能评分可对韧带及半月板损伤患者进行评价。

（三）ACL 损伤患者生存质量量表

ACL 生存质量量表具有患者自评、疾病特异性的特点，由 5 个方面（症状和躯体不适、工作相关问题、娱乐活动或参加活动或者竞赛、生活方式、社会和情感功能）32 个问题组成。每个方面所占的比重相等，共计 100 分，该量表可评估慢性前十字韧带损伤是否需要外科手术干预。

还可运用步态分析和表面肌电图来评定 ACL 功能不全对日常生活的影响，比单纯临床膝关节评分更加有效和直接。

六、康复治疗

膝关节前交叉韧带损伤的治疗包括保守治疗及手术治疗。对急性单纯 ACL 断裂或不全断裂的患者可采用保守治疗,常用石膏固定患膝于屈曲 30°位 4~6 周并配合积极的功能锻炼。对完全性韧带损伤且年龄小于 40 岁的患者,应积极行手术治疗避免向关节不稳定方向发展。手术在解剖及功能上对患膝起到一定程度的保护作用,要想达到更好的疗效,术后的康复治疗尤为重要。疼痛、肿胀、关节活动受限及运动能力下降是 ACL 损伤及 ACL 重建术后主要的并发症及功能障碍。本指南根据 ACL 损伤的主要功能障碍,结合现有的康复治疗手段,详细介绍针对不同功能障碍有效的中西医结合康复疗法。

（一）疼痛

1. 冷疗　冷疗可促使局部血管收缩、血流减慢,降低毛细血管渗透性,通过抑制肌肉牵张反射和肌痉挛,发挥局部镇痛作用。2013 年的一项纳入 48 例 ACL 重建术后患者针对局部冰敷结合冷疗的随机对照研究及同年一项纳入 40 例 ACL 重建术后患者针对持续冷疗的随机对照研究等多项研究表明,冷疗能有效改善 ACL 重建术后的早期疼痛和肿胀,有助于患者整体功能的康复,值得临床推广。

2. 关节松动术　2018 年的一项纳入 65 例 ACL 损伤患者的临床随机对照研究发现,关节松动治疗使患者 VAS 评分明显低于治疗前。

3. 针灸治疗　ACL 损伤后,膝部经脉受损,气血不至,不荣则痛;离经之血溢于脉外,不通则痛。一项纳入 76 例 ACL 重建术后患者的随机对照研究显示,针灸可有效地激发经气,具有行气活血、疏经通络的作用,从而达到止痛的目的。选取膝眼、阴陵泉、阳陵泉、梁丘、血海、三阴交、足三里、阿是穴等穴位,得气后选取两组对穴接电针仪,用疏密波,强度以患者耐受为度,留针 30min,每日治疗 1 次,5 次为一疗程。膝眼、梁丘、阳陵泉、阴陵泉等膝关节局部穴位以疏通膝关节局部的经络;同时血海、三阴交可活血化瘀,通络止痛;足三里可补益气血、柔筋增肌。

4. 中药外治法　临床上常用的中药外治法包括中药外敷治疗、中药熏洗治疗等。一项纳入 50 例患者的随机对照研究显示,使用温热辛散、活血化瘀的中药熏洗治疗可早期改善 ACL 重建术后患者的膝关节疼痛。

5. 中西医结合疗法　一项纳入 40 例患者的多中心随机对照研究表明,中药内服、外敷联合常规康复训练的中西医结合康复治疗能有效改善 ACL 损伤患者膝关节疼痛评分,疗效优于单纯康复组。研究表明,运动疗法联合针刺、中药内服、中药熏洗、中药外敷、推拿等均能有效改善 ACL 重建术后膝关节的疼痛情况。临床上可结合患者具体的症状酌情选择适当的中西医结合综合疗法。

（二）肿胀

1. 加压冷疗　研究发现,单独冷疗对消除水肿的作用有限,冷疗配合加压联合应用将产生更确切的疗效。2017 年一篇纳入 15 个随机对照试验的系统评价结果表明,间歇加压冷疗能明显缓解 ACL 重建术后患者的肿胀症状,有利于膝关节功能的早期康复。

2. 针灸治疗　2016 年一项纳入 78 例患者的随机对照研究显示电针疗法可以有效减轻膝关节镜下 ACL 重建术后患膝肿胀程度,且安全性较高。术后患者麻醉苏醒后即开始进行电针治疗,选取患侧丰隆、期门、髀关、梁丘、足三里、血海、地机、内膝眼、外膝眼及三阴交穴,待患者局部有酸、麻、重、胀等针感后,接电针仪采用疏密波(2~100Hz),时间为 30min,刺激强度以患者能耐受为度,每日 2 次,连续治疗 7 天。

3. 艾灸治疗　2016 年一项纳入 50 例患者的随机对照研究显示艾灸疗法能有效缓解患者 ACL 术后肿胀程度,改善患者的膝关节屈曲度。具体方法为:患者取平卧位,艾条温和灸患肢涌泉穴，每日 1 次，每次 5~7min。

4. 推拿治疗　一项纳入 60 例 ACL 重建术后患者的临床随机对照研究显示，循经点穴推拿可以有效地减轻膝关节肿胀度，促进患者的康复。可参照以下方法实施：术后第 1~3 天，向心方向推擦患肢足三阳经，由足到小腿 5 遍，每天 1 次；术后第 4~7 天，向心方向沿患肢踝关节向大腿于足太阴脾经、足阳明胃经、足少阳胆经，施以一指禅推法、指揉法、推法各 3 遍，每天 1 次。术后第 3 周开始增加通利关节手法：仰卧位时将双拇指置于患膝内外膝眼处，余四指置于腘窝处，屈伸膝关节 5 次；再以一手握住小腿三阴交、绝骨处，另手捏住大腿血海、梁丘处，以握住小腿三阴交、绝骨处的手控制膝关节屈伸动作，屈伸膝关节 5 次；俯卧位时屈曲膝关节缓慢屈伸、摇转膝关节，以屈伸为主，幅度由小到大。

（三）关节活动受限

1. 关节松动术　根据膝关节运动的生物力学原理在关节面施以微小活动，从而引起骨关节较大幅度的活动，达到促进关节液流动，松解组织粘连，保持周围组织的伸展性和张力，达到改善膝关节功能的目的。2014 年一项纳入 6 例随机对照试验的系统评价显示：ACL 重建术后关节僵硬患者可首选关节松动术有效改善膝关节活动度。

2. 连续被动运动（continuous passive motion，CPM）　连续被动运动机作为一种帮助关节连续被动活动的康复仪器，其临床疗效已被广泛认可，尤其对术后短期的康复疗效尤为显著。2018 年一项纳入 65 例 ACL 重建术后患者的随机对照表明 CPM 联合关节松动术可显著改善患者膝关节活动度，提高膝关节功能。

3. 中医综合疗法　中医学认为 ACL 损伤后，患侧膝关节周围因气滞血瘀、风寒湿邪侵袭，造成经络阻滞气血运行不畅、筋膜挛缩，日久疲血积而成块，最终导致膝关节及周围组织僵硬，引起关节活动障碍。联合针灸、推拿、中药熏洗治疗的综合疗法可有效地改善患膝的关节活动度。在临床中，可根据患者的疾病特点将多种中医疗法联合使用，加强疗效。

4. 中西医结合疗法　2013 年一项纳入 76 例 ACL 重建术后患者的随机对照研究表明中药熏蒸联合 CPM 训练，在增加活动度的同时，可减轻肿胀、松解粘连、挛缩，增强肌力，提高患者对疼痛的耐受性，加强关节受外力时产生的瞬间保护作用，无副作用，疗效确切。

（四）运动能力下降

1. 等速肌力训练　等速肌力训练是一种顺应性的肌力运动，其特点是机体在自主运动中角速度维持不变。等速训练较等张、等长训练更有效、更准确，在同一活动范围内单位时间内能够完成更多的功，任意角度产生最大的机械输出力。2019 年一项纳入 48 例 ACL 重建术后患者随机对照研究探讨同心圆和偏心交叉训练对 ACL 术后股四头肌力量和膝关节功能恢复的影响，2010 年一项纳入 48 例 ACL 重建术后患者研究康复计划早期使用腘绳肌等速训练对 ACL 术后稳定性、力量、症状和功能结果的影响等多项临床研究表明：等速肌力训练能够有效改善 ACL 损伤患者局部疼痛症状，提高膝关节周围肌肉力量，对促进膝关节功能的恢复、维持膝关节稳定性具有重要意义。

2. 本体感觉训练与感觉运动控制训练　感觉运动系统有助于在运动期间保持功能性关节稳定性。ACL 损伤或重建之后膝关节的本体感觉及神经肌肉控制能力下降，是影响患者运动能力恢复的重要原因之一。2016 年的一项纳入 33 例 ACL 重建术后患者的随机对照研究表明应用本体感觉神经肌肉促进技术进行本体感觉训练能有利于 ACL 重建患者膝关节功能的恢复。2013 年的一项纳入 75 例前交叉韧带重建术后患者的研究表明，术后强化本体感觉对促进下肢功能恢复有重要意义。

3. 中西医结合疗法 研究表明,康复锻炼联合针灸、推拿、中药熏洗治疗等中西医结合疗法能改变膝关节及其周围肌肉组织的挛缩紧张状态,增强膝关节稳定性,恢复膝关节应力平衡,有利于受损膝关节生理结构的重建。2018 年一项纳入 56 例 ACL 重建术损伤患者的临床随机对照研究显示,在常规康复训练的基础上加用手法及中药熏洗治疗可有效减轻膝关节疼痛,改善膝关节活动,促进膝关节功能的恢复。

七、康复护理

(一)起居调护

护理人员应为患者提供舒适、安静的病房,避免环境嘈杂而引起患者焦虑不适,根据患者不同证型安排合适的床位,如湿阻筋络证患者可选择干燥有阳光的病房。患者应顺应四时,保持充足睡眠,适度活动,劳逸结合,维持膝关节活动度,避免长期卧床,经脉不通而不利于疾病的康复。

(二)饮食调护

《黄帝内经·素问》曰"食饮有节",一有节律,三餐定时,营养均衡以清淡、易消化、优质蛋白、高钙食物为宜,尤以术后康复患者;二有节制,三餐定量,勿过饱过饥。根据患者体质、季节、地域以及疾病的辨证选择寒热温凉平性食物,食物搭配应多样化,谷肉果菜合理搭配。

(三)情志调护

患者存在下肢运动功能障碍,可能产生焦虑心理,护理人员应及时与患者沟通,充分宣教疾病相关知识,解除患者疑虑,建立康复信心。鼓励其多与他人沟通,参与合适的活动,移情易性,顺情解郁,有助于疾病的康复。

(四)健康指导

建议患者戒烟、保持健康体重,指导并帮助患者早期进行康复训练,加强力量,敏捷性,平衡性和灵活性的训练,循序渐进,出院后指导患者进行自我功能锻炼,积极向患者及家属宣教疾病相关知识,提高对疾病的认识,在平素日常训练中,为了减少伤害率和改善神经肌肉功能和性能,应每年进行多次训练计划(季前赛,季节赛和淡季赛),整个季前赛和赛季中每周至少进行 2~3 次。

(五)体位指导

注意卧床休息,抬高患肢,急性期制动,避免加重关节韧带损伤,观察肢体远端有无胀痛、麻木及轻触异常,病情稳定后可在佩戴支具下进行站立和行走,嘱患者可定期按摩腿部肌肉,预防肌肉萎缩。

八、预防及预后

基于中医"治未病"理论,制订膝关节韧带损伤的三级预防策略。一级预防即未病先防。针对运动员,平素做好健康宣教科普工作,加强力量训练、预防损伤训练以及运动中的保护;普通人群同样应加强肌肉力量训练,注意调整训练时间,劳逸结合。二、三级预防即既病防变,二级预防是一旦出现膝关节韧带损伤,予以常规紧急处理后,尽早行 X 线及磁共振成像检查,明确诊断,根据损伤程度及整体情况,尽早制订治疗方案及康复训练方案。三级预防的目的在于愈后防复,通过积极康复训练特别是科学合理的运动训练方案可降低 ACL 重建术后移植物再断裂的发生率。无论保守治疗还是手术治疗,均应循序渐进行个体化康复训练,改善关节活动度、提高肌力、缓解疼痛、预防关节肿胀粘连等,促进膝关节恢复。

ACL 预后视病情变化而定，经过积极的治疗与康复，约有 82% 的患者可重返运动，但只有 63% 的患者可回归到受伤前运动水平，44% 可回归竞技运动。术前及术后早期康复可减少关节僵硬、创伤性关节炎等并发症，但仍有 10%~90% 可能发生膝关节骨性关节炎。因此，早期预防，避免膝关节损伤是关键。

（夏文广）

参 考 文 献

［1］Padua DA, DiStefano LJ, Hewett TE, et al.National Athletic Trainers' Association Position Statement: Prevention of Anterior Cruciate Ligament Injury.J Athl Train, 2018, 53(1): 5-19.

［2］Joseph AM, Collins CL, Henke NM, et al.A multisport epidemiologic comparison of anterior cruciate ligament injuries in high school athletics.J Athl Train, 2013, 48(6): 810-817.

［3］Anderson MJ, Browning WM 3rd, Urband CE, et al.A systematic summary of systematic reviews on the topic of the anterior cruciate ligament.Orthop J Sports Med, 2016, 4(3): 232-596.

［4］Kaeding CC, Léger-St-Jean B, Magnussen RA.Epidemiology and diagnosis of anterior cruciate ligament injuries.Clin Sports Med, 2017, 36(1): 1-8.

［5］Nagaraj R, Kumar MN.Revision anterior cruciate ligament reconstruction in the nonathlete population.Indian J Orthop, 2019, 53(1): 154–159.

［6］王健, 敖英芳. 青少年前交叉韧带损伤流行病学研究. 中国运动医学杂志, 2002(05): 471-474.

［7］中华中医药学会. 膝关节交叉韧带损伤. 风湿病与关节炎, 2013, 2(5): 78-80.

［8］李国锐.《中医病症诊断疗效标准》出台. 标准化信息, 1995, (02): 5.

［9］周根泉, 张悦萍, 张贵祥. 膝关节前交叉韧带撕裂的 MRI 诊断. 中国医学影像技术, 2002, 18(11): 1146-1149.

［10］林志达.Kujala 和 Lysholm 量表评估膝关节前交叉韧带术后功能信度及其相关性研究. 按摩与康复医学, 2015, 6(05): 42-44.

［11］Schaser KD, Stover JF, Melcher I, et al.Local cooling restores microcirculatory hemodynamics after closed Soft-Tissue trauma in rats.The Journal of Trauma, 2006, 61(3): 642-649.

［12］谢琪, 黄华扬, 段俊峰. 持续冷疗对前交叉韧带重建术后疼痛及肿胀的影响. 中国康复, 2013, 28(3): 23-26.

［13］钱苏. 关节松动术联合连续被动运动对膝关节前交叉韧带损伤重建术后早期康复疗效观察. 湖南师范大学学报, 2018, 15(05): 117-119.

［14］蔡珍珍, 毛宇星, 姜嫚.手法淋巴引流的临床运用研究进展. 中国康复理论与实践, 2017, 23(12): 1411-1414.

［15］胡趣儿, 宋洋, 吴艳珊. 间歇加压冷疗在关节镜下膝关节前交叉韧带损伤术后患者中的应用. 齐鲁护理杂志, 2017, 23(12): 67-71.

［16］陈玲, 蒋林峻.CPM 结合早期康复训练在儿童肘部骨折术后肘关节功能障碍的康复疗效. 重庆医学, 2016, 45(6): 823-825.

［17］钱苏. 关节松动术联合连续被动运动对膝关节前交叉韧带损伤重建术后早期康复疗效观察. 湖南师范大学学报(医学版), 2018, 15(05): 117-119.

［18］马燕红, 程安龙, 江澜. 本体感觉训练在膝前交叉韧带重建术后康复中的应用. 中华物理医学与康复

杂志, 2005, 27(7): 413-415.

［19］张磊, 李义凯. 膝关节前交叉韧带本体感觉的研究进展. 中国康复医学杂志, 2017, 32(2): 245-247.

［20］Van Melick N, Van Cingel R E, Brooijmans F, et al. Evidence-based clinical practice update: practice guidelines for anterior cruciate ligament rehabilitation based on a systematic review and multidisciplinary consensus. Br J Sports Med, 2016, 50(24): 1506-1515.

［21］黄春荣, 赵嫦莹, 朱彬彬. 温针灸治疗前交叉韧带重建术后膝关节功能障碍的疗效观察. 中医外治杂志, 2018(4): 20-21.

［22］陈友银. 手法加中药熏蒸在前交叉韧带断裂重建后关节功能康复的应用. 世界最新医学信息文摘, 2017, 81: 94-95.

［23］林砚铭. 中药熏洗配合康复训练在前交叉韧带重建术后关节功能恢复中的疗效观察. 四川中医, 2017 (04): 151-152.

［24］张蕾蕾, 马向浩, 张颖. 功能锻炼联合中药熏洗和手法在前交叉韧带重建术后康复治疗中的应用. 中医正骨, 2015(6): 35-36.

［25］马玉翠, 李雪薇. 超声波、关节松动训练、熏洗外敷综合疗法在前交叉韧带重建术患者膝关节功能康复治疗中的应用效果研究. 陕西医学杂志, 2019, 48(02): 63-66.

［26］马玉, 李华. 针刺联合运动康复治疗前交叉韧带损伤的效果. 宁夏医科大学学报, 2018, 40(8): 981-983.

［27］张鹏翼, 熊坚, 于海波. 中医药治疗前交叉韧带损伤术后康复研究近况. 湖南中医杂志, 2018, 34(12): 173-175.

［28］杨吉勇, 代菊红, 张超. 前交叉韧带重建术后早期应用中医推拿手法的康复疗效. 世界最新医学信息文摘, 2019, 19(08): 199-201.

第七节 肩袖损伤

一、定义与术语

（一）定义

肩袖损伤是指冈上肌、冈下肌、肩胛下肌以及小圆肌等肌腱组织出现损伤或无菌性炎症后而引起肩部疼痛、肩关节功能受限, 甚至肩部肌肉萎缩、肌腱撕裂的一系列症状, 冈上肌肌腱损伤是造成肩袖损伤最常见的类型。肩袖损伤归属于中医"肩部筋伤"范畴, 主要表现为肩关节疼痛、肿胀、屈伸不利等症状的一类病症。

（二）中医术语表达

肩袖在中医中属于"筋"的范畴, 早在《内经》中就提出了"宗筋主束骨而利关节也"。《素问·痿论篇》中也说明筋附于骨上, 其连接关节、络缀形体、主司关节运动等。所以凡是肢体运动功能障碍或丧失的病变, 都可责之于筋。故肩袖损伤所导致的疼痛、活动受限甚至肌肉萎缩等都可归属于肩部筋伤。

二、流行病学

肩袖损伤是临床常见病, 随年龄增长肩袖撕裂是肌腱退行性变的自然过程, 有报道指出全世界不同区域内, 肩袖撕裂在高达 39% 的无症状个体中普遍存在, 其中大约三分之一的无症状性肩袖撕裂将在 9 年后出现症状。在英国，以肩部问题为首诊疾病的患病率约为 2.4%，而所有的肩部疼痛中有 30%~70% 的病因来自肩袖疾病。美国骨科医师协会（American Academy of Orthopaedic Surgeons，AAOS）发表的《肩袖疾病临床实践指南（2010年）》指出，以往尸体和流行病学研究发现，肩袖损伤在 65 岁以上人群中的发生率超过50%，在 70 岁以上的人群中上升至 65%。运动创伤是肩袖撕裂的另一常见原因，主要为男性受累（77%），其中冈上肌肌腱撕裂最为多见（84%），其次是肩胛下肌（39%），大多数撕裂 <5cm（58%）。肩袖疾病耗费大量的医疗成本，早在 2012 年统计数据显示美国每年至少进行 25 万次肩袖修复手术，估计直接成本为 30 亿美元，这其中并不包括非手术治疗以及术后康复的经济费用。随着人口老龄化不断进展以及运动人群逐渐增加，肩袖疾病今后会逐渐成为重要的社会健康问题。

三、病因病机

筋伤的病因比较复杂，在《内经》中分为"坠落""击仆""举重用力""五劳所伤"等。《金匮要略·脏腑经络先后脉证第一》中提出："千般疢难，不越三条"，即"一者，经络受邪，入脏腑，为内所因也；二者，四肢九窍，血脉相传，壅塞不通，为外皮肤所中也；三者，房室、金刃、虫兽所伤。"归纳起来不外是内、外二因。外因者，有"坠落""击仆""举重用力"等暴力损伤；也有"久行伤筋"等慢性劳损；更有"损后中风，手足痿痹，不能举动，筋骨乖张，挛缩不伸"等风寒湿邪乘虚侵袭，经络阻塞。内因者有年龄因素："年过半百，筋骨自痛"；体质因素："当是之时，勇者气行则已，怯者则着而为病也"；职业因素等。而"肢体损于外，则气血伤于内，营卫有所不贯，脏腑由之不和"，故筋伤后又会导致气血紊乱、精津耗伤、脏腑内伤、经络痹阻不通、筋骨关节失养。

四、诊断

（一）西医诊断

可根据患者病史、症状、体征及神经影像学检查结果，参考《中华骨科学运动创伤卷》进行诊断。

（二）中医诊断

参考《中医筋伤学》《中医诊断学》并结合临床，可将肩部筋伤分为：筋断筋伤、气血亏虚、风寒湿阻三个证型。在康复临床中，常根据手术与否，本病可分为筋伤及筋伤术后两类。

五、康复评定

（一）损伤程度及愈合情况的评定

1. 一般情况评估　仔细询问患者的病史：如起病经过及前期治疗经过（包括是否经过制动，是否有过暴力牵拉史，是否手术介入以及手术方式等）、肩关节既往伤病史等。

2. 影像学评估　诊断肩袖损伤的常用影像学方法包括：X 线、MRI 检查、超声检查和关节造影检查，根据上述影像学检查可评估肩峰下间隙、肌腱损伤程度及愈合情况；同时对肩关节有无感染、有无关节周围积液、是否并发骨化性肌炎等情况亦可做出及时评估。关节造影为诊断肩袖损伤的"金标准"，无创检查如 MRI 以及超声检查亦表现出了较高的敏感性及特异性。2012 年一份来自 44 项研究的系统评价总结了 MRI 诊断肩袖部分撕裂敏感性为 80%、特异性为 95%，诊断全层撕裂敏感性为 91%、特异性为 97%。2010 年以及

2011年的两份系统评价评估了超声诊断肩袖撕裂时的敏感性及特异性：部分撕裂（敏感性=72%~84%，特异性89%~93%），全层撕裂（敏感性=95%~96%，特异性93%~96%）。超声检查诊断肩袖撕裂的准确性高度依赖于操作者的经验和机器分辨率，然而三维超声成像技术既呈现了超声的相关信息，又呈现了剖面的相对位置，有助于降低操作者的主观性。2018年一份纳入7项研究共涉及282名患者的Meta分析结果显示：三维超声诊断部分撕裂的敏感性82%、特异性88%，诊断全层撕裂敏感性91%、特异性96%。该研究认为三维肩关节超声虽表现出了一定优势，但诊断部分肩袖撕裂的准确性仍有限。因此超声作为一项低成本的辅助检查手段可以用于检测肩袖全层撕裂，但是当怀疑部分撕裂时仍可以通过MRI检测或关节镜检查进一步明确。

3. 疼痛评估　疼痛是肩袖损伤患者就诊的首要原因，疼痛的程度亦与肩袖损伤程度有密切关系。康复治疗过程中应时时评估患者的疼痛程度，临床常用的评估方法有：视觉模拟评分法（VAS）、麦吉尔疼痛问卷（MPQ）等。

4. 关节活动度检查　肩袖损伤可因肩关节内无菌性炎症、修复术后关节粘连等原因导致被动关节活动度下降；也可因肌腱损伤后无力导致肩关节主动活动度下降。关节活动度是评价运动功能的客观指标，也是评定康复训练效果的重要指标。关节活动度的测量简便易行，临床工作中多使用通用量角器来测量肩关节的活动范围。评估时需记录肩关节前屈、后伸、外展、内收位内旋、内收位外旋、外展位内旋、外展位外旋、水平内收、水平外展的活动度。

5. 肌力评定　临床工作中多使用徒手肌力测试对肩关节前屈、后伸、外展肌力进行评定，也需评定肩袖肌肌力：如内旋（肩胛下肌）肌力、外旋（冈下肌、小圆肌）肌力。

（二）肩关节功能评分系统

肩关节功能评分可参照肩关节周围炎的评定，较常用的评分工具有美国肩肘外科协会评分（Rating Scale of the American Shoulder and Elbow surgeons, ASES）、牛津大学肩关节评分（Oxford shoulder score, OSS）、简明肩关节功能测试（simple shoulder test, SST）、Constant-Murley肩关节功能评分（Constant-Murley score, CMS）。此外还有专门针对肩关节不稳而设计的特殊评分系统，常用的有Rowe评分，牛津大学肩关节不稳评分，西方安大略肩关节不稳指数。

（三）活动及参与能力评定

1. 西方安大略肩袖指数（Western Ontario Rotator Cuff Index, WORC）　是一种疾病特异性测量工具。WORC由21个项目组成，分为五个领域：身体症状（6项）；运动/休闲（4项）；工作职能（4项）；生活方式功能（4项）和情绪功能（3项）。该量表可靠性ICC=0.96，通过与其他13个评估量表的对比测试显示出高相关性。2015年的一项系统评价分析了76种用于评估肩袖疾病的量表后认为WORC具有最佳的整体质量。

2. 肩袖生活质量指数（rotator cuff quality of life, RC-QOL）　也是一种疾病特异性测量工具。该问卷由34个项目组成，分为5个领域：症状和身体投诉（16项），工作相关问题（4项），体育和娱乐（4项），生活方式问题（5项）以及社会和情感问题（5项）；每个项目100分，总分从0到3 400，然后将其转换成百分比分数。2017年的研究数据显示：RC-QOL的Cronbachα=0.96，组内相关系数为0.87，测量的标准误差为8（范围7~13），可检测的最小变化为3（范围2~4）。2018年中文版RC-QOL量表发布，经测试具有良好的内部一致性（Cronbach's a=0.953）及良好的重测信度（ICC=0.854），其标准测量误差和最小可检测变化分别为4.6和12.8。

六、康复治疗

肩袖损伤后根据患者的年龄、症状以及损伤程度不同可选择手术治疗（包括关节镜手术或开放手术等）或保守治疗。美国骨科医师学会（AAOS）2010年肩袖疾病临床实践指南认为：对于慢性有症状的部分撕裂患者及无症状的全层撕裂患者，保守康复治疗应作为首选。保守治疗即非手术治疗方式包括：非甾体类抗炎药、类固醇类药物注射、物理因子治疗、关节松动术、肩关节运动训练、针灸治疗、推拿治疗、中西医结合治疗等，临床应用中多根据病情选择联合治疗。对于有手术指征的患者，选择何种手术方式不同的骨科医生选择差异性很大；不过无论何种手术后均应介入科学合理的康复方案。2016年美国肩肘治疗师协会（ASSET）关节镜下肩袖修补术后康复共识指出：应用逐渐增大可控的压力来促进肩袖修补术后恢复，同时根据损伤大小、组织质量以及患者个体化特征等因素来制订不同的治疗方案。本节涵盖肩袖损伤的非手术治疗方法及术后康复治疗方法，按照功能障碍分类叙述，所列中西医康复方法均根据证据强度由高到低进行编排。

（一）疼痛

1. 运动疗法　在肩袖损伤的恢复期常规使用关节活动范围训练、关节松动术、肩袖及肩胛强化肌力训练、肩关节稳定性及本体感觉训练等。2018年发表的一份纳入35项随机对照研究、2 010名患者的Meta分析表明：运动疗法改善肩袖损伤疼痛有效率达78%。2016年一份纳入117项研究的系统评价制定了关于关节镜下肩袖损伤修复术后的康复共识，建议术后进行为期2周的固定，然后在第2周至第6周进行受保护的被动关节活动，6周后重建关节活动范围，在第12周进展至强化，最后恢复运动或工作训练。2015年一份纳入11项随机对照研究的Meta分析表明：运动疗法可短期改善肩峰下撞击患者的肩部疼痛。

2. 注射治疗　有研究认为使用透明质酸、皮质类固醇、富血小板血浆、高渗葡萄糖等注射到疼痛部位或肩峰下组织，可达到缓解疼痛的目的。2017年一份纳入11项研究，292名患者的系统评价认为：皮质类固醇注射在4周及8周后可起到短暂的疼痛缓解作用，VAS评分[$SMD=0.52$, 95%CI:（0.27~0.78），$p<0.001$）；而在3个月时相较于安慰剂组并不能降低肩袖损伤患者的疼痛程度。2016年一份纳入14项随机对照研究，929名患者的系统评价认为富血小板血浆可降低肩袖撕裂修补术后再撕裂率、提高术后患者生活质量，但对改善疼痛（VAS评分）方面无显著意义[$MD=-0.34$, 95%CI:（-0.72, 0.03），$p>0.05$]。2009年一项纳入22名患者的队列研究认为玻璃酸钠注射可缓解老年肩袖撕裂患者的疼痛指数；2012年一项多中心随机单盲的对照研究认为肩峰下注射玻璃酸钠（每周一次，连续3周）后12周时VAS评分从58.6±19.3显著降低至24.6±23.1（$p<0.000 1$）。

3. 物理因子治疗　临床常用超声透入疗法、经皮神经电刺激、光疗、冷疗、热疗、磁疗、体外冲击波等物理因子治疗缓解肩袖损伤患者的疼痛。2017年的一份系统评价回顾了8项关于肩袖撕裂非手术治疗的研究，发现体外冲击波（1项研究）、低水平激光（1项研究）与假性治疗相比对可大为改善疼痛。2016年国内一项纳入30例肩袖损伤患者的随机对照试验认为水滤红外线-A照射辅助运动训练可明显改善患者的疼痛程度，效果优于普通红外线治疗。

4. 针灸治疗　2018年国内一篇包含32例患者的随机对照研究证实：针刺疗法，穴选肩髃、肩髎、肩贞、太冲及阿是穴，平补平泻，留针30min，每日1次，2周后可显著地减轻肩袖损伤的疼痛，改善VAS评分。2012年一篇运用长圆针治疗24例肩袖损伤患者的随机对照研究结果表明：以阳性结筋病灶点即痛性条索或硬结处为进针点，运用关刺法，以解除局部粘连；尔后采用恢刺法，松解粘连。每周 2 次，2 周后 24 例患者 15 例无疼痛，7 例偶感轻微疼痛或不适，2 例运动或特殊动作疼痛，1 例时有疼痛或关节活动时疼痛。2018 年一篇采用浮针治疗肩袖损伤的随机对照研究，共纳入 142 例患者，研究表明：以压痛点及距痛点周围 3~5cm 确定进针点，将浮针以 15°~25° 刺入，沿皮下结缔组织向痛点方向推进平刺，深度为 3~5cm，手握针座左右摇摆针体，当痛点消失或明显减轻时抽出针芯，留置软管，于 6~12h 内拔出。每周 2 次，2 周后患者疼痛明显减轻，治疗满意度为 93.0%。

5. 推拿治疗 目前单纯推拿治疗肩袖损伤的相关研究较少，手法也各不相同。临床上推拿常与其他康复方法联合治疗肩袖损伤。2018 年一篇包含 32 例患者的随机对照研究表明推拿配合针刺治疗肩袖损伤的疗效优于理疗组，能够有效减轻肩袖损伤患者的疼痛。

6. 中西医结合综合疗法

（1）针灸结合手法治疗：2018 年一项纳入 120 患者的随机对照研究将电针结合 Mulligan 动态关节松动术治疗肩袖损伤患者，治疗每日 1 次，每周 5 次，共治疗 6 周。结果发现治疗 6 周后患者肩关节疼痛程度（VAS 评分）联合治疗组显著低于电针组及关松组。

（2）针灸结合冲击波疗法：2017 年一项运用针刺结合体外冲击波治疗慢性肩袖损伤的临床随机对照研究纳入患者 42 例，将常规微针针刺治疗后配合冲击波治疗，治疗每周 2 次，2 周为一个疗程。结果表明针刺结合体外冲击波可减轻患者疼痛症状。

（3）针灸、推拿结合微波、干扰电和超声波：常规针灸、推拿后结合物理因子治疗可加强消炎、止痛效果。2018 年一项关于运用针灸、推拿配合理疗治疗运动性肩袖损伤的研究纳入患者 16 例，结果表明针灸、推拿后结合物理因子治疗能够有效减轻肩袖损伤患者的疼痛。

（二）肩关节活动度受限

1. 运动疗法 2011 年一项纳入 4 例随机对照研究的 Meta 分析表明：进行性肌腱力量训练能改善肩袖损伤肩关节的运动范围。2011 年一项纳入 21 例随机对照研究的 Meta 分析表明：肩袖损伤修复后的水上运动疗法使手术后 3 周和 6 周测量的被动屈曲运动范围有了更大的改善。2018 一项纳入 32 例患者的临床随机对照研究也证实：Maitland 关节松动术对肩袖损伤后肩关节活动度也有不同程度提高。

2. 针灸治疗 针灸中的针刀疗法将针刺与软组织闭合性松解技术结合起来，可较好地改善因局部软组织粘连引起的肩关节活动受限。2016 年一项纳入了 72 例肩袖损伤患者的临床随机对照研究表明：针刀疗法可明显改善患肩的前屈活动度，有效率为 91.7%。

3. 推拿治疗 推拿手法中的推按、屈伸和弹拨等手法，可疏理筋骨，解除粘连，滑利关节，有利于受损部位的修复和功能的恢复。2018 年一项纳入了 32 例肩袖损伤患者的临床随机对照研究表明：经推拿治疗，患者的患肩活动范围明显改善。

（三）活动及参与能力下降

1. 运动疗法 2019 年一项纳入 50 例患者的随机对照研究认为本体感觉训练结合常规康复训练对肩关节镜术后患者 Constant-Murley 肩关节功能评分有显著改善作用，效果优于常规治疗。2009 年一项随机对照试验认为物理治疗结合运动疗法与单纯物理治疗相比表现出更显著及更快的功能改善，这些训练计划包括：三角肌前束强化，主动外旋肌强化，肩胛稳定性和控制练习，健康教育，本体感觉训练和家庭锻炼计划。2016 年一项 30 名患者的前瞻性队列研究发现 5 个月的系统训练可显著改善慢性不可修复性肩袖撕裂患者的功能，OSS 评分由 25.6 提高到 3 个月后的 33.8 和 5 个月后的 37.2。

2. 针灸治疗 2016 年一项纳入了 72 例肩袖损伤患者的临床对照试验表明：针刀疗法

能明显改善患肩的 Constant 评分；2019 年一项纳入了 40 例肩袖损伤患者的临床对照试验表明：电针配合康复组在 UCLA 评分改善程度优于康复组（$p < 0.05$）。

3. 推拿治疗　2018 年一篇包含 32 例患者的文献表明推拿配合针刺治疗肩袖损伤的疗效优于理疗组，能够有效改善 ASES 评分。

4. 中西医结合综合疗法

（1）针灸结合手法治疗：2018 年一项纳入 64 例患者的随机对照研究通过针灸结合关节松动术治疗肩袖损伤术后患者，治疗每日 1 次，每周 6 次，共 2 周。3 个月后随访发现联合治疗组高岸肩关节功能评分明显高于单纯关节松动组。2018 年一项纳入 120 患者的随机对照研究将电针结合 Mulligan 动态关节松动术治疗肩袖损伤患者，治疗每日 1 次，每周 5 次，共治疗 6 周。结果发现联合治疗组 UCLA 肩关节评分明显高于电针组及 Mulligan 动态关节松动组。

（2）推拿结合康复训练：2017 年一项前瞻性队列研究纳入患者 32 例，采用推拿手法联合康复训练治疗慢性肩袖损伤患者，每周治疗 3 次，共治疗 2 个月。结果表明患者 UCLA 肩关节评分改善，满意度较高。

七、康复护理

（一）体位护理

建议肩袖损伤患者卧位时去枕平卧，肩关节外展 15°~30°，或侧卧位，并将软枕置于胸和肘之间，外展肩关节。肩袖修补术后患者 6 周内佩戴肩关节外展支具有利于降低伤口张力，增强肩部稳定性，防止二次损伤，促进修复。

（二）饮食调护

高血糖及高血脂不利于肩袖修补术后肌腱愈合，合并有糖尿病与血脂异常的患者在饮食、生活方式及用药上需积极控制血糖和血脂。另外肩袖术后给予优质蛋白饮食，可通过改善营养状态加快水肿及代谢物吸收，缓解局部组织缺血缺氧，加快损伤组织修复。有研究表明，长期大量吸烟更易导致肩袖损伤，且不利于肩袖组织的修复，因此提倡患者尽量戒烟。

（三）情志调护

慢性疼痛患者易产生焦虑、抑郁等心理。在护理过程中耐心地向患者介绍疾病特点、治疗原理及注意事项，改善患者不良心境，提高患者治疗信心及护理配合度，促进肩袖损伤的康复。

（四）健康教育

健康人群平时应注意避免运动损伤，坚持正确的体育锻炼方式。肩袖损伤患者应限制其活动量，避免在疼痛弧范围内运动；当上臂超过肩水平时，可能引起肩部疼痛和无力，应避免上肢过顶的动作（如使用画板架绘画、擦窗户、打网球等）；避免拇指向下抬起手臂，抬起手臂时要保持拇指向上。另外不建议患者提过重的物体或突然做强力运动，避免肩部负荷过重，尤其不能在肩外展位时提重物，若需要提起物体，也要先将物体拉近身体。

八、预防及预后

以中医"治未病"理论为指导，可制订肩袖损伤的三级预防策略。①未病先防：在肩袖肌群薄弱或长期剧烈运动的人群中（尤其是老年人和运动员），做好肩关节的保护十分重要。在运动前需要做好充分的准备活动，秋冬季气温较低，关节活动幅度减小，同时韧带的伸展度也降低，更应注重准备活动。在身体疲劳或带有伤病（如肌肉拉伤）的情况下，应该暂停运动，等身体状况恢复后再进行运动。同时要注意避免肩部负荷过重,运动后要进行放松活动。可适当增加肩关节等长训练,提高肩部肌肉力量和协调性,从而更好地预防肩袖损伤。②既病防变:对于肩袖轻度撕裂的患者,可以给予综合康复治疗及其他药物等综合治疗,同时进行肩关节主被动活动度训练及适当力量训练。对于肩袖严重撕裂者,可考虑手术治疗。③愈后防复:通过治疗好转或痊愈后,还需要增加肩周肌肉的训练,预防肩袖损伤复发。

影响肩袖损伤预后的因素因肩袖损伤原因、程度、是否合并关节僵硬、关节退变程度、治疗方式的选择,以及患者本人年龄、职业、是否吸烟、是否合并糖尿病、是否血脂异常等个体情况而异。轻中度的肩袖损伤通过上述康复治疗方案多可缓解疼痛,提高生活质量;部分患者需要手术治疗,目前研究认为术前肩袖是否合并脂肪浸润是手术成功与否的最重要的预测因子;肩袖术后及时康复治疗可提高患者远期生活质量。

(夏文广)

参 考 文 献

[1] Teng A, Liu F, Zhou D, et al.Effectiveness of 3-dimensional shoulder ultrasound in the diagnosis of rotator cuff tears: a meta-analysis.Medicine(Baltimore), 2018, 97(37): e12405.

[2] Eubank BH, Mohtadi NG, Lafave MR, et al.Further validation and reliability testing of the rotator cuff quality of life index(RC-QOL)according to the consensus-based standards for the selection of health measurement instruments(COSMIN)guidelines.J Shoulder Elbow Surg, 2017, 26(2): 314-322.

[3] Wang W, Zhang C, Cui L, et al.Reliability, validity and responsiveness of the Chinese version of the Rotator Cuff Quality of Life Index(RC-QOL)in patients with rotator cuff disorders.PLoS One, 2018, 13(11): e0206347.

[4] 于长隆,敖英芳.中华骨科学.北京:人民卫生出版社,2010: 211-216.

[5] Sethi PM, Sheth CD, Pauzenberger L, et al.Macroscopic rotator cuff tendinopathy and histopathology do not predict repair outcomes of rotator cuff tears.Am J Sports Med, 2018, 03, 46(4): 779-785.

[6] Laimi k, Kukkonen J, Saltychev M, et al.Surgery or conservative treatment for rotator cuff tear: a meta-analysis.Disabil Rehabil, 2017, 07, 39(14): 1357-1363.

[7] Agout C, Berhouet J, Spiry C.et al.Functional outcomes after non-operative treatment of irreparable massive rotator cuff tears: Prospective multicenter study in 68 patients.Orthop Traumatol Surg Res, 2018, 10, 104(8): S189-S192.

[8] Shinagawa K, Hatta T, Yamamoto N.et al.Critical shoulder angle in an East Asian population: correlation to the incidence of rotator cuff tear and glenohumeral osteoarthritis.Journal of shoulder and elbow surgery, 2018, 09, 27(9): 1602-1606.

[9] 王守立,周晓波,刘福存,等.国人肩峰指数与肩袖撕裂的关系研究.中医正骨,2017,29(12): 31-33, 42.

[10] 周琳,郑昱新,王海生,等.AAOS《肩袖疾病临床实践指南(2010年)》解读.国际骨科学杂志,2013,34(1): 70-71.

[11] Rugg CM, Gallo RA, Craig EV, et al.The pathogenesis and management of cuff tear arthropathy.J Shoulder Elbow Surg, 2018, 27(12): 2271-2283.

[12] 王延武,王翀敏,陈华德,等.电针配合Mulligan动态关节松动术治疗肩袖损伤后肩关节疼痛随机对照研究.中国针灸,2018,38(01): 17-21.

［13］宁源,孙风凡,童培建.电针联合康复锻炼在肩袖损伤术后康复中的应用.中医正骨,2018,30(01):29-31.

［14］王天辰,王一,张志文,等.体外冲击波在肩关节运动损伤治疗中的应用.中国骨与关节损伤杂志,2017,32(03):335-336.

［15］Nakamura Y, Gotoh M, Mitsui Y, et al.Prognostic factors affecting clinical outcomes after arthroscopic rotator cuff repair: importance of functional recovery by 3 months after surgery.J Orthop Surg Res, 2018, 13(1): 310-314.

［16］Oh JH, Park MS, Rhee SM.Treatment strategy for irreparable rotator cuff tears.Clin Orthop Surg, 2018, 10(2): 119-134.

［17］Munch L, Beitzel K, Willinger L, et al.Shoulder pain in athletes - 5 steps from diagnosis to successful treatment.MMW Fortschr Med, 2018, 160(12): 44-47.

［18］Chalmers PN, Granger E, Nelson R, et al.Factors affecting cost, outcomes, and tendon healing after arthroscopic rotator cuff repair.Arthroscopy, 2018, 34(5): 1393-1400.

［19］Lin KM, Wang D, Dines JS.Injection Therapies for rotator cuff disease.Orthop Clin North Am, 2018, 49(2): 231-239.

［20］Piper CC, Hughes AJ, Ma Y, et al.Operative versus non-operative treatment for the management of full-thickness rotator cuff tears: a systematic review and meta-analysis.J Shoulder Elbow Surg, 2018, 27(3): 572-576.

［21］Hawk C, Minkalis AL, Khorsan R, et al.Systematic review of nondrug, nonsurgical treatment of shoulder conditions.Manipulative Physiol Ther.2017, 40(5): 293-319.

［22］袁凤祥.小针刀联合玻璃酸钠注射治疗老年肩袖损伤.实用老年医学,2019,33(01):67-69.

［23］陈磊,张兆波,王梦宇,等.Mulligan 动态松动术在康复临床中的应用.中国康复,2018,33(06):508-511.

［24］肖斌斌,沈雅婷,唐森.浮针疗法治疗肩袖损伤临床观察.光明中医,2018,33(23):3541-3543.

［25］仇乐.针灸、推拿配合理疗治疗运动性肩袖损伤.中国实用医药,2018,13(21):83-84.

［26］施小成,吴海峰,吴功群,等.针灸结合关节松动术对肩袖损伤术后康复治疗的疗效观察.浙江创伤外科,2018,23(03):555-556.

［27］柳方方,周敬杰,张明,等.本体感觉训练对肩袖损伤术后关节功能恢复的疗效观察.中国康复,2019,03:146-149.

［28］Park J H, Oh K S, Kim T M, et al.Effect of smoking on healing failure after rotator cuff repair.Am J Sports Med, 2018, 46(12): 2960-2968.

［29］Rugg C M, Gallo R A, Craig E V, et al.The pathogenesis and management of cuff tear arthropathy.J Shoulder Elbow Surg, 2018, 27(12): 2271-2283.

［30］Raman J, Walton D, MacDermid JC, et al.Predictors of outcomes after rotator cuff repair-A meta-analysis..J Hand Ther, 2017, 30(3): 276-292.

［31］张一翀,陈建海.美国肩肘外科治疗师协会:关于肩关节镜下肩袖修复术后康复共识声明.中华肩肘外科电子杂志,2018,01:59-63.

第四章

心肺系统中西医结合康复

第一节　冠状动脉粥样硬化性心脏病

一、定义与术语

（一）定义

冠状动脉粥样硬化性心脏病是指因冠状动脉粥样硬化使血管腔狭窄、阻塞或/和冠状动脉痉挛，导致心肌缺血、缺氧或坏死而引起的心脏病，简称冠心病。本节重点介绍心绞痛与心肌梗死两种冠心病的常见类型。本病中医属于"胸痹""猝心痛""厥心痛""真心痛"等范畴，可以合并"心悸""心衰""脱证""厥证"等。

（二）中医术语表达

胸痹病名最早见于《内经》。《灵枢·五邪》篇曰："邪在心，则病心痛"；《素问·标本病传论》亦云："心病先心痛"。《素问·脏气法时论》曰："心病者，胸中痛，胁支满，胁下痛，膺背肩胛间痛，两臂内痛"。根据胸痹心痛的轻重缓急，又分别提出"厥心痛""真心痛""卒心痛"等不同病名。《素问·厥论》把心痛严重，并迅速造成死亡者，称为"真心痛"，谓："真心痛，手足青至节，心痛甚，旦发夕死，夕发旦死。"

二、流行病学

《中国心血管病报告2018》显示，我国有1 100万人患有冠心病。2016年，农村心血管病死亡率为309.33/10万，城市心血管病死亡率为265.11/10万，农村和城市心血管病死亡占全部死因的比率分别为45.5%和43.16%。中国城市和农村居民冠心病死亡率继续保持2012年以来的上升趋势，农村地区冠心病死亡率上升趋势明显。本病多发于40岁以后，男性多于女性。约45%的冠心病患者存在焦虑、抑郁等心理问题，30%的患者存在活动受限，30%的患者无法正常工作。伴随物质生活水平的提高，人群体力活动不足、不合理饮食、吸烟等冠心病危险因素的长期存在，群体中高血压、血脂异常、糖尿病、肥胖、代谢综合征等导致的患病率增加，对冠心病的有效防治与康复，提出了更高的要求。

三、病因病机

中医认为本病多由寒邪内侵、饮食不节、情志失调、年老体衰等因素交互为患，其病机有虚实两方面。病性总属本虚标实，实为寒凝、血瘀、气滞、痰浊，痹阻胸阳，阻滞心脉，虚为气虚、阴伤、阳衰，脾、肝、肾亏虚，心脉失养。常见证型包括心血瘀阻、痰浊内阻、阴寒凝滞、气虚血瘀、气阴两虚、心肾阳虚等。本病病位在心，涉及肝、脾、肾。若瘀血痹阻心脉严重，则心胸猝然大痛，痛不可止，可发为"真心痛""猝心痛""厥心痛"；如心阳阻遏，心气不足，鼓动无力，脉参不调，可发为"心悸"；若心肾阳虚，水邪泛滥，可发为"心衰"；若心阴阳之气不相顺接，可发为"脱证""厥证"，乃至猝死。

四、诊断

（一）西医诊断

参考《稳定性冠心病诊断与治疗指南 2018 年修订版》冠心病诊断标准。

（二）中医诊断

可参考国家中医药管理局《中医病证诊断疗效标准》(2012)"胸痹心痛"诊断标准,将本病分为心血瘀阻证、寒凝心脉证、痰浊内阻证、心气虚弱证、心肾阳虚证等。

五、康复评定

（一）心功能分级

加拿大心血管病学会将稳定性冠心病心绞痛分为 4 级。Ⅰ级:一般体力活动(如步行和登楼)不受限,但在强、快或持续用力时发生心绞痛。Ⅱ级:一般体力活动轻度受限。快步、饭后、寒冷或刮风中、精神应激或醒后数小时内发作心绞痛。一般情况下平地步行 200m 以上或登楼一层以上受限。Ⅲ级:一般体力活动明显受限,一般情况下平地步行 200m 以内或登楼一层引起心绞痛。Ⅳ级:轻微活动或休息时即可发生心绞痛。该方法主要根据患者自身症状来分级,简便易行,安全有效,但易受主观因素影响,导致结果存在一定偏差。

（二）心肺运动负荷试验

心电图运动负荷试验(electrocardiography exercise test)是让受试者在心电监护下进行负荷递增的运动,直至达到预定的运动终点或出现停止试验的指征,并根据受试者出现的异常反应(心电图、心率、血压、气体代谢、临床症状与体征等),来判断心脏储备能力的试验方法。按运动量或终止试验的标准可分为极量运动试验、次极量运动试验、症状限制运动试验和低水平运动试验。极量运动试验的终点为达到生理极限或预计最大心率;亚极量运动试验的终点为达到亚极量心率;症状限制运动试验的终点为出现停止试验的指征;低水平运动试验的终点为达到特定的靶心率、血压和运动强度。停止试验的指征包括:①疼痛、头痛、眩晕、晕厥、呼吸困难、乏力等;②血压明显异常;③出现心律失常,如室性期前收缩的频率增加及室上性心动过速;④心律传导阻滞;⑤心电监护显示异常。

应根据受试者的个体情况及试验目的的不同,选择不同的方案。运动试验的起始负荷应低于受试者的最大承受能力,每级运动负荷一般持续 2~3min,试验总时间在 8~12min 为宜。根据运动负荷量的递增方式(变速变斜率、恒速变斜率、恒斜率变速等)采用不同设计的试验方案,如 Bruce 方案、Naughton 方案、Balke 方案等,改良 Bruce 方案是目前临床使用最广泛的方案。

未控制的心力衰竭、严重的心律失常、严重的左心功能障碍、不稳定型心绞痛、心肌炎、急性心包炎、严重而未控制的高血压(高于 28/14.7kPa)、急性肺动脉栓塞等不适宜采用心电运动试验评定方法。

（三）行为类型评定

行为类型是指患者的行为特征,可通过评估患者行为类型来帮助制订个体行为的康复治疗策略。冠心病患者可分为 A、B 两类,具体如下:

1. A 类型 工作主动、有进取心和雄心、有强烈的时间紧迫感(同一时间总是想做两件以上的事),但是往往缺乏耐心,易激惹、情绪易波动。此行为类型的应激反应较强烈,冠心病发病率较高,需要将应激处理作为康复的基本内容。

2. B 类型　平易近人、耐心、充分利用业余时间放松自己，不受时间驱使，无过度的竞争性。

六、康复治疗

冠心病的康复治疗是一种综合治疗，包含内容很广，有运动疗法、药物疗法，心理疗法等，其中运动疗法是其核心内容；此外，中医具有的"治未病"、"辨证施治"以及"整体观念"等思想与心脏康复的三级预防、个体化处方制订等思想不谋而合，针灸、中药、导引功法等在冠心病的康复治疗中具有良好的效果。综合现代医学心脏康复和中医心脏康复技术，相互取长补短，对心血管疾病患者大有裨益。

（一）运动疗法

1. 运动形式

（1）有氧运动：有氧运动是心脏运动康复的核心，可以通过改善血管内皮功能、促进抗炎、延缓动脉硬化、减少心肌重构、降低血栓栓塞风险、改善心肌缺血、降低猝死风险使冠心病患者获益。有氧运动所致的心血管反应主要是心脏的容量负荷增加，改善心脏功能。研究表明，对急性心肌梗死介入治疗后的患者进行 6 周有氧运动健康训练，患者的最大运动摄氧量比对照组显著提高（$p<0.05$）。一项关于心脏康复训练对冠状动脉介入术后的患者的研究，在内科药物的治疗基础上干预组加以有氧运动锻炼，锻炼组的运动能力、心肺功能较对照组明显提高。对重度肥胖症患者进行中低强度有氧运动，同时适当控制热量摄入，可以有效降低患者体内脂质堆积，增强心脏射血功能，提高每搏输出量。另一项研究表明，通过有氧运动训练可以改善患者的运动后心率恢复、运动能力和生存质量。有氧运动还可以降低血液黏度，使患者的危险因素降低，中等强度比高强度的运动训练更有效。

运动形式：心血管病患者制订运动处方时所选择的运动方式应基于每个人的健康程度和平时运动习惯，还需考虑运动方式的选择是否有相关配套的运动设施可供使用。其中最有效的有氧运动是运用大群肌肉完成持续或间歇的运动。主要包括走路、慢跑、快跑、自行车、游泳、跳绳、划船和爬楼梯等。

运动强度：心血管病患者的运动强度以采用中等强度较为适宜，相当于 40%~60% VO_{2max}。以心率表示则运动时有效心率范围为（220- 年龄）×（50%~70%）；而肥胖型心血管病患者运动时的运动强度以采用较低强度为好，以利于体内脂肪的利用和消耗，即相当于 40%~50% $VO_{2\ max}$ 或者（220- 年龄）×（50%~60%）HR_{max}，其中（220- 年龄）为最大心率。自觉疲劳程度等级（RPE）分 20 级，其中 12~13 级相当于最大心率的 60%，16 级相当于 90%，所以参与运动的心血管病患者应当在 11~13 级的范围内运动。开始运动时，心血管病患者在一定的心率和 RPE 水平的运动强度运动，掌握了心率和 RPE 之间的对应关系后，就可以利用 RPE 来调节运动强度和修订运动处方。

运动时间：心血管病患者开始阶段的运动时间可以稍短，5~10min/ 次，以后随机体对运动逐步适应，运动时间视患者身体条件不同逐渐延长。每次运动应有运动前 5~10min 的准备活动及运动后至少 5min 的放松活动。运动中有效心率的保持时间必须达到 10~30min。

由于运动时间和运动强度配合，影响运动量的大小，所以当运动强度较大时，运动持续时间应相应缩短；强度较小时，运动持续时间则适当延长。对于年龄小、病情轻、体力好的患者，可采用前一种较大强度，短时间的配合，而年老者和肥胖者采用一种运动强度较小，持续时间较长的运动较为合适。目前推荐 20~60min 的有氧运动，此时间不包括热身和结束后的放松运动。

运动频率:运动频度一般以 3~5 次/周为宜,具体视运动量的大小而定。如果每一次的运动量较大,可间隔一两天,但不要超过 3 天,如果每次运动量较小且患者身体允许,则每天坚持运动一次为最理想。

注意事项:①根据个人情况选择合适的运动强度,运动量过大或短时间内剧烈运动,会刺激机体的应激反应,导致心率加快,血压升高,甚至诱发心绞痛或其他急性心血管事件;②若运动中患者出现了诸如心率、血压下降,运动如出现疲劳感明显且难以恢复等不适应的情况,则应立即减小运动强度或停止运动。

(2)抗阻运动:与有氧运动比较,抗阻运动引起的心率反应性较低,主要增加心脏的压力负荷,从而增加心内膜下血流灌注,获得较好的心肌氧供需平衡。同时增加骨骼肌质量,提高基础代谢率;增强骨骼肌力量和耐力,改善运动耐力,帮助患者重返日常生活和回归工作。但是,在冠心病的运动康复治疗中,抗阻训练只是有氧训练的重要补充,不能替代有氧训练。

运动形式:哑铃、弹力带、轮滑拉力器和捆绑式沙袋等。

运动强度:初始推荐强度为:上肢为 30%~40% 1RM,下肢为最大力量测试的 50%~60% 1RM,或 Borg 评分 11~13 分,循序渐进。

运动时间:在 15~20min 内完成,并且在充分的有氧锻炼后进行。

运动频率:对初始训练者,建议每周至少有 2 天进行单一项目训练,如果时间允许可增至每周 3 次或隔天 1 次的练习。抗阻力量训练实际应用应包括主要肌肉群的锻炼。对心脏病患者,训练强度应当适度降低,重复次数适当增加。一次包括 8~10 项综合性的训练运动,躯体上部和下部肌群可交替训练。

注意事项:①在有氧运动完成后进行,以保证有充分的热身;②使用重量器材或仪器前,需认真了解如何操作;③保持低速或中速的有节律的运动;④全关节的运动,通过在用力相呼气和放松相吸气来避免屏气和 Valsava 动作;⑤上肢和下肢的运动交替进行以保证运动中有充分的休息;⑥由于训练效果的特异性,抗阻训练应包含所有大肌群的运动;⑦降低阻力的水平,增加重复的次数;⑧近期冠脉搭桥的患者应避免上肢的 >50% MVC 的抗阻运动,直至 8~12 周胸骨完全愈合;⑨需定期测定不同肌群的 1 次最大举重量(1RM)以制订和适时调整运动强度。

(3)柔韧性训练:冠心病患者保持身体的灵活性和柔韧性尤其重要,身体缺乏柔韧性,会增加慢性颈肩腰背痛的危险。老年人普遍柔韧性差,使日常生活活动能力降低。对肩部、腰部、腿部等部位进行柔韧性训练,有利于提高身体的灵活性和协调性,在意外事件发生时有可能避免和减轻损伤。心血管病患者通过柔韧性锻炼可使僵硬的肌肉得到松弛,防止肌肉痉挛,减轻肌肉疲劳,还能延缓血管壁的弹性下降和皮肤的松弛。

运动形式:肩部:站立位,俯身寻找一个稳定的支持物,面对支持物,手扶一定高度,上体前俯,做下振压肩动作;腰部:长坐位,坐在垫子上,两腿伸直、挺胸,向前折体弯腰,两手尽量伸向前方,使胸部贴近腿部,并持续一段 15~30s;腿部:站立位,面对肋木或高的支撑物,单腿提起,脚跟放在上面,两腿伸直、立腰、收髋,上体前屈,向前向下振压,左右腿交替进行。

运动强度:(5~8)次 ×(2~3)组

运动时间:每次柔韧性训练总时间约 15min

运动频度：3~4次/周

注意事项：①要持之以恒，循序渐进；②训练前要充分做好准备活动，提高肌肉温度，避免肌肉、韧带拉伤；③柔韧性训练要适度，要注意全面协调发展，防止过分发展柔韧性，引起关节和韧带变形。

（4）协调性训练：协调性训练的目的在于增强肩部、腿部等身体部位的协调性、改善运动功能，降低日常生活中受伤的可能性，提高反应判断力，发展平衡能力及协调能力。

运动形式：肩部协调性训练可以选择肩部绕环，即由直立双臂上举开始。一臂直臂向前、向下、向后、向上划圆摆动，同时另一臂向后、向下、向前、向上划圆摆动，均以肩关节为轴，依次进行；腿部协调性训练可以选择交替屈髋，即仰卧于床上，膝关节伸直，左右侧交替屈髋至90°，逐渐加快速度。

运动强度：(10~20)次×(2~3)组

运动时间：每次协调性训练总时间约15min

运动频度：3~4次/周

注意事项：①协调功能训练适用于具有协调功能障碍的患者；②当患者具有严重的心律失常、心力衰竭、严重感染或严重的痉挛等，则暂不宜训练；③训练前、训练中要注意协调功能评定，以了解问题所在，制订或修改训练方案；④协调功能训练不是孤立进行的，要同时进行相应的肌力训练、平衡功能训练等其他训练。

（5）平衡性训练：平衡性训练目的在于增强坐位及站立位的平衡能力、改善运动功能，降低日常生活中跌倒的可能性。

运动形式：坐位平衡能力训练可以选择交替屈髋，即练习者坐在椅子上，伸手去触摸训练者放置在正前方、侧前方、正上方、侧上方、正下方、侧下方等不同的方向的物件；站立平衡能力训练可以选择抛接球，即练习者自然站立，伸手去接训练者从不同的角度抛来的球，并逐渐增加抛球的距离和力度。

运动强度：(10~20)次×(2~3)组

运动时间：每次平衡性训练总时间约15min

运动频度：3~4次/周

（6）传统运动疗法

1）太极拳：一项包含6个临床研究，共280例冠心病患者参加的Meta分析显示，太极拳作为冠心病患者降压的辅助治疗具有良好的安全性，能够降低冠心病患者运动后的即刻血压。习练吴氏太极拳，教练教授8周，前3周每周2次，后5周每周1次，再由患者家庭自主练习8周，可明显降低冠心病患者运动后即刻收缩压、舒张压。习练杨氏太极拳，教练教授1次/周，家庭自主练习3次/周，持续1年以及习练简化24式太极拳，3次/周，1h/次，持续12周，冠心病患者静息收缩压均有下降趋势。目前的报道中多采用专业教练教授的方式联合自我锻炼，疗程8周~1年不等。干预频率大多为每周1~3次，每次练习时间多在30min以上。

2）八段锦：一项包含3个临床研究，共276例冠心病患者的系统评价显示习练八段锦可缓解冠心病患者心绞痛症状，改善其生活质量。有研究表明每天1次，每次3遍的八段锦练习，5周后八段锦组在改善患者焦虑、抑郁方面以及减少心绞痛发作次数和缩短心绞痛持续时间方面均优于对照组。八段锦练习，能增强老年人心脏射血功能，增加心输出量和每搏输出量，有效地改善血管的弹性状况，对血压、血糖、血脂产生积极的影响。除此之外，八段锦又兼具调神、调心的特点,在一定程度上改善睡眠、缓解不良情绪。

2. 具体运动处方

(1)急性心肌梗死

1)Ⅰ期(急性期,住院期的运动康复)

内容:早期的离床活动(包括床上,床旁活动)和病房内外的活动,不建议进行抗阻运动。从床上的被动运动开始,逐步过渡到坐位、坐位双脚悬吊在床边、床旁站立、床旁行走、病室内步行以及上1层楼梯或固定踏车训练。其中根据患者病情,鼓励患者床旁坐位如厕,避免卧位如厕增加心肌氧耗量。CABG患者需进行呼吸训练,预防肺部感染。

运动强度:低~较低强度的康复训练(心率较静息心率增加20次/min左右或RPE评分<12)。如果运动或日常活动后心率增加>20次/min,患者感觉费力,则应减少运动量或日常活动(表4-1)。

表4-1　运动频率、时间、方式

	代谢当量 (METs)	活动类型	心率反映适合水平 (与静息心率比较)
第1步	1~2	被动运动;缓慢翻身、坐起;床边椅子坐立、床边坐便	增加5~15次/min
第2步	2~3	床边坐位热身;床旁行走	增加10~15次/min
第3步	2~3	床旁站立热身;大厅走动5~10min/次,2~3次/d	增加10~20次/min
第4步	3~4	站立热身;大厅走动5~10min/次,3~4次/d;上1层楼梯或固定踏车训练;坐位淋浴	增加15~25次/min

注意事项:①临床实践中可根据患者对康复运动的反应和能力做出个体化的调整,术后恢复良好的患者,可以提前第4步,制订下一步Ⅱ期运动康复计划。对于病情较重、对其中某一步有异常反应时,应将每一步或某一步延长,直到不再出现异常反应时,再进行下一步;②对心肌梗死后心绞痛,有严重的合并症(如严重感染、糖尿病、血栓和栓塞症、急性心包炎、呼吸功能或肾衰竭等)和并发症(如严重心律失常、心源性休克、心力衰竭等)时,应减少活动或推迟至病情稳定后再开始进入康复程序;③患者的运动康复训练应在心电、血压监护下进行,运动量控制在 $HR_{max}-HR_{rest}=20$ 次/min左右,且患者RPE评分<12。

2)Ⅱ期(出院早期门诊康复)应根据心肺负荷试验制订运动处方

内容:有氧运动、抗阻运动、柔韧性训练

运动方式:进行推进大肌群持续性有节律的有氧运动,如步行、慢跑、游泳、自行车等。抗阻运动需每次训练8~10组肌群,躯体上部和下部肌群可交替训练。柔韧性训练应缓慢、循序渐进地进行,逐渐加大活动范围,每一部位拉伸时间6~15s,逐渐增加到30s,如可耐受可增加到90s,期间正常呼吸,每个动作重复3~5次。着重进行有增强肩部、腰部和腿部作用的柔韧性训练。

运动频率:3~7天/周的有氧运动,2~3天/周或隔日一次的抗阻运动,3~5天/周的柔韧性训练。

运动强度:较低~中等强度的有氧运动(即:40%~60% VO_{2max},RPE评分12~14分),中等强度的抗阻运动(即:RPE评分12~14分),有牵拉感觉同时不感觉疼痛的柔韧性训练。

运动时间:有氧运动开始时10min×2次/d,逐渐增加至20~30min×2次/d,稳定期为

30~60min × 1 次 /d。抗阻运动应注意训练前必须有 5~10min 的有氧运动热身或单纯的抗阻训练热身运动。柔韧性训练 10~15min，1 次 /d。

注意事项：①每次运动前应有 5~10min 的准备活动（即：小强度的有氧运动和伸展性体操，如：步行、慢跑、太极拳等），以放松、伸展肌肉，提高关节活动度和心血管适应性，防止突然的运动诱发心血管事件及运动型损伤。结束后应有 5~10min 的整理活动（如慢节奏有氧运动的延续或柔韧性训练），促进运动系统的血液缓慢回到心脏，防止心脏负荷突然增加而诱发的心血管事件。②抗阻运动应避免 Valsalva 动作。③根据运动负荷试验测得的 MET_{max} 及目标活动时的 METs 值，评估患者最大运动能力和活动的安全性，指导患者日常生活活动，早日回归社会。

3）Ⅲ期（维持期门诊康复）

与Ⅱ期运动处方相似，是Ⅱ期康复的延续。关键在于维持已形成的健康生活方式和运动习惯。包括有氧运动、抗阻运动和柔韧性训练等，需在复查心肺运动试验的基础上调整运动强度。可根据患者条件，选用高强度间歇训练方法。

（2）心绞痛 /PCI 术后

1）Ⅰ期（院内康复）

内容：有氧运动

运动方式：患者可以逐渐从自理活动增加到 3~4 次 /d、短到中距离的 50~500 步（15~152m）最小限度或无协助的慢走，直至可以完成步行活动以外的活动。

运动频率：早期阶段（住院的第 1~3 天）：2~4 次 /d、后期阶段（住院第 4 天开始）：2 次 /d。通常康复干预于入院 24h 内开始，如果病情不稳定，应延迟至 3~7 天后进行。

运动强度：根据患者不同情况调整运动强度的上限。

①无症状时尽量坚持；

②6~20 级的 RPE 评分≤13；

③急性心肌梗死行 PCI 术后以 HR≤120 次 /min 或以静息心率（HR_{rest}）超过 20 次 /min 为上限。

运动时间：开始时在能耐受的范围内进行间歇运动，每组持续 3~5min，间歇期患者可根据自己的情况选择慢走（或完全休息），且休息时间短于每段运动的时间，尝试以 2∶1 的运动 /休息时间比进行，当运动持续达 10~15min 时，逐渐增加强度至能够忍受的程度。

2）Ⅱ期（院外早期康复）

内容：有氧运动、抗阻运动、冲击波疗法

运动方式：耐力型有氧运动为主，抗阻运动为辅。有氧运动包括步行、慢跑、骑自行车或健身车、游泳、有氧运动操、太极拳等。抗阻运动可采取弹力带等方式。冲击波疗法：将冲击波发射头置于患者胸前，通过装置内的超声诊断装置，边观察心脏，边对准缺血区域，每处激发 200 次，根据缺血区域的范围选取约 40 处，进行 3 次 /隔日的冲击波治疗。

运动频率：一般 3~5 次 / 周，根据患者危险分层和自身情况也可增加到 5~7 次 / 周。热身部分时间约 5~10min。

运动强度：较低或中等强度的运动训练，低危及训练后期可根据患者情况适当增加为较大强度有氧运动。（即：40%~80% VO_{2max} 量，RPE 评分 12~16 分），以出现缺血症状（缺血表现：心绞痛症状、缺血性 ST 段改变、缺血性心律失常、缺血性引起的血压升高或降低等）的 80% 强度为上限。低危患者，开始时强度为最大运动能力的 55%~70%（即 55%~70% 峰值 METs）或出现症状时的心率。中高危患者，频度和时间与低危患者一样，但开始时强度为最大运动能力的 50%（即 50% 峰值 METs）以下逐渐增加。如果已知心绞痛或 PCI 术后患者的缺血阈值，则制定的运动强度所对应的心率应低于该缺血阈值 10 次 /min 作为安全靶心率减少运动相关的心血管事件。

运动时间：一般 10~60min，最佳运动时间为 30~60min（不包括热身和结束整理时间，热身时间约 5~10min）。对于刚发生心血管事件的患者，开始时，运动时间可控制在 5~10min，每次增加 1~5min 的有氧运动时间，或每次增加的时间为每周的 10%~20%，最终达到 30~60min 的运动时间。根据患者的运动能力可采取连续运动或间歇运动。

注意事项：同急性心肌梗死Ⅱ期。

3）Ⅲ期康复（家庭社区康复）：与Ⅱ期康复训练相似，是Ⅱ期康复的延续，其余同急性心肌梗死Ⅲ期。

（二）针灸康复疗法

1. 电针 一项纳入 12 个随机对照研究 1 006 名患者的 Meta 分析表明，电针在治疗冠心病上优于单纯药物治疗，特别是在改善心绞痛症状，降低硝酸甘油用量，改善心电图表现，降低血脂及改善血清相关指标方面都优于某单纯药物治疗，且无不良反应。临床应根据患者情况，采用不同的配穴，主穴可取内关、心俞、膻中、足三里、神门；配以膈俞、阴郄、气海、三阴交、太溪、巨阙、命门、太冲、郄门、期门、丰隆、中脘、关元。使用电针则应选用疏密波或连续波，以患者能耐受为度。其他配穴依据"虚则补之，实则泻之"的原则，在得气的基础上辅以补泻手法。

2. 穴位贴敷联合西药治疗 一项纳入 16 个随机对照研究 822 名患者的系统评价与 Meta 分析结果表明，与常规西医治疗相比，加用穴位贴敷治疗可以减轻冠心病心绞痛患者相关症状，提高 ECG 的疗效，并减少硝酸甘油使用量，调节血脂，同时可以改善中医证候疗效积分。穴位贴敷可取心俞、膻中、内关、厥阴俞、至阳、通里、巨阙、足三里、三阴交、脾俞、肺俞、关元等，常用药物包括：法半夏、瓜蒌皮、三七、黄芪等。

3. 灸法 一项纳入 13 个随机对照试验，包括 1 318 例患者的 Meta 分析结果显示：与对照组比较，艾灸组在心绞痛症状改善、心电图改善、血脂调节等方面优于对照组。灸法可取神道、天宗、巨阙、郄门、太渊、三阴交、太溪等穴位，隔姜灸 2 周以上。

（三）中西医结合综合疗法

1. 针刺结合西药 一项纳入 21 项随机对照研究，共计纳入受试者 1 774 例的系统评价结果表明，针刺联合常规西药可以减轻心绞痛症状，减少心绞痛发作次数，提高患者的心功能及运动耐量，还可以降低患者焦虑状态，提高生存质量，改善健康状态。治疗可采用隔日 1 次，10 次为一个疗程。

2. 中西药联合治疗 一项纳入 11 个随机对照研究 1 262 名冠心病患者的系统评价与 Meta 分析结果表明，在常规治疗的基础上合用通心络胶囊，能有效提高临床疗效。近年来，阿司匹林抵抗问题引起广泛关注，中西药联合治疗取得了较好的疗效。通过对全国 18 家医院的大数据分析发现，阿司匹林常与丹参多酚酸盐联合治疗冠心病（14 191 例），Meta 分析结果表明，联合用药治疗有效率明显优于单纯西药治疗，且未发现明显不良反应。

3. 经穴体外反搏疗法 经穴体外反搏疗法是以中医经络理论为指导，将中药颗粒（或替代品）置于丰隆、足三里等穴位，借助体外反搏袖套气囊，通过心电反馈，对穴位进行有效刺激，以达到舒通气血、化瘀通络目的一种外治法。研究表明：经穴体外反搏应用于冠心病稳定型心绞痛显示出较好的效果。

（四）中药/中成药干预

一项纳入 29 个随机对照研究 2 518 名患者的系统评价结果表明，益气活血类中药对冠心病血运重建患者的临床疗效显著，明显降低冠状动脉再狭窄率，改善心绞痛症状，改善心脏收缩及舒张功能，抑制心肌重构，提高运动耐力。有系统评价表明，养心氏片、通心络胶囊、稳心颗粒、黄芪注射液、苦碟子注射液等可显著提高冠心病患者临床疗效，但其安全性仍需进一步探讨，临床上可酌情选用。

七、康复护理

1. 饮食调护　冠心病患者饮食上要控制热量，保持理想体重；控制脂肪、糖类摄入，适当增加膳食纤维、维生素，保证必需的无机盐及微量元素供给。少量多餐，切忌暴饮暴食，晚餐也不宜吃得过饱，否则易诱发急性心肌梗死。乙醇能使心率加快，能加重心肌缺氧，故应禁酒；尽量少用动物肝、脑、肾和鱼子、墨斗鱼、松花蛋等含胆固醇高的食物以及含饱和脂肪酸高的食品，如肥肉、动物油脂、黄油、奶油等。

2. 睡眠调护　每天睡足 7 个小时，保证精神旺盛，体力充沛，不熬夜；睡觉时一定要关闭窗户，且不能当风而眠；需适当午休，有益于健康。让患者在熟悉的环境中生活，作息规律，保证充足睡眠的前提下，可在日间适当安排一些娱乐活动。保证居室宽敞，光线充足。

3. 情志调护　积极参加各种有趣的活动，如听音乐、看报、下棋、绘画、书法等。鼓励患者参加各种社会活动，保持良好的人际交往。嘱患者家属多陪伴关心患者，倾听患者需求，给予必要的帮助。回答询问时要有足够的耐心，态度温和，不厌其烦，使患者感受家庭的温暖，避免患者出现忧思情绪。

4. 健康教育　普及冠心病的早期症状、预防及治疗知识，早期识别该疾病。同时强调患者及家属重视该疾病，做好准备，预防突发情况发生，不能忽视。应嘱患者定期到医院进行专项检查，早发现、早预防、早治疗，并在生活上采取相应措施。

八、预防及预后

从治未病的观点来看，心主神明，肝主疏泄，冠心病的发作和情绪失常有极大关系，长期精神压抑、苦闷、暴躁、忧郁都会诱发和加重冠心病，所以要及早的关注和预防。一级预防可以通过改变不良的生活方式并对患者和家属进行健康教育，包括饮食和营养指导，改变不良生活习惯，控制体质量和提高睡眠质量。其次将有氧运动、抗阻运动、柔韧性训练、中医引导等运动康复作为冠心病二级预防的措施通过运动处方加以实施。冠心病患者缺乏运动可造成多种不良后果。随着肌纤维萎缩、肌肉力量下降和肌肉体积减小，肌肉氧化能力随之下降，最终导致运动耐量降低和体能明显下降。国内外大量研究提示卧床对心肺功能可产生不利影响，停止运动训练 4~6 周后，虽有规律的日常活动，最大摄氧量也明显下降，提示日常活动并不能代替运动。

冠心病患者要获得较好的预后，提高生活质量，离不开规律和科学的运动。同时需遵循中医的心神保养，做到寡欲、少思虑、调情志；日常调养要注意适量运动、注意劳逸结合，在季节交替时要警惕疾病的复发，也可通过按摩内关穴、心俞穴等穴位保护心脏，同时按揉心前区来疏通气血，增强心脏功能。

（王　磊　余　航　毕鸿雁　王　丽　刘西花）

参 考 文 献

［1］胡盛寿,高润霖,刘力生,等.《中国心血管病报告2018》概要.中国循环杂志,2019,34(3):209-220.

［2］国家卫生计生委合理用药专家委员会,中国药师协会.冠心病合理用药指南(第2版).中国医学前沿杂志(电子版),2018,10(6):1-130.

［3］陈伟伟,高润霖,刘力生,等.《中国心血管病报告2017》概要.中国循环杂志,2018,33(1):1-8.

［4］Kim C, Kim B O, Lim K B, et al.The effect of power-walking in phase 2 cardiac rehabilitation program.Ann Rehabil Med, 2012, 36(1): 133-140.

［5］高真真,季鹏,夏月清,等.不同强度有氧运动对经皮冠状动脉介入治疗术后患者心功能及运动耐力的影响.中国康复医学杂志,2015,30(04):344-348.

［6］Moholdt T, Aamot I L, Granoien I, et al.Aerobic interval training increases peak oxygen uptake more than usual care exercise training in myocardial infarction patients: a randomized controlled study.Clin Rehabil, 2012, 26 (1): 33-44.

［7］杜峣楠,宋晨薇,阿热依.冠心病血运重建术后应用益气活血类中药辅助治疗效果的Meta分析.中西医结合心脑血管病杂志,2018,16(16):2273-2280.

［8］朱修乐,李益萍,王肖龙.养心氏片治疗冠心病心绞痛患者临床效果及安全性的Meta分析.中国医药导报,2018,15(28):120-124,129.

［9］吴佳涛,王凯欢,吴嘉瑞.基于Meta分析的黄芪注射液治疗冠心病心绞痛的系统评价.中国医院用药评价与分析,2018,18(9):1166-1169.

［10］于丹丹,谢雁鸣,张允岭.苦碟子注射液治疗冠心病心绞痛的有效性和安全性研究:随机对照试验的系统评价和Meta分析.中国中药杂志,2018,43(20):4138-4151.

［11］马育轩,王艳丽,潘军英.针刺治疗冠心病研究进展.针灸临床杂志,2018,34(10):85-90.

［12］樊蓉,任天舒,赵庆春.西药常规治疗联用通心络胶囊治疗冠心病心绞痛疗效的荟萃分析.药学实践杂志,2015,33(1):83-87.

［13］张泽,陈民,吴文胜.基于Meta分析的艾灸治疗冠心病心绞痛临床疗效评价.南京中医药大学学报,2015,33(2):183-186.

［14］邵明璐,姜曼,孙琰.电针治疗冠心病随机对照试验的有效性和安全性评价.河北中医,2016,38(10):1455-1461.

［15］杨莹骊,王亚红,王硕仁.太极拳对冠心病患者血压的影响:系统综述与Meta分析.中国循证心血管医学杂志,2018,10(4):8-14.

［16］孙卉丽,王硕任,王亚红.八段锦应用于冠心病心脏康复的系统评价.长春中医药大学学报,2016,32(2):326-329.

［17］中华医学会心血管病分会,中国康复医学会心血管病专业委员会.冠心病患者运动治疗中国专家共识.中华心血管病杂志,2015,43(7):575-588.

［18］中华医学会心血管病分会,中国康复医学会心血管病专业委员会,中国老年学学会心脑血管专业委员会.冠心病康复与二级预防中国专家共识.中华心血管病杂志,2013,41(4):267-270.

［19］中国医师协会心血管内科医师分会预防与康复专业委员会.经皮冠状动脉介入治疗术后运动康复专家共识.中国介入心脏病学杂志,2016,24(7):361-369.

［20］上海市康复医学会心脏康复专业委员会,脑卒中合并稳定性冠心病运动康复专家共识编写组.冠心病

康复与二级预防中国专家共识.中国康复医学杂志,2018,33(4):379-384.

[21] 朱亚琼,彭楠,周明.太极拳对老年人下肢肌力及功能的影响.中国中西医结合杂志,2016,36(1):49-53.

[22] Figueroa M A, Demeersman R E, Manning J.The autonomic and rate pressure product responses of tai chi practitioners.N Am J Med Sci,2012,4(6):270-275.

[23] Zheng G, Li S, Huang M, et al.The effect of Tai Chi training on cardiorespiratory fitness in healthy adults:a systematic review and meta-analysis.PLoS One,2015,10(2):1-20.

[24] 拜争刚,王晓,李红敏,等.太极拳预防老年抑郁症有效性的系统评价.中国老年学杂志,2014,34(10):2716-2719.

[25] 孙卉丽,王硕仁,王亚红.八段锦应用于冠心病心脏康复的系统评价.长春中医药大学学报,2016,32(2):326-329.

[26] 吴欣媛,李莉,丁沛然,等.八段锦对62例冠心病合并抑郁状态患者的影响.世界中医药,2014,9(1):39-40.

[27] 张泽,陈民,吴文胜,等.基于Meta分析的艾灸治疗冠心病心绞痛临床疗效评价.南京中医药大学学报,2015,31(2):183-186.

[28] 中国中医药研究促进会中西医结合心血管病预防与康复专业委员会.中医外治技术在心脏康复中应用的专家建议.中西医结合心脑血管病杂志,2017,15(1):53-58.

[29] 张丙义.经穴体外反搏治疗稳定型心绞痛患者的临床疗效.中国药物经济学,2015,10(10):73-75.

[30] 潘萌,张新霞.体外反搏在心脏康复中的应用进展.中国心血管杂志,2016,21(2):160.

第二节 原发性高血压

一、定义与术语

(一)定义

原发性高血压,是指以血压升高为主要临床表现,伴或不伴有多种心血管危险因素的综合征,基于目前的医学发展水平和检查手段,尚不能发现导致其血压升高的特定病因,约占高血压病的95%以上,通常简称为高血压。

(二)中医术语表达

原发性高血压多见于中老年,其表现多为各样神经症样症状,如头晕、头胀、失眠、健忘、耳鸣、乏力、多梦、易激动等。原发性高血压(essential hypertension)是现代医学名词,在中医古籍中并无此病名,近代中医学家和中西医汇通派专家根据高血压的临床表现总结得出,高血压患者大多伴有眩晕症状。因此,大多数认为原发性高血压属于中医"眩晕"范畴。"眩晕"是以症状命名的疾病,"眩"是指眼前发花、发黑;"晕"是指头晕较重或如坐舟船,站立不稳,甚至伴随恶心呕吐。但近来,临床上发现,用"眩晕"作为高血压的中医病名存在局限性。因而,由于部分高血压合并有头痛,有时也将高血压对应诊断为"头痛"。另外,由于高血压可以并发中风、冠心病、心衰等严重疾病。当患者表现为头晕、面红、走路不稳时,又可将其归于"肝风""风阳"等范围。目前,中医中尚缺乏一个合适的能够与高血压相对应的、比较稳定的、能够完全解释高血压形成机制的病名。

二、流行病学

一项中国高血压调查数据显示,2012—2015 年我国 18 岁以上居民高血压病的患病率达 23.2%(约为 2.445 亿)。另有研究调查得出高血压病的患病率在 45~59 岁人群之间达 29.12%,且男性患病率高于女性。由于调查地点、调查时间、总人数、年龄段等的差异,高血压病的具体患病率存在差异。但随着我国社会经济的迅速发展,人们的生活水平提高,饮食结构发生改变,同时生活节奏加快、精神压力增加,再加上社会老龄化,高血压病患病率总体呈升高趋势。关于高血压发病率的研究较少,一项针对我国 10 525 名 40 岁以上的非高血压病居民平均 8.2 年的随访调查,调查结果显示男性和女性累计高血压发病率分别为 28.9% 和 26.9%,且随着年龄的增加发病率增加。早期高血压患者多数症状并不明显,随着病程的延长可导致心、脑、肾及周围血管、眼底等靶器官病理损害并导致功能障碍。由高血压病导致的心血管病病死率达 45%,脑卒中相关疾病病死率为 51%。除了受遗传、环境因素影响外,有吸烟、饮酒、肥胖及不规律的饮食、生活习惯史等的人群患病率较高。

高血压患者的知晓率、治疗率、控制率也是反映高血压流行病学和防治状况的重要指标。根据 2015 年调查显示,18 岁以上人群高血压知晓率、治疗率、控制率分别为 51.6%、45.8%、16.8%,相较于 2002 年资料有所提高(知晓率 30.2%,治疗率 24.7%,控制率 6.1%)。研究发现知晓率、治疗率和控制率均为女性高于男性;随年龄增长,知晓率、治疗率、控制率都在升高,且城市高于农村;南方地区居民较北方地区高血压患者的知晓率、治疗率和控制率更高;不同民族比较,少数民族居民的高血压治疗率和控制率低于汉族。对于高血压诊断,治疗和控制水平我国远低于西方国家,高血压是导致我国居民早逝的主要原因。

高血压所造成的直接经济负担总体呈上升趋势,包括门诊直接医疗费用、门诊间接医疗费用、住院直接医疗费用和住院间接医疗费用,且城市增长速度明显高于农村。一项研究提示 2003 年高血压直接经济负担城乡合计比 1998 年同比增长 120.0%,城市同比增长 79.3%,农村同比增长 315.4%。2008 年高血压直接经济负担城乡合计比 2003 年同比增长 231.3%,城市同比增长 266.2%,农村同比增长 213.9%。并且指出高血压的直接经济负担随着年龄和时间的增长,以 2~3 倍的速度增长。

三、病因病机

原发性高血压是一个受环境和遗传等多因素影响的疾病,现代医学对其机制研究比较深入,中医古代文献中没有对原发性高血压病的记载,一般按其症状表现来命名,因此对原发性高血压病因病机的解释大多引用中医学中对"眩晕"的认识和理解。《素问·至真要大论》曰:"诸风掉眩,皆属于肝"。《血证论》曰:"肝属木,木气冲和条达,不致遏抑,则血脉得畅"。《石室秘录·偏治法》曰:"如人病头痛者,人以为风在头,不知非风也,亦肾水不足而邪火冲于脑,终朝头晕,似头痛而非头痛也,若止治风,则痛更甚,法当大补肾水而头痛头晕自除"。《灵枢·胀论》曰:"营气循脉,卫气逆为脉胀",《灵枢·五乱》曰:"营气顺脉,卫气逆行,清浊相干,……乱于头,则为厥逆,头重眩仆"。因此现代中医多认为原发性高血压病位在肝、肾,兼及心、脾,病之本为阴阳偏盛偏虚,营卫逆乱、气血失和,病之标为风、火、痰、淤,是虚实相兼的病症。1997 年《中医临床诊疗术语·证候部分》认为原发性高血压是由于肝肾阳亢阴亏、风阳上扰、气血逆乱而导致的眩晕、头痛、血压增高、脉弦等症状,认为其病机主要在于肝风内动、气血冲逆、因虚致病等。

现代中医学对原发性高血压的病因,主要总结为以下几点:情志失调:中医情志有喜、怒、忧、思、悲、恐、惊,情志不遂可伤及五脏,脏器不行,生涎结饮,气血逆乱,进而出现头目眩晕;饮食不节:过食肥甘厚味,大量饮酒,聚湿生痰,痰浊阻滞气血运行,脉压增大,血压升高;先天禀赋不足:人体始生受之父母,高血压发病机制中的遗传因素属中医"先天禀赋"范畴;外感六淫邪气,风、寒、暑、湿、燥、火为自然界之六气,太过及不及,则为邪气,是引起血压变化的周围外在因素;另外,过度劳逸、年老体衰等均可引起血压升高。现代社会影响下,精神压力过大,过度操劳,饮食结构的改变成为高血压发病及发病年龄提前的重要原因,六淫邪气则为引起高血压加重的主要原因,衰老是自然规律,不可避免,但可通过一些康复治疗手段延缓高血压发生及发展。

四、诊断

(一)西医诊断

根据高血压的诊断性评估,主要包括以下三个方面的内容:①确定血压水平分级;②判断高血压的原因,区分原发性、继发性高血压;③寻找其他心脑血管危险因素、靶器官损害以及相关的临床情况。通过对高血压病因的鉴别诊断和评估,判断患者心脑血管疾病风险程度,进而指导诊断与治疗。其内容包括病史收集、体格检查、实验室检查、遗传学分析、血压监测、评估靶器官损害。参考《中国高血压防治指南2018年修订版》高血压的诊断性评估。

(二)中医诊断

原发性高血压在中医中归为"眩晕""头痛"范畴,临床中有时也将高血压病归属在"风眩""脉胀"中。以《中药新药治疗高血压病的临床研究指导原则》为参考,将原发性高血压辨证分为4型:

1. 肝火亢盛证　因过度恼怒、长期忧思及恐惧紧张和情绪波动等情志失调,使肝气郁滞,肝气郁久而化为肝火,肝火上炎,肝阳上亢发为本证。

2. 阴虚阳亢证　肝肾阴虚常互为因果,二者相互影响,不能涵敛阳气,阳气亢逆上冲,从而形成本病。

3. 痰湿壅盛证　饮食不节,过食肥甘厚味,损伤脾胃,或忧思、劳倦伤脾,以致脾虚健运失职,水湿内停,积聚成痰;或肝气郁结,气郁湿滞而生痰。痰阻经络,或兼内生之风火作祟,则可表现为头痛、眩晕欲仆等,临床多见于高血压脑部病变严重的患者。

4. 阴阳两虚证　多因病久不愈,阴阳俱损导致。在原发性高血压患者中多见阴损及阳,最终阴阳两虚。多出现在高血压病后期患者,尤其是伴有肾损害而引起的肾衰竭者。

五、康复评定

(一)血压值测量

1. 诊室血压测量步骤:要求被测者安静休息至少5min后开始测量坐位上臂血压,上臂应置于心脏水平;推荐使用经过验证的上臂式医用电子血压计;使用标准规格的袖带(气囊长22~26cm、宽12cm),肥胖者或臂围大者(>32cm)使用大规格气囊袖带;首次应测量两上臂血压,以血压读数较高的一侧作为测量的上臂;测量血压时,应相隔1~2min重复测量,取2次读数的平均值记录。如果收缩压(SBP)或舒张压(DBP)的2次读数相差5mmHg以上,应再测量一次,取3次读数的平均值记录。老年人、糖尿病患者及出现直立性低血压情况的,应该加测站立位血压。站立位血压在卧位改为站立位后1min和3min时测量。在测量血压的同时,应测定脉率。动态血压监测可评估24h血压昼夜节律、直立性低血压、餐后低血压等。

2. 血压水平分类和定义(表4-2)

表4-2　血压水平分类和定义

分类	SBP/mmHg	DBP/mmHg
正常血压	<120 和	<80
正常高值	120~139 和/或	80~89
高血压	≥140 和/或	≥90
1级高血压(轻度)	140~159 和/或	90~99
2级高血压(中度)	160~179 和/或	100~109
3级高血压(重度)	≥180 和/或	≥110
单纯收缩期高血压	≥140	<90

由于诊室血压测量次数较少,血压存在明显波动性,需要数周内多次测量以判断血压升高情况,尤其针对1级、2级高血压。因此,若条件允许,应进行24h动态血压监测或家庭血压监测。

3. 血压升高患者血管风险水平分层　高血压是影响心血管疾病发生和预后的独立危险因素,并非唯一决定因素。大部分高血压患者可能存在血压升高以外的心血管危险因素。因此,高血压患者的诊断不能只根据血压值水平,还应当结合对患者心血管综合风险的评估分层。更有利于优化降压治疗方案,确立更合适的血压控制目标和预后综合管理(表4-3)。

表4-3　血压升高患者心血管风险水平分层

其他心血管危险因素和疾病史	血压/mmHg			
	SBP130~139 和/或 DBP85~89	SBP140~159 和/或 DBP90~99	SBP160~179 和/或 DBP100~109	SBP≥180 和/或 DBP ≥110
无		低危	中危	高危
1~2个其他危险因素	低危	中危	中/高危	很高危
≥3个其他危险因素,靶器官损害,或 CKD3 期,无并发症的糖尿病	中/高危	高危	高危	很高危
临床并发症,或 CKD≥4 期,有并发症的糖尿病	高/很高危	很高危	很高危	很高危

注:CKD,慢性肾脏疾病

(二)心理功能评定

有研究证据表明心理障碍的不同特征与各类心血管疾病和不健康的生活方式有关。最常见的为抑郁和焦虑。临床上常用抑郁评定量表为汉密顿抑郁量表(Hamilton depression scale，HAMD），其作为最标准的抑郁量表之一，新的量表往往以 HAMD 作为平行效度检验工具。汉密顿焦虑量表（Hamilton anxiety scale，HAMA）由英国学者汉密顿于 1959 年编制而成。目前我国常用的是由汤毓华在 1984 年翻译引进的版本。HAMA 能够很好地衡量治疗效果，一致性好，测量时间适中，简便易行，是当今运用最广泛的焦虑量表之一。

（三）生活质量评定

生存质量（quality of life，QOL）又称为生活质量、生命质量。1997 年 WHO 将其定义为在不同文化背景与价值体系中，个体对他们的目标、愿景、标准以及自身相关事物的生存状况的认识体验。有研究得出高血压会降低老年人的自我认同感，引起生活质量的下降。高血压患者的生活质量较一般正常老年人低。生活质量涉及躯体健康、心理健康、社会功能、角色功能、自我认同等多方面。目前较常用的生活质量评估工具如 WHO/QOL-100，其是由WHO 组织 15 个不同文化背景的国家共同编制而成，主要测定近两周的生活质量情况，包括生理、心理、独立性、社会关系、环境、精神或宗教信仰，总的生活质量及健康状况。健康状况调查简表（the short form-36 health survey，SF-36）主要用于 14 岁以上普通人群的健康测量，定量直观地反映健康状况，使用较为广泛。

（四）其他康复评定

由于高血压易产生高血压脑病、脑血管病、心力衰竭或合并冠心病、肾脏等靶器官疾病，有时需要配合相应的实验室检查和影像学检查。如后期高血压患者可能出现尿蛋白增多及尿常规异常，推荐进行尿液分析。另外配合血常规、血生化检查。胸部 X 线片可见主动脉弓迂曲延长，左室增大。心电图可见左室肥大劳损。血同型半胱氨酸，对怀疑继发性高血压患者，可以进行以下检查：血浆肾素活性或肾素浓度、血和尿醛固酮、血和尿皮质醇、血游离甲氧基肾上腺素、甲氧基去甲肾上腺素、血或尿儿茶酚胺、肾动脉超声和造影、肾和肾上腺超声、CT 或 MRI、肾上腺静脉采血以及睡眠呼吸监测等。部分患者还可进一步检查眼底、超声心电图、电解质，可发现有变动。

六、康复治疗

原发性高血压目前尚无根治的办法，治疗目的以最大限度地降低心血管并发和死亡的总体危险为主。其治疗手段颇多，包括药物治疗（中药/中成药、西药干预）、物理因子治疗、运动疗法、针灸推拿康复疗法、中西医结合综合疗法等。

（一）药物治疗

1. 西药治疗　目前常用的降压药物可归纳为 5 大类：利尿剂、β- 受体阻断药、钙通道阻滞剂（CCB）、血管紧张素转换酶抑制剂（ACEI）和血管紧张素 Ⅱ 受体阻断药（ARB）。使用降压药物时应遵循小剂量开始、优先选择长效制剂、联合用药及个体化治疗 4 项原则（表4-4）。

表 4-4　常用降压药物分类与名称

药物分类	药物名称
利尿剂	氢氯噻嗪、氨苯蝶啶、阿米洛利、呋塞米、吲达帕胺
β受体阻断药	普萘洛尔、美托洛尔、阿替洛尔、倍他洛尔、比索洛尔、卡维地洛、拉贝洛尔
钙通道阻滞剂	硝苯地平、尼卡地平、尼群地平、氨氯地平、拉西地平、乐卡地平、硝苯地平控释剂、非洛地平缓释剂、维拉帕米缓释剂、地尔硫䓬缓释剂

药物分类	药物名称
血管紧张素转换酶抑制剂	卡托普利、依那普利、贝那普利、赖诺普利、雷米普利、福辛普利、西拉普兰
血管紧张素Ⅱ受体阻断药	氯沙坦、缬沙坦、厄贝沙坦、替米沙坦、坎地沙坦、奥美沙坦

2. 中药治疗 中药治疗高血压目前尚无统一的临床标准,根据现代中药治疗高血压应用频次研究分析显示应用频次前 6 类的分别是补虚、活血化瘀、清热、平肝熄风、解表和祛湿类中药,其中应用频次较高的依次为丹参、黄芪、川芎、葛根、当归、甘草、钩藤、天麻、大黄、泽泻等(表 4-5)。

表 4-5 原发性高血压中药现代应用

一级分类	二级分类	用药种数
补益药	补气药	10
	补阳药	8
	补血药	5
	补阴药	9
活血化瘀	活血止痛药	4
	活血调经药	9
	活血疗伤药	4
	破血消癥药	3
清热药	清热泻火药	7
	清热燥湿药	5
	清热解毒药	10
	清热凉血药	4
	清虚热药	2
平肝熄风	平抑肝阳药	5
	熄风止痉药	7
解表药	发散风寒药	8
	发散风热药	8
利水渗湿	化湿药	5
	利水消肿药	6
	利尿通淋药	3
	利湿退黄药	1

（二）物理因子治疗

物理因子治疗适用于各级高血压患者,1 级高血压若无糖尿病、靶器官损害等可以此为主要治疗方法，2、3级高血压患者则需先将血压控制达标。临床常用的物理因子治疗包括直流电离子导入疗法、超短波疗法、超声波疗法、生物反馈疗法（BFT）等。

（三）运动疗法

运动疗法是治疗原发性高血压的一种常用非药物干预方式，以有氧训练为主，常用的运动方法如步行、踏车、健身操、慢节奏交谊舞、太极拳等传统健身功法等。运动疗法应注意制订合理的运动处方，循序渐进、持之以恒。

1. 太极拳　太极拳作为一项传统体育健身项目，运动量适中，动作轻柔，舒展连贯。习练时要求心静体松，全神贯注，将动作、呼吸、意识相结合。一项包含19个随机对照研究，1 545名参加者的Meta分析结果显示，太极拳能不同程度的降低中老年原发性高血压患者的收缩压、舒张压，可作为临床非药物治疗高血压病的有效方法之一，且指出其效果的维持需要长期坚持。实验室研究证实，太极拳习练可以有效增加血浆一氧化氮（NO）浓度，降低血管内皮素（ET）、肿瘤坏死因子-α（TNF-α）和白细胞介素-6（IL-6）浓度等。

太极拳不仅有助于血压的平稳降低、心功能的恢复、心血管危险因素的逆转，而且还能改善患者的生活质量（QOL）。但这是一个需要长期坚持的缓慢过程。目前的报道以8~48周较为常见，干预频率3~6次/周，练习时间多在30~60min/次。在练习过程中应当注意安全，适当休息，避免发生其他损伤。

2. 易筋经　易筋经功法特点在于动作舒展，目的在于"拔骨""伸筋"。习练中要求呼吸、动作行进自然，其简单易学、安全可靠。有利于高血压人群放松身体、平静心理，降低血压的同时也可起易筋易骨、调理养生的目的。回顾分析2012年9月—2013年9月期间48例习练传统养生气功易筋经的原发性高血压病患者，发现易筋经对于原发性高血压病患者的血压控制效果较好，且习练时间越长，效果越明显。研究提示，"健身气功·易筋经"能使习练者的迷走神经张力保持在较高水平，使得自主神经功能的调节作用加强，提高了心电的稳定性、降低高血压、动脉粥样硬化等疾病的发生。

易筋经动作简单，易于练习，根据目前研究记载，建议干预周期至少3个月以上，每次30~60min，每周3次的运动频率为宜。

3. 五禽戏　华佗创编的五禽戏是中国传统导引养生的一个重要功法，运用道家养生思想，结合五行学说，体现"动形养生"。五禽戏是世界上最早的医疗体育运动。一项系统评价和Meta分析共纳入7篇随机对照试验，3篇非随机对照试验，1篇自身前后对照试验，包括1 027位研究对象，年龄在21~80岁，结果发现五禽戏或五禽戏结合药物、营养控制可明显起到降压作用。目前另有随机对照试验证实习练五禽戏可以减慢运动后的即时心率，并且有减慢静息状态心律的趋势，有利于高血压患者的康复，同时保护靶器官。五禽戏与太极拳运动的降压效果类似，且可改善患者生活质量。

五禽戏动作简单，运动量小，根据目前研究状况，建议干预周期3个月及以上，每次30~60min，每周3~6次的运动频率为宜。

4. 其他运动疗法　原发性高血压的其他运动疗法包括步行、慢跑等有氧运动。但有随机对照试验得出习练太极拳的降压效果优于步行，因此一般将其与其他治疗方式如传统养生功法或药物治疗相结合。例如有研究者提出慢跑主要是通过减少有形的脂肪来改善血管弹性以达到降脂减压的目的，太极拳主要通过调节无形的"气"和"神"，两者互相促进、互为补充，内外结合。对于原发性高血压的运动治疗建议仍然首选太极拳、易筋经、五禽戏等传统健身养生功法。

（四）针灸推拿康复疗法

针灸和推拿在中医传统康复疗法中占有重要地位,近年来对于针灸、推拿的临床应用研究显示其对高血压的治疗起到了良好的作用。以下分别简要介绍原发性高血压的针灸疗法类别和推拿疗法。

1. 体针　一项针灸治疗原发性高血压病系统评价的再评价共纳入 14 个系统评价,结果显示针灸对治疗原发性高血压有一定疗效。另外有 Meta 分析结果提示针刺法虽然对降低血压有作用,但一般结合其他疗法使用,对于其单独作用的效果由于随机对照试验质量均较低,无法做出准确判断。

近年来结合临床研究数据挖掘分析,治疗原发性高血压病主穴使用频次居前 5 位的腧穴依次为太冲、曲池、足三里、风池、合谷,留针 30min,在 15min 时行针。采用辨证配穴针刺,肝火上炎证配以风池、侠溪、行间,采用泻法,肝俞、肾俞则用补法;气血两虚证配脾俞、气海、百会,用补法;痰湿内阻证配丰隆、中脘、解溪。每天 1 次,10 天为 1 个疗程,需治疗两个疗程,期间间隔 1 周。另有研究者提出原发性高血压属本虚标实之证,病变脏腑主要在肝。根据胆附于肝,经脉络属、表里关系,故取胆经下肢压痛点为特定穴,用 0.38mm×50mm 毫针直刺约 1.5 寸,采用泻法,进行提插捻转,以针感向下肢放散为宜,留针 10min,以达平肝潜阳、降逆之功,具有明显降压作用。

2. 头针　根据高血压病病症的不同,用毫针刺激头皮特定点区域的穴位,以此降低或稳定血压,改善病理状态,促进患者早日康复。

根据文献研究,"上有病取之下"的远端取穴规律,与《灵枢》"标本根结"理论相应,再如《针灸聚英》:"头面之疾针至阴"。说明针灸临床取穴有病在标取标、在本取本的局部取穴规律,也有病在本治其标、在标治其本的远端取穴规律。高血压病以眩晕、头痛为主要临床症状,病位在标、在头,取穴以本、以四肢为主,头针取特定穴或百会等为辅。有研究采用"头三针",即取百会、强间、脑户三穴治疗原发性高血压病,循督脉向后,浅针卧刺,进针 3~4 cm,适当捻转,留针 30min。研究结果显示"头三针"对肝火亢盛型的降压作用最佳,其次为痰湿壅滞型。头针一般选用 26~28 号毫针,针刺角度与头皮呈 15°~30°,静留针一般留针 30~60min;症状严重者可留 6~12h,甚至 24h;动留针一般留针 30~60min,期间行针 3~4 次,每次约 2~3min。

3. 耳穴　"十二经脉五脏六腑皆有络于耳",经络是人体运行气血的通路;"南方赤色,入通于心,开窍于耳,藏精于心","肾为耳窍之主,心为耳窍之客"……耳朵与脏腑在病理、生理上联系密切,且具有特异性,这为利用耳穴治疗疾病提供了理论依据。

一项纳入 14 个随机对照研究,1 683 例患者的 Meta 分析,结果表明:耳穴贴压治疗轻、中度原发性高血压安全有效,可作为一种有益的联合疗法手段。一般病情较急者,采用耳针,较缓者则采用埋针、磁压、贴压治疗。选用较多的穴位为降压沟、神门、心、肝、肾、皮质下。耳穴贴压一般将带有王不留行籽或小绿豆的耳穴贴贴于对应穴位并稍加用力,嘱患者每天自行按压数次,每次 1~2min,每次贴压后保存 3~7d。

4. 灸法　施灸的原料很多,以艾叶为主,具有温通经络、行气活血、去湿逐寒、消肿散瘀等功效。一项纳入 4 个随机对照研究的 Meta 分析表明,灸法治疗原发性高血压有一定的疗效,但其规范性以及有效性机制仍需进一步研究。

施灸时应当注意先灸阳部,再灸阴部,即先上后下、先外后内、先背后腹等;对补泻手法可结合患者的具体情况、腧穴特征酌情运用。

5. 推拿疗法 一般认为,推拿手法的作用是改善周围血管血流量,增强血管弹性,降低血液黏稠度,改善血液循环和大脑皮质功能,缓解紧张情绪,防治动脉痉挛和硬化。有前后观察实验研究提示,推拿手法能够直接刺激经络穴位,加速微循环的建立,改善肌肉的血氧供应,促进体内新陈代谢,使血管舒张,从而达到即刻降压的目的。

常用于降血压的推拿手法包括摆动类、摩擦类、振动类、按压类、叩击类、运动关节类等,且注意补泻适宜。推拿疗法一般适用于低危组和中危组,手法要轻柔灵活,注意保护好皮肤,持之以恒,一般需要一个月以上才能出现明显的降压效果。

（五）中西医结合综合疗法

1. 针灸结合物理因子治疗 光针和电针是目前常用的针灸治疗方法。将传统的针灸学说与现代激光、电刺激相结合。其操作简单,副作用较少。

有研究表示电针"百会""太冲"可有效改善自发性高血压大鼠心肌肥厚,对于高血压并发心肌肥厚,从中医整体理论考虑,认为高血压与心肌肥厚处于同一机体环境中,病因多为肝阳上亢、气血失调、痰瘀内阻。研究发现每周 1 次,连续 8 周的电针治疗,收缩压和舒张压(较小幅度)降低能维持 2~4 周,甚至 1 个月。对照试验研究提示,光针治疗在改善症状方面不及传统针灸,但降压作用优于传统针灸,降血脂方面二者无明显差异。

2. 针灸结合西药治疗 常用降压类药物包括钙通道阻滞剂、血管紧张素转换酶抑制剂(ACEI)、血管紧张素受体拮抗剂(ARB)、利尿剂和 β- 受体拮抗剂五类,以及由上述药物组成的固定配比复方制剂。一项纳入 53 项随机对照试验,共计 4 459 例患者的 Meta 分析结果表明单纯针刺、针刺联合服用西药降压与单纯服用西药比较,在改善高血压患者病情的各方面均具有较好效果,但其具体有效率或有效程度等方面尚未得出具体结果,可能由于部分研究间存在较大的异质性,纳入文献质量普遍不高,因此,联合治疗的具体有效性仍需更多高质量的研究进一步证实。

3. 中西药联合治疗 有研究将符合中西医诊断标准的阴虚阳亢型 1~2 级原发高血压病例 120 例,随机分为治疗组、中药对照组和西药对照组各 40 例,中药对照组单纯口服天麻降压饮,每日 2 次,西药对照组单纯口服降压西药依那普利 5mg,每日 2 次,治疗组在口服降压西药基础上加用天麻降压饮,治疗 4 周观察疗效。结果治疗组总有效率达到 90.0%,西药对照组总有效率 82.5%,中药对照组总有效率 62.5%。提示天麻降压饮配合降压西药治疗阴虚阳亢型原发性高血压,在降压效果方面均明显优于中药组和西药组。中西药联合治疗高血压研究及应用越来越普遍,且用法不尽相同。中医药在降低血压值以及疗效产生的速度方面不及西医药,但中医药整体观、辨证论治的个体化治疗方案,对高血压的长期治疗效果具有不可忽视的临床价值,且中医药降压作用平和,防止血压的较大波动,能够减少靶器官的损害。

七、康复护理

1. 起居调护,劳逸有度 中医历来重视自身生活调养在治疗疾病中的作用,《黄帝内经》中记载:"上古之人,其知道者,发育阴阳,和于术数,食饮有节,起居有常,不妄劳作,故能形与神俱,而尽终其天年,度百岁乃去。"高血压患者应避免过劳过逸,保持充足的睡眠,避免过度的脑力劳动和体力劳动。尽量确保良好的生活、工作环境,节制房事,切忌纵欲过度,维持阴阳气血平衡状态,从而保持血压稳定。

2. 合理膳食,各取所需 高血压患者在饮食中应控制热量,避免高热能、高脂肪、高胆固醇的"三高"食物。《黄帝内经》记载"故咸者,脉弦也",太咸的食物易引起血压增高,

WHO 建议每人每日食量不超过 6g。高血压患者饮食忌辛辣，少食肥甘厚味食品，以食植物油为主，可适量补充高蛋白食品（豆类、鱼类等），限制饮酒，多摄入蔬菜、水果。适度饮茶。

3. 适当运动，持之以恒 适量运动应当注意适当的运动形式、运动强度、运动时间和运动目标。"行不疾步，耳不极听，目不久视，坐不久处，立不至疲，卧不至懵"。如散步，"左顾右盼，胜似闲庭散步"，步行速度一般建议不超过 110m/min，以 50~80m/min 为宜，每次 30~40min。期间可穿插配合习练健身功法。50 岁以上者运动心率一般不超过 120 次/min，使人体微微发汗，活动筋骨，疏通血脉，在运动期间使自身维持从容又清闲的心态，且应长期坚持。但冬季严寒气候，要注意减少运动的数量和时间。

4. 心境平和，精神乐观 长期高血压可影响身体重要脏器，如肝、心、肾的功能，中医中情志与脏腑间存在联系，器官的功能衰竭也易引发焦虑、抑郁、恐慌、易激惹等心理状态，对高血压的发生、发展、转归及预后具有一定影响。中医情志护理基于"以神养形"的情志理论，用怡神、御神、静神等护理措施，引导患者适当调节自己的心理状态，通过参与活动、适当运动、倾诉、获得鼓励等合理方式维护情绪。

5. 健康宣教，防患未然 依据"未病先防、既病防变"的中医理念，对患者及患者家属、社区开展健康教育。应嘱患者定期到医院进行专项检查，早发现、早预防、早治疗，并在膳食结构、生活方式上给予指导，采取相应措施。患者家属也应当积极配合患者或医护人员，做好监督、疏导等辅助作用。

八、预防及预后

中医"治未病"理论主要包括"未病先防、既病防变、愈后防复"三大主题。对于未病先防高血压的发生，尤其要注意饮食起居规律有度，保持心境平和，适当运动控制体重，大量流行病学资料结果显示肥胖与高血压的关系密切，建议体重指数应该控制在 24 以下。针对中老年、肥胖人群或具有相关原发性高血压危险因素的人群应定期进行检查。对于已经患有高血压病的患者，应当采取积极措施配合治疗，加强日常生活管理。高血压病本身就是一个循环往复需要长期服药的疾病，因此在预后防复过程中控制血压的同时，应时刻注意预防心脑血管等并发症发生。

（胡　军）

参 考 文 献

［1］《中药新药治疗高血压病的临床研究指导原则》（摘编之一）．中医药临床杂志，2007，19（2）：118-119.

［2］顾宁，陈红锦．荣树图书策划高血压病中医特色疗法．北京：人民军医出版社，2012.

［3］王清海．高血压中西医结合研究与临床．北京：人民卫生出版社，2013.

［4］《中国高血压防治指南》修订委员会．中国高血压防治指南 2018 年修订版．心脑血管病防治，2019，19（01）：1-44.

［5］Wang Z, Chen Z, Zhang L, et al.Status of hypertension in China：results from the China hypertension survey, 2012-2015.Circulation, 2017, 32（s1）：CIRCULATIONAHA.117.032380.

［6］Li Z, Fu C, Yang F, et al.Prevalence and risk factors of hypertension for the middle-aged population in China-results from the China health and retirement longitudinal study（CHARLS）.Clinical and Experimental Hypertension, 2018：1-7.

［7］王文，刘明波，马丽媛，等．我国高血压防治效果与脑卒中死亡率下降．中国心血管杂志，2017（5）：6-8.

［8］齐善良，王勇．原发性高血压生活方式相关危险因素及患者生活质量调查．中华实用诊断与治疗杂志，2019（03）：292-294.

［9］Gu H，Li W，Yang J，et al.Hypertension prevalence，awareness，treatment and control among Han and four ethnic minorities（Uygur，Hui，Mongolian and Dai）in China.Journal of Human Hypertension，2015.

［10］Lewington Sarah，LaceyBen，Clarke Robert，et al.The burden of hypertension and associated risk for cardiovascular mortality in China. JAMA Intern Med，2016，176：524-532.

［11］孙越臣，覃海龙，云雪林．中医治未病思想对高血压病防治的浅析．中西医结合心血管病电子杂志，2018，6（19）：30-31.

［12］罗建文，刘超峰．高血压病的中医治疗进展．世界最新医学信息文摘，2018，18（34）：123-124，126.

［13］肖倩倩．高血压病的现代中医病因病机探讨．中西医结合心脑血管病杂志，2016，14（10）：1108-1110.

［14］王丽颖，刘兴方，刘孟宇，等．高血压病中医诊疗指南释义．中华中医药杂志，2015，30（10）：3577-3579.

［15］Liang Zhuoru，Zhang Tiantian，Lin Tengfei，et al.Health-related quality of life among rural men and women with hypertension：assessment by the EQ-5D-5L in Jiangsu，China.Qual Life Res，2019.

［16］Gu R，Zhang DD，Jin XH，et al.The self-perceptions of aging were an important factor associated with the quality of life in Chinese elderly with hypertension .Psychogeriatrics，2019，19（4）：391-398.

［17］欧文斌．康复治疗对原发性高血压病的干预疗效研究．慢性病学杂志，2018，19（12）：1776-1778.

［18］蔡永敏，王守富，黄谦峰，等．原发性高血压中药现代应用频次研究．世界科学技术 - 中医药现代化，2014，16（03）：603-606.

［19］金成吉，张自云，解超．太极拳对中老年原发性高血压患者血压水平影响的 Meta 分析．现代预防医学，2018，45（18）：3446-3451.

［20］肖亚康．八式太极拳运动对原发性高血压患者血压水平、血管内皮功能及生活质量的影响．中国老年学杂志，2018，38（10）：2403-2405.

［21］杨晓雯，陈洋，刘梦雪，等．传统运动疗法对高血压患者影响的临床研究进展．中医药临床杂志，2018，30（01）：156-158.

［22］张洁．中医情志护理对高血压患者负性情绪的影响．临床研究，2018，26（06）：189-190.

［23］邱良武，保文莉，曹俊，等．慢跑结合太极拳对中老年高血压患者的疗效及机制．中国老年学杂志，2015，35（01）：217-218.

［24］谈晓东，潘玉璟，蒋文波，陈昊．针灸治疗原发性高血压病系统评价的再评价．中国循证心血管医学杂志，2018，10（07）：794-799.

［25］Zhao Xiao-Feng，Hu Han-Tong，Li Jia-Shen，et al.Is acupuncture effective for hypertension？：a systematic review and Meta-analysis.PLoS ONE，2015，10：e0127019.

［26］张惠玲，陈庆琳，张敏，等．耳穴贴压对轻度原发性高血压干预效果的 Meta 分析．中西医结合心脑血管病杂志，2016，14（17）：1966-1970.

［27］Niu JF，Zhao XF，Hu HT，et al.Should acupuncture，biofeedback，massage，Qi gong，relaxation therapy，device-guided breathing，yoga and tai chi be used to reduce blood pressure？ recommendations based on high-quality systematic reviews.Complementary Therapies in Medicine，2019，42.

［28］纪智，王紫娟，袁静云，等．电针对自发性高血压大鼠心肌肥厚的影响．中医杂志，2019，60（05）：427-432.

［29］张磊，曾宪涛，田国祥，等．针刺与服用降压药比较治疗原发性高血压效果的 Meta 分析．中国循证心血管医学杂志，2017，9（12）：1420-1426.

第三节　慢性阻塞性肺疾病

一、定义与术语

（一）定义

慢性阻塞性肺疾病（chronic obstructive pulmonary disease，COPD），简称慢阻肺，是一种常见的、可预防和可治疗的呼吸系统疾病，其特征是由于严重暴露于有毒颗粒或气体而引起的气道和/或肺泡异常导致的持续呼吸道症状和气流受限。COPD 中医病名应属于"咳嗽"、"喘证"、"肺胀"等，由于气流受限，引起的临床表现主要包括咳嗽、咳痰、气喘，甚至呼吸困难、唇甲发绀等，该病与痰瘀内阻、气虚气滞、六淫外邪等密切相关。本病常反复发作，病程迁延，大多病久体弱，年老体虚，脏腑功能失调，容易反复感受外邪，致病情反复加重，甚至发生严重并发症如肺心病等。

本病急性加重期多以药物治疗为主，因此本节以稳定期康复为主进行论述。

（二）中医术语表达

COPD 康复建立在详细的病情评估上，主要包括气流受限严重程度，对患者健康状况的影响以及未来事件（如病情恶化、住院或死亡）的风险。

中医古籍中有关 COPD 的对患者健康状况影响的术语散见于历代医家著作中，现总结归纳如下：

1. 呼吸困难　"气喘""动则喘""倚息""气急""气短""少气不足息"等术语来描述。
2. 咳痰　"咳痰唾""痰""痰壅""痰涎多"等术语来描述。
3. 胸闷　可用"胸膺满闷""胸满憋闷如塞""胸闷胀满""胸痞塞""壅遏"等术语来描述。
4. 厌食　"纳差""食不下""饮食不进"等术语来描述。
5. 疲倦　"倦怠乏力""倦怠""少力""乏力"等术语来描述。

二、流行病学

由于调查方法、诊断标准和分析方法的不同，目前 COPD 流行病学的报道结果存在较大差异。2010 年全球慢阻肺发病率为 11.7%，患者数量达 3.84 亿，其中肺功能慢阻肺 2 级及以上的总比例达 10.1%。我国 COPD 40 岁以上人群总患病率为 8.2%，患病人数约 2 500 万。60 岁以上的人群中发病率最高，每个国家的慢阻肺发病率都随着年龄的增长而逐步升高，男性高于女性。农村患病率高于城市，吸烟者和既往吸烟者中高于非吸烟者。研究显示由于慢性呼吸道疾病所导致的寿命减少占到全球因残寿命年损失（years lost due to disability，YLD）的 6.3%，其中 COPD 是最主要的原因，高达 2 940 万 / 年。目前 COPD 是全球第四大死因，预计到 2020 年将成为第三大死因。全球每年约 300 万人死于慢阻肺，预计到 2030 年可能每年有超过 450 万人死于慢阻肺及相关疾病。其死亡率增加主要与吸烟人群增加、其他常见疾病死亡率降低、世界人口老龄化以及缺乏有效的疾病治疗方法有关。

三、病因病机

慢性阻塞性肺疾病的病位在肺，继则影响脾肾。《素问·五脏生成篇》曰："诸气者，皆属于肺"。传统中医理论认为,"肺为生气之主",主气而司呼吸;"脾为生气之源",脾气虚则呼吸受累加重;"肾为生气之根",久病肺虚或年老体弱者,必累及其先天之本,下元虚衰,肾不纳气,气机上逆为喘咳,以致清气难入,浊气难出,喘咳反复不愈。肺脏感邪,迁延失治,痰瘀稽留,损伤正气,肺、脾、肾虚损,正虚卫外不固,外邪易反复侵袭,诱使本病发作。COPD属本虚标实之证,以肺、脾、肾虚为主,痰浊与血瘀为实,痰、瘀、虚互为因果,致使反复发作,逐渐加重。其病机可概括为"正虚积损",正虚是指肺脾肾虚损而以肺虚为始、以肾虚为基,以气虚为本、或损及阴阳;积损是指痰瘀互结成积、胶瘤积蓄难除,并日益损伤正气,正气逐渐虚损而积损难复。

四、诊断

(一)西医诊断

可根据患者症状、病史、体格检查及肺功能检查结果,参照《慢性阻塞性肺疾病诊治指南(2013年修订版)》进行西医诊断。

(二)中医诊断

参照国家中医药管理局第3批《24个专业104个病种中医诊疗方案(试行)》,结合《慢性阻塞性肺疾病中医诊疗指南》(2011版),将COPD稳定期分为肺气虚证、肺脾气虚证、肺肾气虚证、肺肾气阴两虚证四种证型。

五、康复评定

(一)呼吸功能评定

1. 肺功能评定 肺功能是检测气流受限最为客观、重复性良好的指标,也是COPD诊断的金指标。主要通过第1秒用力呼气量(forced expiratory volume in one second,FEV_1)、用力肺活量(forced vital capacity,FVC)以及第一秒用力呼气容积与最大肺活量的比值(FEV_1/FVC)来判断。在吸入支气管舒张剂后FEV_1/FVC的固定比率<0.70,可确定为不完全可逆的气流受限。气流受限的可逆性程度(例如,测量支气管扩张剂或皮质类固醇前后的FEV_1)未被证实可以增加COPD的诊断,将COPD与哮喘区分开来,或预测对支气管扩张剂或皮质类固醇长期治疗的反应。除此以外呼气峰流速(PEF)、最大呼气流量/容积曲线(MEFV)、残总比(RV/TLC)、一氧化碳弥散量/肺泡通气量(DLCO/VA)等也可作为气流受限的参考指标。

做肺功能检查时应该让患者坐位进行,为使结果重复性好,要求患者最大限度配合,操作者应严格按照肺功能检查指南完成操作。

2. 气流受限严重程度分级 在一秒率(FEV_1/FVC)<0.70的条件下,根据$FEV_1/$参考值的百分比评定气流受限等级。根据年龄、身高、性别和种族计算的相应参考值作为预计值,评估测量值占预计值的百分比。为了尽可能减少测定误差,所有患者均应该在吸入足够剂量的短效支气管扩张剂后进行测定(表4-6)。

表4-6 气流受限严重程度分级

GOLD分级	严重程度	对应肺功能状况
GOLD 1	轻度	$FEV_1 \geqslant 80\%$ 预计值
GOLD 2	中度	$50\% \leqslant FEV_1 < 80\%$ 预计值

续表

GOLD 分级	严重程度	对应肺功能状况
GOLD 3	重度	$30\% \leqslant FEV_1 < 50\%$ 预计值
GOLD 4	极重度	$FEV_1 < 30\%$ 预计值

3. 呼吸困难评定　呼吸困难是 COPD 患者呼吸功能障碍最主要的表现也是影响患者工作生活质量的最重要因素。因此,对呼吸困难程度评定是评价患者呼吸功能的基本方法。目前使用率最高的是改良的英国医学研究委员会呼吸困难量表评分(modified Medical Research Council dyspnea scale, mMRC)(表 4-7),该量表能更好地反映患者的日常活动(time active, $r^2=0.16$; time sedentary, $r^2=0.12$; time > 3 METs, $r^2=0.12$)与肺功能(number of steps, $r^2=0.35$; walking time, $r^2=0.37$; time < 1.5 METs, $r^2=0.25$)的情况,以及针对性评价患者从事具体活动时的呼吸困难程度的改良 Borg 指数(Modified Borg scale, MBS)(表 4-8)。由于慢阻肺可有多种症状,对患者造成影响的不仅只是呼吸困难。因此,开发了比较适合临床应用的综合评价量表,即慢阻肺评估测试(COPD assessment test, CAT)(表 4-9)(可靠性为 0.85~0.98,重测信度为 0.80~0.96)圣乔治呼吸问卷(St.George's respiratory questionnaire, SGRQ)(入组时及第 3、6 个月末 Cronbach's α 系数分别为 0.86、0.81、0.82),推荐 SGRQ 症状评分 ≥25 作为开始规律治疗的界值(此时患者一般会有气短症状),循证医学证据表明此时 CAT 相对应的界值为 10。

表 4-7　改良英国医学研究委员会呼吸困难量表评分

分级	呼吸困难严重程度
0 级	我仅在剧烈运动时感觉呼吸困难
1 级	我在平地快步行走或走小坡时出现气短
2 级	我由于呼吸困难,平地行走时比同龄人慢或须停下休息
3 级	我在平地步行大约 100 m 或几分钟后会因为气短而停下来休息
4 级	我因严重呼吸困难必须待在家里或穿衣时也气短

表 4-8　改良 Borg 指数

评分	呼吸困难严重程度
0	一点也不觉得呼吸困难
0.5	非常非常轻微的呼吸困难,几乎难以察觉
1	非常轻微的呼吸困难
2	轻度的呼吸困难
3	中度的呼吸困难
4	略严重的呼吸困难
5	严重的呼吸困难或疲劳
6~8	非常严重的呼吸困难或疲劳
9	非常非常严重的呼吸困难或疲劳
10	极度的呼吸困难或疲劳,达到极限

表 4-9 慢性阻塞性肺疾病患者自我评估测试问卷（CAT）

症状	评分/分	症状
我从不咳嗽	0 1 2 3 4 5	我总是在咳嗽
我一点痰也没有	0 1 2 3 4 5	我有很多很多痰
我一点也没有胸闷的感觉	0 1 2 3 4 5	我有很严重的胸闷的感觉
当我爬坡或上一层楼梯时，我没有气喘的感觉	0 1 2 3 4 5	当我爬坡或上一层楼梯时，我感觉非常喘不过气
我在家里能做任何事情	0 1 2 3 4 5	我在家里任何活动都很受影响
尽管我有肺部疾病，但我对外出离家很有信心	0 1 2 3 4 5	由于我有肺部疾病，我对外出离家一点信心也没有
我的睡眠非常好	0 1 2 3 4 5	由于我有肺部疾病，我的睡眠相当差
我精力旺盛	0 1 2 3 4 5	我一点精力都没有

注：数字 0~5 表示严重程度，请标记最能反映你当前情况的对应数字上。

4. 支气管分泌物清除能力的评定 最好坐位，要求患者咳嗽或辅助（腹部加压等）咳嗽，测定最大呼气压，如≥0.88kPa（90mmH$_2$O）表示具有咳嗽排痰能力。临床上也常根据患者是否有足够的吸气容量和呼吸流速来判断咳嗽效力，因此有研究推荐使用呼气峰值流速（peak expiratory1ow，PEF）作为参考。

5. 急性加重风险的评估 慢阻肺急性加重定义为呼吸症状急性恶化，导致需要额外的治疗。这些事件可分为轻度（仅需要短效支气管扩张剂治疗），中度（需要短效支气管扩张剂、抗生素和/或口服糖皮质激素治疗）和重度（患者需要住院或急诊就医）。重度急性加重也可导致急性呼吸衰竭。从整个人群水平来看，约 20% 的 GOLD 2 级（中度气流受限）患者发生频繁急性加重，往往需要使用抗生素和/或全身糖皮质激素，但在 GOLD 3 级（重度）和 GOLD 4 级（极重度）患者发生频繁急性加重的概率会更高。

（二）运动功能评定

运动功能障碍主要表现为肌力、肌耐力减退，肢体运动功能下降、运动减少，而运动减少又使心肺功能适应性下降，进一步加重运动障碍，形成恶性循环。运动是呼吸康复的重要组成部分，通过运动功能的评估，准确了解患者心肺运动耐量以及平衡、协调等运动能力，利于为 COPD 患者制订安全、适量、个体化的运动治疗方案。

1. 平板或功率自行车运动试验 使用运动平板或功率自行车进行极量或症状限制性运动试验，同时测量运动气体代谢数据，获取最大摄氧量（VO$_2$m）、最大心率（HRm）最大METs 值、运动时间等相关量化指标评价患者运动能力。也可通过运动平板或功率自行车运动试验中，患者主观劳累程度分级等半定量指标来评价患者运动能力。

2. 6min 步行测试（6-minute walk test，6MWT） 对无法耐受平板运动试验等极量或症状限制性运动试验的，但可步行的患者，可进行 6min 步行试验。测试前告知患者 6min 内尽可能远地走。测试者每分钟用标准语言指引患者，观察并记录患者可能发生的气促、胸痛等不适情况以及血氧饱和度（SPO$_2$）、心率（HR）、Borg 指数、距离等。研究表明 6MWT 与心肺运动试验的参数具有良好的相关性，更简单的操作与更大的适用范围使 6MWT 在临床上的使用更为广泛。若测试中 SPO$_2$<90%，推荐后续康复的运动训练中使用氧疗。

3. 平衡与协调功能评定　COPD 患者中老年人占绝大多数,WHO 提出老年群体需常规进行平衡与协调功能评定,可根据患者情况或治疗需求选择 Berg 平衡量表(组内信度 ICC: 0.968~0.985,组间信度 ICC: 0.992~0.998)、功能性伸展测试(functional reach test)或起立步行测试(timed up and go test, TUG)等。

（三）结构评定

气道狭窄、阻塞,肺泡膨胀、失去弹性,肺血管增生、纤维化是 COPD 结构异常的基本表现。

胸部前后径增大、剑突下胸骨下角(腹上角)增宽等;长期慢性缺氧者可见杵状指:伴右心衰者可见下肢水肿、肝脏肿大。

肺部 X 线可查见肺纹理增加、肺透亮度增加、肋间增宽、膈肌低平等,高分率 CT 及薄层高分率 CT 能查见气管壁增厚管腔狭窄。

（四）活动评定

由于呼吸困难和体能下降,多数患者日常生活活动受到不同程度的限制。表现为 ADL 活动能力减退。同时,患者因心理因素惧怕出现劳力性气短,限制了患者的活动能力,迫使一些患者长期卧床,丧失了日常生活能力。评估 ADL 可选用常见的改良的 Barthel 指数(良好的信度 ICC=0.866~0.997))、功能独立性量表(function independent measure, FIM),圣乔治呼吸问卷(SGRQ)等。也可以根据患者行走、穿衣及家庭劳动等日常活动活动,将呼吸功能障碍患者的日常生活活动能力分为六级:

0 级:虽存在不同程度肺气肿,但是活动如常人,对日常生活无影响、无气短。

1 级:一般劳动时出现气短。

2 级:平地步行无气短,速度较快或上楼、上坡时,同行的同龄健康人不觉气短而自己感觉气短。

3 级:慢走不到百步即有气短。

4 级:讲话或穿衣等微活动时亦有气短。

5 级:安静时出现气短,无法平卧。

（五）参与评定

COPD 患者的社会参与能力常常表现为不同程度的受限。如社会交往、社区活动及休闲活动的参与常常受到部分或全部限制,大多数 COPD 患者职业能力受到不同程度限制,许多患者甚至完全不能参加工作。参与评定主要进行生活质量评定和职业评定。可以采用 SF-36 健康调查简表(内部一致性 Cronbach's α=0.801、重测信效度 ICC=0.672~0.884 良好)。

六、康复治疗

（一）西医康复治疗

1. 药物治疗　药物治疗主要用于预防和控制症状,减少急性加重的频率和严重程度,提高慢阻肺患者的运动耐力和生命质量,一般需要长期规律给药。常用的药物包括支气管舒张剂(β₂- 受体激动剂、抗胆碱药及甲基黄嘌呤类),β₂- 受体激动剂(沙丁胺醇、特布他林等),抗胆碱药(异丙托溴铵、噻托溴铵),茶碱类药物(缓释型或控释型茶碱),激素,激素和β₂- 受体激动剂联合(氟地卡松/沙美特罗、布地奈德/福莫特罗),磷酸二酯酶 -4(PDE-4)抑制剂(罗氟司特),以及其他药物如祛痰药、抗氧化剂、免疫调节剂、疫苗等。可根据疾病的严重程度和患者对治疗的反应及时调整治疗方案。

2. 现代康复　以肺康复为代表的现代康复治疗可以有效改善慢阻肺患者的进行性气

流受限、严重呼吸困难等症状，提高活动能力和生命质量，对慢阻肺患者的康复有重要意义。康复治疗包括呼吸生理治疗、肌肉训练、家庭氧疗、营养支持、精神治疗和健康教育等多方面措施。呼吸生理治疗包括帮助患者咳嗽，用力呼气以促进分泌物清除；使患者放松，进行缩唇呼吸及避免快速浅表呼吸，以帮助患者克服急性呼吸困难等措施。肌肉训练有全身性运动和呼吸肌锻炼，前者包括步行、登楼梯、踏车等运动，运动干预被认为是肺康复的基础和核心内容；后者有腹式呼吸锻炼等。营养支持的要求应达到理想体重，同时避免摄入高碳水化合物和高热量饮食，以免产生过多二氧化碳。

（二）中医康复治疗

运动疗法

（1）太极拳：循证研究表明，太极拳对慢性阻塞性肺病患者的运动能力、呼吸困难、肺功能和生活质量有一定的改善作用，并被推荐为肺康复计划的一种有效的替代训练方式。建议每次按照先热身 10min 后进行 30min24 式简化太极拳训练，再进行 10min 放松的模式开展训练，每周训练 3 次，8 周共计 24 次。运动强度：入组时用 6min 步行距离测量患者最大心率，太极拳运动过程中用心率表监测患者心率，理想状态下的运动强度为达到 6MWT 测定的最大心率的 40%~60%，可根据受试者实际情况适当调整。8 周后评估，证明 24 式简化太极拳可以改善慢阻肺稳定期患者的生存质量，减轻呼吸困难症状，提高患者的运动耐力，改善慢阻肺稳定期患者的抑郁状态。目前的报道中干预周期以 8~24 周较为多见，干预频率大多为每周 2~4 次，每次练习时间多在 40min 以上。为确保干预效果，建议干预周期 3 个月以上，每次 40~60min，每周 3 次的运动频率为宜。此外，太极拳训练过程中应动作规范，防止因动作错误发生膝关节损伤等不良后果。

（2）八段锦：循证研究表明，八段锦运动作为一种辅助治疗，能有效提高 COPD 患者的运动能力和肺功能，提高生活质量，加快康复进程。研究发现重度稳定期 COPD 患者经 6 个月的坐式八段锦练习后 FVC、FEV_1、FEV_1% 和 FEV/FVC 明显提高，并且痰液中的 IL-8、TNF-α 及 CRP 等炎症因子水平明显降低，表明坐式八段锦改善重度稳定期 COPD 患者肺功能及气道炎性反应。

八段锦分为坐势和站势两类，其中坐势八段锦运动量较小，适于起床前和睡觉前锻炼；站势八段锦运动量稍大，适于户外和集体锻炼，因坐式八段锦运动量较小，需长期坚持才能显现效果。八段锦动作简短，易于练习，对场地要求较小，建议八段锦干预周期 3 个月以上，每次 40~60min，每周 3 次的运动频率为宜。

（3）六字诀：六字诀呼吸训练法揉合了缩唇呼吸、腹式呼吸及肢体运动，即在呼气时同时发出"嘘、呵、呼、呬、吹、嘻"六个字的发音训练。六字诀呼吸法训练强调调身、调心、调息三者的结合，配合吸气以达到综合锻炼内脏、调节气血、平衡阴阳等目的。研究发现 COPD 患者每天进行 30min 的六字诀呼吸训练，3 个月后最大吸气压、最大呼气压明显降低，提高患者 FEVt、FEVt%、FEVt/FVC 等肺功能指标，进而提高生活质量。

（4）五禽戏：五禽戏包括虎戏、鹿戏、熊戏、猿戏和鸟戏，练习过程中配合呼吸吐纳和意念导引，长期坚持练习有强壮筋骨、调息脏腑、畅通经脉之功效。有观察发现，五禽戏联合六字诀呼吸训练法及音乐疗法能明显改善肺疾病患者的临床症状及心理状况，促进肺功能康复。五禽戏"鸟戏"联合简易呼吸操锻炼可改善 COPD 患者的呼吸困难症状、6min 步行距离，并且提高血 CD_3、CD_4、IgM、IgG 的水平。五禽戏联合太极拳用于 COPD 患者康复训练，3 个月后患者运动耐力及生活质量明显提高。

（5）易筋经：易筋经是我国具有民族特色的传统功法之一，其中多为导引、按摩、吐纳等传统养生功夫，具有变易筋骨、内壮脏腑的功效，具有较好的肺康复疗效。有研究将 50 例 COPD 稳定期患者随机分为两组，对照组给予常规治疗，试验组在常规治疗的基础上增加易筋经训练，6 个月后试验组肺功能指标及运动能力明显优于对照组，并随着练习时间延长，试验组患者肺功能指标及运动能力的改善效果越显著。易筋经强调肢体的屈伸扭转、牵拉，其十二式中上肢的动作练习也是在下肢桩功练习的基础上通过屈膝下蹲，全面锻炼下肢肌肉、韧带及腹肌、腰肌、背肌等肌群以增强下肢的桩力，而下肢锻炼是肺康复运动锻炼的重要组成部分，有利于增强患者肌肉力量，改善肺功能。

（三）中西医结合康复疗法

1. **针刺配合运动治疗**　循证医学研究表明，针刺能明显提高患者的第一秒钟用力呼气容积占预计值百分比及第一秒钟用力呼气容积占用力肺活量百分比，同时能降低患者的圣乔治呼吸问卷评分，增加患者的 6min 步行距离。结果表明针刺治疗可增加 COPD 患者的肺通气功能，提高其运动耐量，并改善生活质量。

取穴：膻中、乳根、关元、中脘、天枢、膺窗；复感外邪加合谷，隔次左右交替，痰浊中阻加丰隆单侧，隔次左右交替，常规针刺，为防止破盲，不要求得气，只需患者有轻微痛感，留针 30min，并连接 G6805-1A 低频电子脉冲治疗仪，连续波，频率 1~2Hz，强度以患者耐受为度。隔 1~2d 治疗 1 次，每周治疗 2~3 次，共治疗 14 次。每次针刺后进行有氧运动训练。采用功率车的方式，每次运动总时间为 40min，不能耐受者，每次持续不得低于 10min。

2. **灸法配合药物治疗**　灸法能激发、提高机体的免疫功能，能够活跃脏腑功能，旺盛新陈代谢，产生抗体及免疫力，增强机体的抗病能力，有助于肺康复。施灸对于血压、呼吸、脉搏、心率、神经、血管均有调整作用。一项临床试验将 60 名患者随机分为治疗组和对照组，对照组吸入噻托溴铵粉雾剂 18mg，每日 1 次，早晨给药，共治疗 12 星期，在对照组的基础上加用六孔灸盒灸法治疗。以六孔竹制灸盒在患者背腰部督脉及两侧膀胱经进行艾条温和灸。每次用 3 个灸盒，灸盒中央对准督脉，横放于背腰部，以大椎穴至腰俞穴为界，每次治疗 20min。每日 1 次，每星期 5 次，共治疗 12 周。结果显示，两组治疗后 CAT 评分和呼吸困难程度均得到改善，证明六孔灸盒灸法配合噻托溴铵粉雾剂治疗稳定期 COPD 安全有效。

（四）其他疗法

1. **刺络拔罐疗法**　刺络拔罐疗法是中医常用的外治方法，有宣肺益肺、振奋阳气之功，能有效祛除外感风寒，对祛除 COPD 的诱因作用显著，同时还具有温热作用，从而刺激血管扩张，促进局部血液循环，改善机体充血状态，促进新陈代谢，加速体内的废物毒素的排出，增强局部耐受性及机体抵抗力。一项纳入 360 名患者的临床随机对照研究表明，经内服中药配合刺络拔罐治疗后，患者咳、痰、满等症状明显减轻，且未出现患者不能耐受和任何不良反应。

第一组穴位处方：风门、膈俞、肺俞、三焦俞、大肠俞。第二组穴位处方：大杼、魄户、膏肓俞、至阳、胆俞。操作方法：取俯卧位，先用 0.5% 碘伏消毒施术部位，再用三棱针（2.6mm）快速点刺后迅速起针，以针孔为中心，以闪火法将火罐吸附其上。5min 后去罐，用无菌干棉球清除所吸出的血，再用 0.5% 碘附消毒施术部位。隔日一次，每次选一组穴位，2 组穴位交替，6 次为一疗程。

2. **穴位贴敷**　穴位贴敷疗法作为具有代表性的中医外治疗法之一，操作简便，无明显不良反应，在防治 COPD 中具有较大的优势，临床应用较广。一项纳入 60 例慢阻肺患者的随机对照研究表明，经穴位贴敷治疗后，患者的呼吸困难症状及肺功能指标均有明显好转。

治疗方法如下：取麻黄、杏仁和白芥子各 15g。将上述药物研成细末。用姜汁、蒜泥和蜂蜜将此药末调成糊状。将此药糊敷在患者背部的大椎、肺俞、风门、厥阴和心俞上，用胶布固定。每 10d 治疗 1 次，每次留药 48h。应连续治疗 4 个月。

3. 中药穴位注射　穴位注射疗法是指选用中药提取物或者西药注入指定穴位的方法，在临床上应用较广，祖国医学认为，本病标在肺，而本在脾肾，病因与肺脾肾三脏关系密切。穴位注射疗法通过疏经络，调脏腑，补肺虚，益脾气。从而达到增强机体免疫力，改善微循环，降低肺循环阻力的效果。数项随机对照的临床研究表明，穴位注射疗法治疗慢性阻塞性肺病患者，发现可以较好地改善慢阻肺患者临床症状，改善肺通气状况。将黄芪注射液注入肺俞、肾俞、天突、定喘、足三里、曲池、丰隆等穴位中，黄芪性甘温，补益肺脾气，具益气固表之功。黄芪多糖对机体特异性免疫和非特异性免疫、细胞免疫和体液免疫有广泛的影响，黄芪多糖通过激活巨噬细胞，能促进 Th 转化、活化 Tc 细胞、提高 B 细胞和 NK 细胞的数量和活性等作用于人体免疫系统，增强其对病毒、细菌的吞噬作用，提高免疫功能，改善局部气道炎症，改善患者的通气功能。

近几年应用自血穴位注射疗法治疗 COPD，已经取得了良好的治疗效果。一项纳入 76 名参与者的临床研究表明，自血穴位注射疗法治疗慢性阻塞性肺病患者，发现其可以较好地改善慢阻肺患者临床症状及防止肺功能的进行性下降，能很大程度上改善肺通气状况。穴位选择肺俞、脾俞、肾俞、曲池、丰隆等，每次选择两组穴位，抽取静脉血 2ml，分注于两组穴位。4 周为 1 个疗程，共治疗 12 周。

4. 中西药结合疗法　一项纳入 37 项研究（3 212 名患者）的 Meta 分析的结果显示，中药加常规药物治疗可以有效降低病情恶化风险，改善肺功能，提高生活质量，提高运动能力。循证医学证据表明补中益气汤、党参方、玉屏风散加减、痰热清注射液联合西医常规治疗，能有效改善 COPD 患者的肺功能，缩短住院时间，提高生活质量。但由于纳入的文献质量偏低，证据质量有限，临床中应慎重使用。

七、康复护理

1. 生活起居　指导患者顺应季节变化，合理调整睡眠时间，忌熬夜伤神劳累。春季早睡早起养肝，不过早减衣；夏季晚睡早起，合理午休；秋季早睡早起，坚持午睡，养脑；冬季早睡晚起多晒太阳防寒，晨练最好在日出后进行。患者尽量在子时以前睡觉，白天午休。晚睡不超过 23 时，早睡可以在 21 时以后，早起在卯时 5 时 ~7 时，晚起则为睡到日出，大约在 7 时。

2. 情志调理　在情志调理中运用五行制约法则，即"怒伤肝，喜伤心，思伤脾"等，掌握刺激的程度，避免刺激过度带来新的问题。五音疗法于 15 时 ~19 时欣赏《阳春白雪》《黄河》《金蛇狂舞》等曲目可助长肺气；于 7 时 ~11 时欣赏《梅花三弄》《船歌》《梁祝》等曲目，可促使肾气隆盛，每天听半小时左右。

3. 辨证施膳　根据患者证型予以辨证施膳指导，以补充足够的水分及营养，并注意饮食宜忌。肺为"华盖"，肺叶娇嫩，不耐寒热，易被邪侵，主要反映在肺脏本身及其主气司呼吸，宣发肃降及通调水道功能的失常。肺的常见证候有肺气虚、肺阴虚、肺津不足、大肠津亏、肺郁气滞、肺郁气逆、肺郁痰结等情况，故食疗予以补肺气、益肺阴、养肺津为主，兼以宣肺清肺、行气化痰之法。

4. 中医护理技术　根据患者的辨证分型指导患者采用 1~2 项操作，如穴位贴敷、穴位按摩、耳穴埋豆、艾灸、中药浴足等。

5. 中医肺康复　教会患者行八段锦、太极拳、气功锻炼，每日自行练习 1 次，每次 30min，每周不少于 4 次。

八、预防及预后

基于中医治未病理论，可制订 COPD 的三级预防策略。一级预防为未病先防，针对 COPD 高危人群。对老年人及伴有慢性支气管炎、阻塞性肺气肿等疾病患者定期进行筛查，主要涉及肺功能测定（FEV_1，FEV_1/FVC）、吸气量（IC）和吸气分数（IC/TLC），呼气峰流速（PEF）和用力呼气时间测定；指导人群调摄情志，调节起居饮食，动静结合、调息养神。二、三级预防为既病防变，二级预防是对已病个体采取积极措施，防止 COPD 继续发展。三级预防是针对原发病积极治疗，预防并发症与失能的发生。COPD 起病缓慢，需要早期发现、早期诊断、尽早介入康复。

COPD 有保持稳定状态、好转或恶化三种转归。及时介入康复措施，可以有效地延缓甚至阻断肺功能继续下降，防止 COPD 进一步恶化。

（金荣疆）

参 考 文 献

［1］中华医学会呼吸病学分会慢性阻塞性肺疾病学组．慢性阻塞性肺疾病诊治指南（2013 年修订版）．中国医学前沿杂志（电子版），2013，36（5）：255-264.

［2］Lópezcampos J L，Tan W，Soriano J B.Global burden of COPD.Respirology，2016，21（1）：14-23.

［3］金冬梅，燕铁斌，曾海辉.Berg 平衡量表的效度和信度研究．中国康复医学杂志，2003（01）：24-26.

［4］闵瑜，吴媛媛，燕铁斌．改良 Barthel 指数（简体中文版）量表评定脑卒中患者日常生活活动能力的效度和信度研究．中华物理医学与康复杂志，2008，30（3）：185-188.

［5］Jones P W，Tabberer M，Chen W H.Creating scenarios of the impact of COPD and their relationship to COPD Assessment Test（CAT）scores.BMC Pulm Med，2011，11：42.

［6］Beauchamp M K.Balance assessment in people with COPD：an evidence-based guide.Chron Respir Dis，2018，16：1479973118820311.

［7］何成奇，吴毅，吴建贤，等．内外科疾病康复学．第 3 版．北京：人民卫生出版社，2018.

［8］Vogelmeier C F，Criner G J，Martinez F J，et al.Global strategy for the diagnosis，Management，and prevention of chronic obstructive lung disease 2017 report.Archivos de Bronconeumología，2017，53（3）：557.

［9］Ng B H，Tsang H W，Ng B F，et al.Traditional Chinese exercises for pulmonary rehabilitation：evidence from a systematic review.J CardiopulmRehabilPrev，2014，34（6）：367-377.

［10］Guo J B，Chen B L，Lu Y M，et al.Tai Chi for improving cardiopulmonary function and quality of life in patients with chronic obstructive pulmonary disease：a systematic review and meta-analysis.Clin Rehabil，2016，30（8）：750-764.

［11］Liu S J，Ren Z，Wang L，et al.Mind-Body（Baduanjin）exercise prescription for chronic obstructive pulmonary disease：a systematic review with Meta-analysis，2018，15（9）：1830.

［12］陈麒，田君，蒋骏，等．改良中医呼吸导引康复技术治疗慢性阻塞性肺疾病稳定期患者的临床观察．上海中医药大学学报，2017，31（3）：33-39.

［13］臧敏，蔡岗丽，林文波，等．五禽戏鸟戏联合简易呼吸操对慢性阻塞性肺疾病患者生活质量及免疫功能的影响．广州中医药大学学报，2017，34（6）：819-823.

［14］张敏，徐桂华，李峰，等.健身气功易筋经促进慢性阻塞性肺疾病稳定期患者康复.中国运动医学杂志，2016（4）：339-343.

［15］Coyle M E，Shergis J L，Huang E T，et al.Acupuncture therapies for chronic obstructive pulmonary disease：a systematic review of randomized，controlled trials.AlternTher Health Med，2014，20（6）：10-23.

［16］Wang J，Li J.Acupuncture Therapy for functional effects and quality of life in COPD patients：a systematic review and Meta-analysis［J］.BioMed Research International，2018，2018：3026726.

［17］郭泳梅，童娟，姚红.针刺疗法对稳定期慢性阻塞性肺疾病患者呼吸功能的影响.广州中医药大学学报，2013，30（5）：658-663.

［18］覃光辉，高鹏飞，陈碧琴，等.六孔灸盒灸法治疗稳定期慢性阻塞性肺疾病的临床研究.上海针灸杂志，2017，36（07）：799-802.

［19］赵慧敏.穴位注射治疗稳定期慢性阻塞性肺疾病疗效观察.湖北中医杂志，2013，35（2）：66.

［20］李敏芳，叶小丹，熊广等.自血穴位注射疗法治疗慢性阻塞性肺疾病稳定期的临床研究.中国老年保健医学，2014，12（06）：41-42.

［21］Haifeng W，Hailong Z，Jiansheng L，et al.Effectiveness and safety of traditional Chinese medicine on stable chronic obstructive pulmonary disease：A systematic review and meta-analysis.Complement Ther Med，2015，23（4）：603-611.

［22］Chen Y，Shergis J L，Wu L，et al.A systematic review and meta-analysis of the herbal formula BuzhongYiqi Tang for stable chronic obstructive pulmonary disease.Complement Ther Med，2016，29：94-108.

［23］Chen X，May B，Di Y M，et al.Oral Chinese herbal medicine combined with pharmacotherapy for stable COPD：a systematic review of effect on BODE index and six minute walk test.PLoS One，2014，9（3）：e91830.

［24］Zhong Y，Wang X，Xu G，et al.Modified Yupingfeng formula for the treatment of stable chronic obstructive pulmonary disease：a systematic review of randomized controlled trials.Afr J Tradit Complement Altern Med，2014，11（1）：1-14.

［25］Chung V C，Wu X，Ma P H，et al.Chinese Herbal Medicine and Salmeterol and Fluticasone Propionate for chronic obstructive pulmonary disease：systematic review and network Meta-analysis.Medicine（Baltimore），2016，95（20）：e3702.

［26］Gao Z，Liu Y，Zhang J，et al.Effect of Jianpi therapy in treatment of chronic obstructive pulmonary disease：a systematic review.J Tradit Chin Med，2013，33（1）：1-8.

［27］An X，Zhang A L，May B H，et al.Oral Chinese herbal medicine for improvement of quality of life in patients with stable chronic obstructive pulmonary disease：a systematic review.J Altern Complement Med，2012，18（8）：731-743.

［28］Liu W，Yang S，Fu M，et al.Chinese patent medicine for chronic obstructive pulmonary disease based on principles of tonifying Qi，promoting blood circulation by removing blood stasis，and resolving phlegm：a systematic review of randomized controlled trials.J Tradit Chin Med，2015，35（1）：1-10.

［29］Zhong Y，Mao B，Wang G，et al.Tanreqing injection combined with conventional Western medicine for acute exacerbations of chronic obstructive pulmonary disease：a systematic review.J Altern Complement Med，2010，16（12）：1309-1319.

［30］张阿宏，夏丽，潘树红.中西医结合延续护理模式对慢性阻塞性肺疾病稳定期患者生活质量的影响.山西医药杂志，2019，48（01）：122-125.

第五章

内分泌及代谢系统中西医结合康复

第一节 糖 尿 病

一、定义与术语

（一）定义

糖尿病（diabetes）属代谢性疾病，是由遗传因素和环境因素交互作用致胰岛素分泌障碍和 / 或周围靶组织对胰岛素产生抵抗而造成持续性高血糖症，以及由于长期代谢紊乱引起全身组织器官损害的代谢综合征。中医学称为"消渴"，是以多饮、多食、多尿、消瘦、乏力，或尿浊、尿有甜味为主要临床表现的病症。

（二）中医术语表达

中医古籍中有关糖尿病的不同术语散见于历代医家著作中，现总结归纳如下：

1. 上消　可用"烦渴多饮""咽干舌燥""口干喜饮"等术语来描述。是由于阴津亏虚，上焦肺热炽盛，不仅耗液伤津，而且敷布津液之功失职，出现口、唇、舌、咽干燥，津液不足，饮水量多。

2. 中消　可用"消谷善饥""能食与便溏并见"等术语来描述。是由阴虚生内热，胃火炽盛，腐熟太过，代谢亢进所致。

3. 下消　可用"尿频量多""尿多而浊""饮一溲一""浑浊如膏脂""尿黄""尿甜""大便燥结"等术语来描述。主要是由于虚热灼伤津液，患者饮水增多，但肾失固摄，出现尿液颜色呈深黄、黄赤或黄褐，小便次数和尿量明显增加；或可致津血亏虚，肠道无血以滋，无津以润，出现粪便在肠道内滞留过久，排出困难。

二、流行病学

我国糖尿病患者以 2 型糖尿病为主，占 90.0% 以上，1 型糖尿病约占 5.0%，其他类型（妊娠糖尿病等）约占 5.0%。近 10 年 3 次大型流行病学调查显示，我国 2 型糖尿病患病率在 9.7%~11.6%，未诊断率高达 60%~70%，知晓率、治疗率和控制率情况也不容乐观。糖尿病本身是一种慢性疾病，本病周期长、进行性加重，易在生理功能、日常活动、社会参与、生活质量等方面给患者带来不同程度的影响。其病情会不断发展，随着病情的不断加重，糖尿病患者所患有的并发症种类也会不断增多，而所要进行检查的项目以及使用的各类药品也会相应增加，自然而然地医疗费用也会不断增高。研究调查中发现，有 81% 的糖尿病患者支付的医疗费用都被用来治疗糖尿病相关并发症，而微血管以及大血管的并发症造成的直接医疗费用是未合并微血管以及大血管并发症的糖尿病直接医疗费用的 3.18~10.35 倍。

三、病因病机

中医认为先天禀赋不足、饮食药石所伤、劳累过度、跌仆金刃、虫兽所伤以及情志失调等,均可导致人体的脏腑亏虚,由脾瘅转为消渴。消渴是由肺、胃、肾三脏热灼阴亏、水谷转输失常所致的疾病。其基本病机是阴虚燥热,阴虚为本,燥热为标,二者互为因果。燥热甚则阴愈虚,阴愈虚则燥热愈甚。病变脏腑在肺、脾、肾。三者之中可各有偏重,互相影响。上焦肺燥阴虚,津液失于输布,则胃失濡润,肾乏滋助;中焦胃热炽盛,灼伤津液,则上灼肺津,下耗肾阴;下焦肾阴不足,虚火上炎肺胃,致使肺燥、胃热、肾虚三焦同病。早期阴虚火旺,中期伤气出现气阴两虚,晚期阴损及阳导致阴阳两虚。气虚不能帅血而行,阳虚寒凝血滞,阴虚火旺煎灼津液,均可导致瘀血痰浊的形成。气阴双亏,痰浊瘀血痹阻脉络是消渴病发生并发症的病理基础。

四、诊断

(一)西医诊断

中华医学会糖尿病学分会发布的《中国2型糖尿病防治指南(2017年版)》参照世界卫生组织1999年的诊断标准:空腹血浆葡萄糖、随机血糖或75g葡萄糖耐量试验(OGTT)后2h血糖是糖尿病诊断的主要依据,没有糖尿病典型临床症状时必须重复检测以确认诊断。按病因将糖尿病分为1型糖尿病、2型糖尿病、特殊类型糖尿病和妊娠期糖尿病四个主要类型。

(二)中医诊断

中医对糖尿病的辨证分型颇多,但尚无统一规范。可参考《中医内科疾病诊疗常规》(国家标准),结合专家共识,将糖尿病的常见证候分为燥热伤肺型、胃燥津伤型、肾阴亏虚型、阴阳两虚型及阴虚阳浮型。

五、康复评定

(一)糖尿病周围神经病变的评定

包括感觉神经、运动神经和自主神经功能的体格检查及电生理学评估。其中周围神经评定多采用Semmes-Weinstein单丝检查、QST定量感觉检查(quantitative sensory testing, QST)、神经传导功能检查(nerve conduction velocity, NCV)及诱发电位等电生理检查测定有无周围神经病变及病变程度。单丝是由一系列不同口径的尼龙丝组成,可以评估患者的表皮压力觉阈,常被用来筛查糖尿病患者足部保护性感觉的缺失。一些研究表明,10g单丝用于预测足部溃疡的敏感性为86%~100%,同时4.31/2g单丝筛查糖尿病周围神经病变的敏感性高于5.07/10g单丝(分别是60%和30%)。QST定量感觉检查可通过极限法、温度觉阈区法和不同的刺激法等对患者的感觉障碍程度进行评定。数据显示在糖尿病患者中QST特异性可达到90%以上;温度觉及振动觉联合检查特异性为77%~86%。NCV可以评估周围神经传递电信号的能力,如果神经的髓鞘、郎飞结、轴索出现病理改变,NCV就会出现异常,其测量结果可以反映糖尿病周围神经病变是否存在及其分布和严重性,振幅可反映神经纤维减少的程度。标准的测试方法使NCV诊断糖尿病周围神经病变的变异性减少,增加了NCV的可靠性。临床工作中可联合应用踝反射、针刺痛觉、震动觉、压力觉、温度觉5项检查来筛查神经病变。也可使用128Hz音叉评估震动觉(大纤维功能)以及尼龙丝评估压力觉以明确足溃疡和截肢的风险。

(二)糖尿病心功能病变的评定

心电运动实验是重要的评定方法,一般采用分级症状限制性心电运动实验,以明确运动中患者的心血管功能储备、运动风险和功能是否受损。心肺功能运动负荷试验,简称心肺运动试验(cardiopulmonary exercise testing, CPET),是一种评价心肺储备功能和运动耐力的无创性检测方法,其中以无氧域最为安全有效。CPET 在指导制订运动处方、监测运动强度和类型、诊断评估慢性心力衰竭及评价康复效果方面成为"金标准",并有学者更为深入地结合传统 6min 步行试验(6 minute walking test, 6MWT)评估心力衰竭患者的心肺功能。共 1 027 例冠心病患者(合并糖尿病者 413 例,不合并糖尿病者 614 例)6 周康复训练前后 CPET 检测后发现,合并糖尿病的冠心病患者在开始康复训练前后 CPET 值均低于不合并糖尿病的冠心病患者。6min 步行试验作为一种亚极量运动试验,能反映患者生理状态下的心功能。患者步行的距离越长提示运动耐量越大,心功能越好。步行距离为 150~425m 时,其与运动峰氧耗量(maximal oxygen consumption, VO₂max)的相关性最好。超声心动图运动试验,可直接反映心肌活动的情况,一般采用卧位踏车方式,减少健侧干扰。还可通过行为类型评定、ADL 评定、生活质量评定(quality of life, QOL)等进行心功能评估。

(三)认知功能的评定

首选简易精神状态检查量表(mini-mental state examination, MMSE)可评估其定向力、记忆力、注意力、计算力和语言能力等方面,可大致筛查患者是否存在认知障碍,满分为 30 分,完成整个测试耗时 5~10min,得分越高认知功能越好,Meta 分析发现其鉴别正常人和认知障碍患者的敏感度和特异度分别为 66.34% 和 72.94%。MMSE 量表主要强调患者记忆力功能、语言能力等检查,但对患者执行能力、抽象思维等评估检测力度不足,漏诊率较高,而蒙特利尔认知评估量表(Montreal cognitive assessment scale, MoCA)与相关神经心理成套检验有着极高相关性,重测信度更高,但量表中多个项目受教育程度影响较大。蒙特利尔认知评估基础量表(Montreal cognitive assessment-basic, MoCA-B)与 MoCA 评估相同的认知领域,可筛查文盲和低教育程度人群轻度认知障碍(mild cognitive impairment, MCI),MoCA 和 MoCA-B 诊断遗忘型轻度认知障碍(amnestic mild cognitive impairment, aMCI)的特异性分别为 70.97% 和 93.55%。对于轻度认知障碍的糖尿病患者也可通过一些功能检查方法,直接观察患者的日常生活活动来评定相关认知功能障碍,如日常生活活动神经行为评定(arnadottir 作业疗法),也可针对性地运用注意评定、韦氏记忆量表、二等分线段、划消测验等评定不同的认知障碍。

(四)心理功能评定

糖尿病患者的心理功能异常,主要表现为抑郁、焦虑、睡眠障碍等,责之于对疾病的有关知识缺乏正确认知。一般选择相应的量表进行测试评定,如 Hamilton 抑郁量表(Hamilton depression rating scale, HDRS)和抑郁自评问卷(Beck depression inventory, BDI)。HDRS 是临床上评定抑郁状态时应用最为普遍的量表,一般采用交谈与观察的方式,在治疗前后由两名评定者分别独立评分,主要对焦虑/躯体化、体质量、认知障碍、阻滞、睡眠障碍、绝望感、日夜变化 7 类因子进行评价,Meta 分析表明 HDRS 的敏感性和特异性分别为 84% 和 83%。BDI 量表是一种广泛使用的抑郁症状的测查工具,包括 13 个描述消极情绪的项目。大量研究表明,BDI 具有优秀的区分效度、关联效度和预测效度以及良好的内部一致性和重测信度。此外还可采用蒙哥马利抑郁评定量表(Montgomery-Asberg depression rating scale, MADRS)、老年抑郁量表(geriatric depression scale, GDS)、阿森斯失眠量表(Athens insomnia scale, AIS)等进行评定。

（五）糖尿病其他并发症评定

1. 糖尿病足评定　通过踝动脉肱动脉血压比值（ankle-brachial index，ABI）来反映下肢血管血流情况。通过肢体抬高试验，可以了解静脉充盈时间的长短，是评估下肢缺血的重要指标之一。还可通过彩色超声多普勒检查、甲皱微循环检查及动脉造影等来反映血管功能。另外，通过 X 线检查来发现肢端骨质疏松、脱钙、骨髓炎、骨质破坏、骨关节病变及动脉钙化，可发现气性坏疽感染后肢端软组织变化，对诊断肢端坏疽有重要意义，一般作为常规检查。

2. 糖尿病性视网膜病变评定　依据眼底改变分为非增殖型（背景型）、增殖型和糖尿病性黄斑水肿。非增殖型糖尿病视网膜病变是早期改变，又分为轻度、中度、重度；增殖型改变是一种进展性改变；黄斑水肿可以与上述两型同时存在。通过全面的眼科检查、散瞳视网膜检查、视网膜照相、检眼镜等来进行及时监测。

六、康复治疗

目前糖尿病康复治疗手段较多，主要包括：运动疗法、中药 / 中成药干预、中西医结合综合疗法、饮食疗法等。下列中西医结合康复方法均根据证据强度由高到低进行编排。

（一）运动疗法

现有研究表明，运动不足是 2 型糖尿病的独立危险因子，同时又是代谢综合征的引发因素。美国运动医学会和美国糖尿病学会都高度推荐体育运动，尤其是规律的有氧运动可作为糖尿病预防和治疗的重要手段，对心血管功能、心肺功能、血糖、血脂代谢都有明显改善作用。常用的有氧运动包括步行、慢跑、游泳、划船、阻力自行车，也可做中等强度的徒手体操（有氧体操）或适当的球类活动，八段锦、木兰拳等传统功法也是非常有效的运动锻炼方法。

运动强度（运动时间及运动频率）是运动疗法的核心，决定着运动的效果。一般认为，糖尿病患者的运动强度以中等强度或略低于中等强度为宜。由于在有效的运动锻炼范围内，运动强度的大小与心率快慢呈线性相关，因此常采用运动中的心率作为评定运动强度大小的指标，其他常用指标应包括代谢当量（metabolic equivalent，MET）、自感劳累程度（rating of perceived exertion，RPE）和运动峰氧耗量（maximal oxygen consumption，VO$_2$max）。临床将能获得较好的运动效果，并能确保安全的运动心率称为靶心率（target heart rate，THR）。靶心率的确定最好通过运动试验获得，即取运动试验中最高心率（最大心率 =220- 年龄）的 60%~80% 作为靶心率，开始时宜采用低运动强度进行运动，适应后逐步增加至高限。

1. 步行　步行是最为安全、有效的有氧运动，在一项共 183 名参与者的研究中，显示中等强度步行运动对 2 型糖尿病患者的氧化应激、脂肪代谢和炎症标志物都有所影响。一项纳入 8 个随机对照研究，共 203 名参与者的系统分析结果显示，持续 45min 的餐后步行和间歇性的同等步行时间两种方式都能有效改善老年人的血糖情况，而相比之下，间歇性中等强度步行在控制血糖方面表现更好。一项纳入 20 个随机对照研究，共 866 名参与者的系统分析结果显示，步行可以降低 2 型糖尿病患者的糖化血红蛋白，改善胆固醇、三酰甘油和低密度脂蛋白胆固醇的含量，并能改善糖调节受损人群的有氧耐力和心肺功能的调节能力。

一般情况下糖尿病患者应避免空腹运动，患者应保证每周至少 4~5 次的运动频率，每天运动时间 30~120min，每次至少达有效强度 30min，餐后 1~2h 运动效果最佳，运动时应随身携带饼干等含糖食品或含糖饮料，以便有低血糖先兆时可及时食用。注意运动时反应，密切监测心率、血压、心电图及自我感觉等，发现不良情况及时采取措施，随时修改运动方案，调整运动量。运动强度的测定有两种方法，疲劳程度和心率。运动后人体感觉稍累，稍出汗，休息可恢复，此强度最合适。若运动结束后10~20min心率仍未恢复，并出现疲劳、心慌、睡眠不佳、食欲减退等情况，说明运动量过大，易诱发酮症酸中毒及低血糖；运动后无明显感觉表明运动量过小。

2. 八段锦　八段锦属于中低强度、较为适中的有氧运动，其安全性较好，且符合传统养生"刚柔并济""神与形合""动静相兼"的原则。该功法要求人体将运动及意念合二为一，通过自我调节，平衡精神情绪，达到祛病防病、延年益寿的作用。在一项纳入13个随机对照研究，共1 050名参与者的Meta分析中，显示八段锦锻炼每天1~2次，每次30~60min，干预6个月及以上，可有效调节患者的心理健康状态、焦虑水平、血糖及糖化血红蛋白水平。可得出八段锦在改善糖尿病患者症状、心理、社会关系等3个维度均具有显著的优势，尤其在改善症状以及心理状态方面优势尤为明显。规律习练八段锦，糖尿病患者得到合适强度的运动，不仅可以帮助患者控制血糖，改善患者因高血糖出现的一些症状；同时还能增加患者治疗糖尿病的信心。糖尿病病友定期一起锻炼，也对患者的心理健康有益，更能促进患者保持良好的社会关系，增进患者的社会交往。

建议八段锦干预时，以运动强度微微出汗，适宜心率"170–年龄"，周期6个月以上，每次30~60min，每周5~7次的运动频率为宜。运动前要监测血糖，运动前血糖>16.7mmol/L应避免运动。当运动量增加时，要警惕运动后迟发低血糖的危险，应当监测运动当晚夜间血糖。习练时，要注意观察患者情况，判断运动的疗效及不良反应，运动后多喝水并监测患者的血糖、血压等，做好记录，以及时进行调整。若出现头晕、心慌、乏力、呼吸困难、大汗淋漓应停止运动，监测血糖并补充含糖食物。八段锦动作简短，易于练习，对场地要求较小，运动时衣着宽松，穿适宜的鞋袜；根据天气情况，适当增减衣物，注意防寒保暖，预防感冒；防止皮肤损伤，极小伤口也要重视。

（二）药物治疗

糖尿病是一种进展性疾病。随着病程发展，对外源性的血糖控制手段依赖性逐渐增大。临床上常采用的治疗方案有口服西药、中药复方制剂及中西药联合治疗。常用口服西药有二甲双胍、磺脲类药物、噻唑烷二酮类药物、格列奈类药物；常用的中药复方有黄连解毒汤、葛根芩连汤、养阴降糖片等。

1. 中药治疗　近年来中医药防治糖尿病成果显著，辨证分型日趋完善，中成药制剂不断涌现，在改善糖尿病并发症方面亦体现出了中医药的优势，显著改善患者临床症状的同时大大提高了患者生活质量。

从病因病机角度来看，病机是阴虚燥热，阴虚为本，燥热为标，病变脏腑为肺、脾、肾，因此在中医治疗糖尿病中，通常从阴虚、燥热、血瘀着手。根据不同的证型，因人而异，一人一方。在一项纳入8个随机对照研究，923例参与者的Meta分析结果显示，中药、中成药、中药处方及药膳可提高临床治疗的有效率、口服血糖和餐后2h血糖等治疗指标上均优于单纯西药治疗组。因此，在治疗糖尿病时可加入中药处方。但在选方时，一定要辨证准确，选择适宜的药物，防止适得其反。

2. 西药治疗　目前糖尿病在现代医学治疗方面主要采用药物治疗的方法，在临床多使用降血糖药物进行口服及胰岛素的注射。降糖西药主要有二甲双胍、美吡达、达美康、优降糖、克糖利、亚莫利、糖适平等。胰岛素主要是由人体中胰岛 β- 细胞分泌而来，对人体中的葡萄糖进行利用和代谢，调节人体中的血糖水平。降糖药和胰岛素都能够有效治疗糖尿病，因此在临床治疗过程中，实施联合用药治疗是最为常见的治疗方案，不仅能够最大效率治疗糖尿病，还能够帮助患者有效抑制并发症的发生，改善患者生活质量。根据一项包括 4 个大样本研究，1 800 名参与者的 Meta 分析结果显示，降糖西药及胰岛素的使用可提高降糖效率，患者的临床症状改善程度更佳，各项指标恢复情况更好。

（三）中西医综合疗法

1. 中西药联合治疗　糖尿病患者胰岛素抵抗现象严重，临床治疗比较复杂，容易对患者的机体代谢造成影响，甚至还会增加视网膜病变以及周围神经病变等诸多并发症，对患者的生命健康造成影响。其中临床治疗糖尿病以预防为主，并且多以二甲双胍为主，虽然临床效果尚可，但是因为受到诸多因素的影响，西药治疗会对患者的肝肾功能造成影响，导致诸多不良反应的发生，甚至还会导致患者出现低血糖。所以若从根本上考虑到临床用药的安全性，在西药治疗的同时要给予中医配合治疗，这样能够减少不良反应的发生。根据纳入了 12 项研究的 Meta 分析的结果显示，在降糖西药治疗基础上联合健脾化痰类中药治疗肥胖 2 型糖尿病患者，临床总有效率高于单纯降糖西药治疗，降低空腹血糖、餐后 2h 血糖、血红蛋白 A1C、体质量指数等方面均亦优于单纯的降糖西药治疗，并且可减少不良反应的发生。在西药治疗的基础上联合中药治疗，通过辨证论治，不同的证型，给予不同的方药，不仅能够有效控制患者血糖水平，还能够有效保护肾脏，促进患者各临床指标的正常恢复。

2. 药物结合运动疗法　双胍类降糖药物对于 2 型糖尿病患者的降糖效果良好；规律的有氧运动、抗阻运动及一些传统功法锻炼，可增加葡萄糖转移，提高患者对胰岛素的敏感度和葡萄糖耐受度，达到血糖控制水平。有研究显示运动联合降糖药物对 2 型糖尿病疗效甚佳，有效控制患者空腹血糖和餐后 2 h 血糖值，值得临床推广和使用。

3. 药物结合物理因子疗法　在糖尿病患者合理饮食、运动及有效控制血糖的基础上，联合物理康复治疗能够明显提高患者的生活质量。物理治疗包括应用超短波、微波疗法、红外线照射、神经肌肉电刺激、高压氧疗法等。尤其适用于糖尿病周围神经病变、糖尿病足等并发症，可有效缓解疼痛，消除水肿，促进血液循环与神经再生。

4. 针灸联合西药　糖尿病主要是通过常规西药进行治疗，但仅靠西药治疗疗效并不显著。一项纳入了 6 项随机对照的研究表明，针刺配合西药治疗可以促进神经传导功能明显改善，使患者临床症状有所缓解，促进临床治疗效果明显增强。

（四）饮食疗法

少食多餐疗法是调整了各种治疗方案仍难以使血糖基本达标时采用的权宜之举。按照生理需要定出总热量和均衡的各种营养成分，定时、定量、定餐，以便促进胰岛功能的恢复。标准体重可运用公式粗略计算：标准体重（kg）= 身高（cm）–105。比较合理的饮食结构为：糖类的摄入量占总热量的 50%~60%；脂肪量一般按成人每日每千克体重 0.5~1.0g 计算，热量不超过全天总热量 30%。蛋白质量按成人每日每千克体重 0.8~1.2g 计算，约占总热量的 15%；此外还应包括丰富的膳食纤维。通常早、中、晚三餐的热量配为 1/3、1/3、1/3 或 1/5、2/5、2/5；或分为四餐：1/7、2/7、2/7、2/7。可按饮食习惯、用药情况及病情控制情况做出必要调整。

七、康复护理

（一）起居调护

进行有规律的起居，适当的体育运动和体力劳动可以促进糖的利用，减轻胰岛的负担，同时可以缓解患者的紧张情绪和心理压力，使患者保持心情舒畅，体育运动量和体力劳动量，根据患者的年龄、病情、体力和有无并发症来把握。一般以打太极拳、八段锦、有氧运动等为主，以饭后 1~2h 为宜，运动时间为每日 20~30min，一般不超过 1h。运动时应遵循持之以恒、循序渐进的原则。糖尿病患者在活动时应注意周围环境是否安全，并携带甜品及写有姓名、家庭住址、亲人电话号码的信息卡，以便低血糖发生时急用。

（二）饮食调护

患者每天摄取的总热量要保持在适宜的水平，才能达到满意控制血糖和体重的目的。实施低糖、低脂、适量蛋白质、高维生素、高纤维素饮食。各餐内容搭配均匀，每餐均有碳水化合物、脂肪、蛋白质，且定时定量，少食多餐，防止血糖波动过大，这样有利于增加胰岛素的释放，缓解葡萄糖的吸收。根据患者的生活水平、饮食习惯，按照以上原则制订个性化食谱并按饮食方案严格执行。使用胰岛素的患者，避免血糖过低，必要时可在两餐中或睡前加餐，但应该包括总热量之内。

（三）并发症护理

1. 糖尿病肾病 在糖尿病肾病的早期，可实施降低血糖、调节血脂及优质低蛋白饮食等措施，大部分病例病情进展速度可减慢，从而降低糖尿病肾病的发病率、病死率，提高糖尿病患者的生活质量。

2. 糖尿病视网膜病变 对于糖尿病视网膜病变，应控制血糖水平和加强眼部保健，避免用眼过度，多远眺绿色植物，保持病室安静，减少强光刺激。指导患者调畅情志、戒急戒躁、防止迫血上头。睡眠时头部稍抬高 15°~30°，减轻眼球后血管的压力。可用菊花粥、双耳汤调服，也可口服明目地黄丸、杞菊地黄丸治疗。对眼底淤血久不吸收者，可用丹参注射液治疗，并根据情况定期检查眼底。

3. 糖尿病神经病变 对于神经病变，在应用止痛剂的基础上可用红外线照射局部，但必须要由康复护理专业人员操作并在身边陪护，以防发生损伤。一旦发生烫伤或溃疡应积极治疗，防止继发感染。多食富含 B 族维生素及微量元素的食物，如瘦肉、奶、蘑菇、冬瓜、芹菜、动物的肝、肾等。

4. 糖尿病足 对于糖尿病足要积极预防，提高患者对糖尿病足严重性的认识，增强患者及家属的保护意识，使其能够积极采用各种措施如药物和饮食调整等。同时要对患者进行足部防护教育，鼓励患者穿合脚的软质鞋袜，避免局部受压、摩擦产生破损，穿新鞋时尤应注意。常用温水洗足，保持足部清洁，注意观察皮肤颜色、温度的变化以及足背动脉搏动。还应避免足部直接接触过冷或过热的物体，以免发生冻伤或烫伤。

（四）情志调护

在日常生活中，家庭成员要用诚恳的态度和得当的言语与患者进行交流沟通，帮助患者熟悉医院环境和适应住宿环境，舒缓患者害怕、恐惧和消极的心理。对于年轻患者出现的悲观绝望心理，要反复耐心地进行开导和疏通，帮助其正确面对疾病，鼓励其要有敢于面对生活挑战的信心和勇气，要相信先进的医疗技术手段和医生的医术水平，积极配合医生进行治疗。指导患者学会移情易性法，鼓励患者积极参加各种团体活动，如一起跑步、下棋、绘画、打麻将等，保持良好的人际交往。

（五）健康教育

在"未病先防、既病防变"等中医治未病理念指导下，大力开展科普宣传，普及糖尿病的早期临床表现、预防、治疗及康复知识。早期识别该疾病，同时强调患者及家属正视该疾病。早期糖尿病虽然没有过多影响日常生活，但不可忽视，如果置之不理将会逐渐出现各种并发症，严重影响到生活质量。应嘱患者定期到医院进行专项检查，早发现、早诊断、早预防、早治疗、早康复，并在生活上积极采取相应措施。

八、预防及预后

基于中医治未病和现代医学康复预防理念，可制订糖尿病的三级预防策略。一级预防为未病先防，控制糖尿病的危险因素，预防糖尿病的发生，减少糖尿病发病率。二级预防的目的是对已患有糖尿病的患者减少或延缓其各种并发症的发生。三级预防是对已发生并发症的患者积极康复治疗，设法延缓其病情进展，并改善患者的生存质量。如继续血糖、血压、血脂控制，强化血糖控制可以降低已经发生的早期糖尿病微血管病变进一步发展的风险。

糖尿病有保持稳定状态或继发并发症两种转归。及时介入中西医康复措施，可以有效地延缓血糖的上升，防止糖尿病并发症的出现。

（唐　巍）

参 考 文 献

［1］中华医学会.2018临床诊疗指南.北京：人民卫生出版社，2018.

［2］中华医学会糖尿病学分会.中国2型糖尿病防治指南（2017年版）.中国实用内科杂志，2018，38（4）：292-298.

［3］余瑾.中西医结合康复医学.北京：科学出版社，2017.

［4］吕仁和，张洁荣，高彦斌.消渴病（糖尿病）中医分期辨证与疗效评定标准.中国医药学报，1993，8（3）：54-56.

［5］马洪路，林霞.ICF社会参与评定与社会康复.中国康复理论与实践，2005，4（11）：315-316.

［6］Liu M，Chen J，Ren Q，et al.Acupuncture and related techniques for type 2 diabetes mellitus：A systematic review protocol.Medicine（Baltimore），2019，98：e14059.

［7］王娟.糖尿病患者居家胰岛素治疗的康复护理干预.中国医药指南，2019，17（2）：206-207.

［8］Li ZY，Wu JL，Li JJ.A cohort study on the influence of the chronic diseases on activities of daily living of the elderly aged 65 years and over in China.Zhonghua Liu Xing Bing Xue Za Zhi，2019，40：33-40.

［9］Tziastoudi M，Stefanidis I，Hadjigeorgiou GM，et al.A systematic review and meta-analysis of genetic association studies for the role of inflammation and the immune system in diabetic nephropathy.Clin Kidney J，2017，10（3）：293-300.

［10］Xiao CM，Zhuang YC.Effects of Tai Chi ball on balance and physical function in older adults with type 2 diabetes mellitus.J Am Geriatr Soc，2015，63（1）：176-177.

［11］徐伶.综合康复疗法佐治糖尿病足的远期疗效观察.中国医药指南，2018，16（24）：123-124.

［12］张宗娟，朱跃.高强度间歇有氧运动对糖尿病前期患者血糖、血脂水平及焦虑的影响.心血管康复医

学杂志，2019，28（1）：17-20.

［13］马宝玲，王向东，陈巍，等．不同强度训练对2型糖尿病小鼠脂肪分布及血糖水平的影响．中国老年学杂志，2019（6）：1434-1436.

［14］陈超，王宏才，翟煦，等．针灸治疗糖尿病机制的研究进展．针刺研究，2018，43（9）：601-605.

［15］Dissanayake AM, Wheldon MC, Ahmed J, et al.Extending metformin use in diabetic kidney disease: a pharmacokinetic study in stage 4 diabetic nephropathy.Kidney Int Rep, 2017, 2（4）：705-712.

［16］Peuker E T, Filler T J.The nerve supply of the human auricle.Clinical Anatomy, 2010, 15（1）：35-37.

［17］刘春梅，司伟，杨璐．糖尿病患者的康复护理和饮食指导．中西医结合护理，2018，4（4）：132-134.

［18］黄雅静，传小文．中西医结合治疗早期气阴两虚型糖尿病肾病的临床疗效及对改善肾脏微循环和保护肾脏功能的价值．临床医学研究与实践，2018，3（21）：119-120，133.

［19］李云楚，倪青．2型糖尿病中医临床路径的构建方法．北京中医药，2018，37（5）：390-394.

［20］夏亮．药物与饮食控制、运动疗法联合治疗糖尿病的效果分析．中国医药指南，2019，17（5）：29.

第二节　血脂异常

一、定义与术语

（一）定义

血脂异常是指由于人体脂代谢异常导致的血清脂质和脂蛋白水平升高，表现为血清中胆固醇、三酰甘油或低密度脂蛋白的水平升高，或者高密度脂蛋白水平下降。中医将血脂异常归于"肥胖""痰证""湿浊""血瘀"等范畴，是指体内膏脂堆积过多的一类病症，伴有体重增加、头晕乏力、气短胸闷等临床症状。多因过食肥甘、懒动体弱或先天禀赋等导致气虚阳衰、痰湿瘀滞而形成。

（二）中医术语表达

对于异常的血脂堆积可用"脂""膏""痰""瘀"等进行描述。最早见于《黄帝内经》的《素问·异法方宜论》中"其民华食而脂肥"和《素问·通评虚实论》的"甘肥贵人，则膏粱之疾也"《丹溪心法》和《医门法律》皆认为"肥人多痰湿"。在《女科切要》中有言"肥白妇人，经闭而不通者，必是痰湿与脂膜壅塞之故也"。

二、流行病学

血脂异常包括血清总胆固醇（total cholesterol, TC）、三酰甘油（triglyceride, TG）、低密度脂蛋白胆固醇（low-density lipoprotein cholesterol, LDL-C）以及高密度脂蛋白胆固醇（high-density lipoprotein cholesterol, HDL-C）四种脂质成分的任何异常。其中我国成人高 TC 血症、高 TG 血症、低 HDL-C 血症的患病率分别为 4.9%、13.1%、33.9%。2012 年中国成人血脂异常总体患病率高达 40.40%。各种类型的血脂异常在不同的地区间存在明显的差异，但地区差异并无明显的北方高于南方或者城市高于农村的趋势。血脂水平在男女性别中均随年龄上升而增高，但女性的升高较为明显。原发性血脂异常与不良的生活饮食习惯、家族史有关。同时血脂异常也常继发于肥胖、糖尿病、肾病综合征、甲状腺功能减退症、肾衰竭、肝脏疾病、系统性红斑狼疮、多囊卵巢综合征等疾病。此外，某些药物如利尿剂、非心脏选择性

β-受体拮抗剂、糖皮质激素等也可能引起继发性血脂异常。可改变危险因素包括高饱和脂肪或反式脂肪的饮食物摄取、缺乏运动、吸烟和肥胖。血脂异常对心血管疾病的发生、发展有重要影响，平均血清总胆固醇水平与人群冠心病的发病率高低显著相关（男女相关系数分别为 0.83 和 0.88）。人群血清胆固醇水平的升高在 2010—2030 年期间将导致我国心血管病事件约增加 920 万，将会造成心血管疾病的持续经济负担和相关疾病死亡率的升高。

三、病因病机

现代医学中的"血脂"与中医学中的"膏""脂"相类似，如张景岳言及"津液和合为膏者，以填补骨空之中，则为脑为髓，为精为血"以及《灵枢·血络论》云："血气俱盛而阴气多者，其血滑，刺之则射，阳气蓄积，久留而不泻者，其血黑以浊，故不能射"表明膏脂源于水谷化生的津液气血，而气血津液的输布失常，并且与寒热虚实交杂导致"痰""瘀"等病理产物的堆积，最终形成本病。故血脂异常与脾、肝、肾相关，可影响心脉。本病因为脏腑功能紊乱、饮食不节、过逸少劳致痰湿脂浊内生，瘀滞血脉为病，故病属本虚标实。病机关键在于痰浊凝聚注入血脉，脾虚、肝肾阴虚是导致血脂异常的内在病因，加之嗜食肥甘厚味，外源性脂质摄入过多，而致运化失司，影响水谷精微代谢，于是痰湿瘀浊内生，沉积血府，脉道失柔。故其论治法则以健脾胃，调肝肾为主，而祛湿泄浊，贯穿始终。

四、诊断

（一）西医诊断

根据患者病情及实验室检查结果将血脂异常分为高胆固醇血症、高三酰甘油血症、混合型血脂异常及低高密度脂蛋白胆固醇血症四种临床类型。具体可参考 2016 年中国成人血脂异常防治指南修订联合委员会修订的《中国成人血脂异常防治指南（2016 年修订版）》进行西医诊断。

（二）中医诊断

可参考国家中医药管理局《24 个专业 104 个病种中医诊疗方案（试行）》，结合专家共识，将血脂异常分为痰浊内阻、脾虚湿盛、气滞血瘀和肝肾阴虚等证型。

五、康复评定

（一）实验室检查与疗效判定

1. 血清血脂检测　血清 TC 的正常范围为 <5.18mmol/L，5.18~6.19mmol/L 为边缘升高，>6.19mmol/L 为升高；血清 LDL-C 的正常范围为 <3.37mmol/L，3.37~4.12 mmol/L 为边缘升高，>4.12mmol/L 为升高；血清 HDL-C 的正常范围为 1.04~1.55mmol/L，>1.55mmol/L 为升高，<1.04mmol/L 为降低；血清 TG 的正常范围为 <1.70mmol/L，1.70~2.25mmol/L 为边缘升高，>2.25mmol/L 为升高。高总胆固醇血症（TC≥5.18mmol/L）、高三酰甘油血症（TG≥1.70mmol/L）、高低密度脂蛋白胆固醇血症（LDL-C≥3.37mmol/L）、低高密度脂蛋白胆固醇血症（HDL-C<1.04mmol/L）即可判定为血脂异常。建议 20~40 岁成年人至少每 5 年测量 1 次血脂、40 岁以上男性和绝经期后女性每年检测血脂。动脉粥样硬化性心血管疾病患者及其高危人群，应每 3~6 个月测定 1 次血脂。因心血管相关疾病住院患者，应在入院时或入院 24 h 内检测血脂。

2. 疗效判定标准

（1）临床控制：各项实验室检查恢复正常。

（2）显效：血脂检测达到以下任意 1 项者，TC 下降≥20%，TG 下降≥40%，HDL-C 上升≥0.26mmol/L，（TC-HDL-C）/HDL-C 下降≥20%。

（3）有效：血脂检测达到以下任意 1 项者，TC 下降≥10% 但<20%，TG 下降≥20% 但<40%，HDL-C 上升≥0.10mmol/L 但<0.26mmol/L，（TC-HDL-C）/HDL-C 下降≥10% 但<20%。

（4）无效：血脂检测未达到以上标准者。

（二）中医症候疗效判定

1. 临床控制　临床症状、体征消失或基本消失，证候积分减少≥95%。

2. 显效　临床症状、体征明显改善，证候积分减少≥70%且<95%。

3. 有效　临床症状、体征均有好转，证候积分减少≥30%且<70%。

4. 无效　临床症状、体征无明显改善甚至加重，证候积分减少不足30%。

六、康复治疗

（一）药物治疗

血脂异常患者应根据 ASCVD 危险程度分层决定是否进行药物治疗，不同的危险程度应当设定不同的目标值。临床调脂达标，首选他汀类药物，若胆固醇水平不能达标，与其他药物联合使用。主要降低胆固醇的药物包括，他汀类、胆固醇吸收抑制剂、普罗布考、胆酸螯合剂等；主要降低 TG 的药物有贝特类、烟酸类和高纯度鱼油制剂。临床应根据患者情况选择使用。

（二）针灸康复疗法

1. 体针　一项纳入 6 项临床研究，共涉及 701 例患者的 Meta 分析显示，体针疗法在降低血脂异常患者 TG、LDL-C，升高患者 HDL-C 等方面优于他汀类药物。同时针灸的耐受性及患者接受度更好，且不良反应轻微短暂。因此，针灸是一种很有潜力的血脂异常治疗手段。

血脂异常的基本病机是脾肾亏虚，痰瘀内阻。因此取穴原则应以脾益肾，利湿化痰为主。可取足三里、丰隆、三阴交为主穴，根据辨证分型选取配穴。如痰浊阻遏证配以阴陵泉、内关、中脘；气滞血瘀证配以膈俞、内关、太冲；脾肾阳虚证：配以关元、脾俞、肾俞；肝肾阴虚证配以太溪、肝俞、肾俞。针刺方法：足三里直刺 1~2 寸，丰隆直刺 1~1.5 寸，三阴交直刺 0.8~1.2 寸，内关直刺 0.5~1.0 寸，各穴进针得气后，三阴交行平补泻法，丰隆用捻转泻法，足三里捻转补法，留针 15min，每 5min 行针 1 次，每穴行针 10s 左右。疗程：每日针刺 1 次，10 次为 1 疗程，治疗时间为 3 个疗程。

2. 耳针　《内经》有云"有诸内，必形诸外"，血脂在体内出现的异常升高，常伴随着负责维持气血通调和沟通内外的经络系统的病理变化。因此可通过观测耳穴的阳性点，诊断疾病的病位和病性，并在治疗上通过耳穴压豆、耳针等多种方法刺激阳性点。一篇纳入 9 篇随机对照试验，包括 1 115 例患者的 Meta 分析表明，耳穴联合改变生活方式在总有效率、降低 TG 等方面优于单纯改变生活方式降脂。耳穴联合体针在总有效率，降低 LDL-C、TC、TG，升高 HDL-C 等方面优于单纯体针降脂，耳针与西药降脂疗效相似。耳穴降脂有一定的疗效，且耳穴操作简单、安全可靠、副作用小、便宜易于携带，易于推广。

耳穴可选取脾、胃、内分泌等穴,或取敏感点。可用短毫针刺或埋针,也可用王不留行籽或白芥子压穴,每日多次按压,使之产生酸沉重胀感为宜。2天换药1次,休息2天为1周期,7个周期为1疗程。

3. 灸法　艾灸可通过降低血清炎症因子,提高脂蛋白脂肪酶及肝脂酶的活性等多种途径,达到降低血脂的作用。一项共纳入10项研究,总计556名高脂血症患者的系统评价显示,从有效率和降低LDL-C水平来看,艾灸与饮食控制、血脂康胶囊和他汀类药物相比,疗效差异无统计学意义,而明显优于山楂降脂片。从降低TG、TC水平来看,艾灸与空白对照、血脂康胶囊和他汀类药物相比,疗效差异无统计学意义,而明显优于饮食控制和山楂降脂片。虽然目前整体证据质量为低级,但艾灸因其具有无毒副作用,操作简便,价格低廉,患者乐于接受等优点,仍推荐使用其作为辅助疗法。

灸法可取神阙穴,其具有调理脾胃、补益气血、温脾暖肾的作用,使周身气机通畅,气行则血行。可每日30~40min,每日1次,连续2个月。

4. 穴位埋线　穴位埋线以其疗效持久,价格低廉,常应用于各种慢性顽固性疾病。2015年的一项研究将120例高脂血症患者随机分为治疗组与对照组各60例,治疗组采用俞募配穴为主穴位埋线,对照组采用口服阿托伐他汀。治疗后结果表明,与治疗前相比两组TC均较前降低;但治疗组与对照组在总有效率的比较上无统计学差异,两者疗效相似。2012年的一项研究用丰隆埋线治疗高脂血症,对照组口服阿托伐他汀钙片。治疗后结果显示两组总有效率无显著性差异,说明埋线丰隆穴的降脂作用不差于口服阿托伐他汀钙片。2015年的一项随机对照试验将穴位埋线与血脂康胶囊对比进行,结果显示埋线组总有效率为86.7%,药物组为83.3%,两组总有效率比较差异无统计学意义。治疗4星期后药物组中3.3%患者出现转氨酶升高,埋线组未发现转氨酶升高。治疗后8周药物组转氨酶升高,埋线组仍较稳定。表明穴位埋线治疗高脂血症疗效确切,作用持久,副作用少。2011年的一项研究同样将60例高脂血症患者随机分为埋线组与口服血脂康组,结果显示埋线组总有效率76.67%,药物组总有效率80%,两组患者改善血脂指标的总有效率比较差异无显著性意义;埋线组中医症状临床痊愈率40%,明显优于药物组(16.67%),埋线组总有效率90%,药物组总有效率46.67%,两组总有效率比较差异有显著性意义,埋线组在中医症状疗效方面优于药物组;两组治疗前后自身比较,TC、TG、LDL-C的水平均有显著性差异;但治疗后两组间各血脂指标的比较无统计学意义,两组调整血脂的作用无明显差异。

穴位埋线可取主穴脾俞、章门、阴陵泉、胃俞、中脘、足三里为主穴,辨证配穴,痰浊阻遏证配以三阴交、丰隆、天枢;脾肾阳虚证配以三阴交、丰隆、关元;肝肾阴虚证配以三阴交、肝俞、肾俞;阴虚阳亢证配以三阴交、肾俞、内关;气滞血瘀证配以三阴交、内关、膈俞。操作方法:将注入式埋线针严格消毒后,按照穴位皮下脂肪厚度选取适当可吸收性羊肠线穿入埋线针,注入穴位,敷料遮盖,1次/7d,4次为1个疗程。

5. 推拿　推拿疗法具有健脾补肾、活血化瘀、清泻内热,调整机体脏腑功能的作用。2012年的一项随机对照试验运用腹部推拿法治疗原发性高血脂,对照组使用阿托伐他汀片进行治疗以观察疗效情况,结果显示两组在有效率及临床疗效的比较上均无统计学差异。2012年的一项研究将60例高脂血症患者分为治疗组30例和对照组30例,治疗组用一指禅推拿手法作用于关元和双侧丰隆、足三里穴,对照组使用洛伐他汀胶囊治疗,结果显示两组间总有效率治疗组大于对照组,且与对照组相比,治疗组在降低TC方面均优于对照组。

患者可进行自我推拿法揉内关,先左后右;揉屋翳、渊腋、辄筋各穴,重点揉左侧,每穴揉30次;摩肾堂,运膏肓各50次;肾虚者加揉三阴交、涌泉穴;失眠便秘者仰卧作顺时针方向摩腹;气血两虚者摩中脘、天枢、气海穴,按脾俞、胃俞、足三里;痰浊甚者揉天突、膻中穴,每日2次。

(三)运动疗法

1. 八段锦 一项基于多种健身气功功法对中老年人血脂影响的 Meta 分析结果表明,一段时间的规律锻炼后,八段锦组的 TC 浓度低于对照组、LDL-C 浓度低于对照组、而 HDL-C 浓度高于对照组建议八段锦干预周期3个月以上,每次40~60min,每周3次。

2. 五禽戏 一项共纳入7个随机对照试验,合计663名成年人的 Meta 分析结果显示,五禽戏组血液 TC 浓度低于对照组,差异具有统计学意义、TG、LDL-C 浓度显著低于对照组,而血液 HDL-C 浓度则呈现明显升高。五禽戏对成年人血脂有明显的改善作用,在降低 TC、TG、LDL-C,升高 HDL-C 等方面疗效显著。

3. 易筋经 易筋经以调整情志为基础对血脂异常产生作用,一项基于多种健身气功功法对中老年人血脂影响的 Meta 分析的亚组分析显示,易筋经组的 TG 低于对照组、HDL 高于对照组、LDL 低于对照组。易筋经锻炼的周期长短对血脂指标产生的效应不同,锻炼周期越长疗效越显著,因此建议易筋经干预周期3个月以上,每次40~60min,每周3次。

4. 太极拳 坚持太极拳运动可降低血脂、改善脂类代谢,预防和控制心血管疾病的发生。2014年的一项随机对照试验结果显示,与治疗前相比太极拳锻炼对老年高脂血症患者在降低 TC、LDL-C,升高 HDL-C 等方面疗效显著,在经过6个月的太极拳锻炼之后,老年人的高脂指标基本可以恢复在正常范围内,表明太极拳能调节老年人的血脂,从而对减缓老年人的血脂异常起到了一定的积极作用。一随机对照试验表明,经6个月三组不同运动量的太极拳训练后,TG、TC、LDL-C 水平均较以前下降,中、高强度组的 LDL-C 水平前后有非常显著性差异。不同运动量的太极拳锻炼对血脂异常患者的防治效果及血脂指标的改善作用有所不同,建议规律锻炼太极拳3个月以上,每次40~60min,每周3次。

(四)中药/中成药干预

一项纳入6篇文献包含540例受试者的 Meta 分析结果表明,中药治疗高脂血症的总有效率较好,治疗后的结果显示中药组三酰甘油较西药组和总胆固醇指标较西药组均更低。血脂异常辨证用方,痰浊阻遏证可予二陈汤合胃苓汤加减;气滞血瘀证予血府逐瘀汤加减;脾肾阳虚证予附子理中汤合苓桂术甘汤加减;肝肾阴虚证予杞菊地黄丸加减。

临床研究表明,中成药治疗血脂异常疗效较为明确。其中一篇中成药血脂康治疗高脂血症系统评价结果显示,血脂康降低 TC 的作用与他汀类、贝特类药物及普罗布考相似,并优于肌醇烟酸酯;血脂康降低 TG 作用与他汀类药物、肌醇烟酸酯,但弱于贝特类;血脂康升高 HDL-C 作用与他汀类药物相似,优于肌醇烟酸酯,与贝特类、普罗布考相似;血脂康降低 LDL-C 作用与他汀类药物比较,差异无统计学意义。降低 LDL-C 作用与贝特类、普罗布考相似,优于肌醇烟酸酯。一篇荷丹片治疗高脂血症的 Meta 分析结果显示,荷丹片联合他汀组与他汀组比较,降低 TC、降低 LDL 和升高 HDL 的效果差异均有统计学意义,降低 TG 的效果差异无统计学意义。荷丹片组与他汀组比较,在降低 TC、降低 TG、降低 LDL、升高

HDL 的效果差异均无统计学意义。综上可知,血脂康、荷丹片降低血脂异常患者血脂指标的作用与他汀类药物相似,中成药联合他汀类药物降脂的效果更显著。除此之外,绞股蓝总苷片、杞菊地黄口服液也广泛用以治疗血脂异常各证。

七、康复护理

1. 饮食调护　合理膳食,戒烟限酒。指导患者调整饮食结构,减少脂肪类食品和可使脂质增加的食物摄入,尽量少食蛋黄、肥肉、动物内脏等富含饱和脂肪酸与胆固醇食品,应以清淡、低糖、低脂、多维生素的食物为主,多食用绿色蔬菜、粗谷类及含糖低的水果等,尤其是大蒜,香菇,燕麦,山楂等具有一定降低胆固醇作用的食物,同时配合中医食疗护理,禁食辛辣等刺激。提倡不吸烟,不大量饮酒或饮烈性酒。

2. 心理疏导　情志的变化与疾病的发生、发展均有密切的关系。医护人员应详细了解每位患者的心理状态及临床应激,因人制宜进行心理疏导,给予患者足够的心理支持,指导患者有效调整心态,纠正对自身疾病的错误认识,通过各种途径把坏情绪释放出来,帮助患者树立信心,保持心情舒畅,鼓励患者培养广泛的兴趣爱好,乐观向上的精神状态。

3. 健康教育　通过血脂异常的中医健康教育和护理指导,使患者及家属掌握血脂异常基本知识,同时增进对血脂异常的中医认识,在此基础上将中医情志形体、四时起居、药膳食疗的养生理论及方法运用于自己的日常生活之中,使未病者自觉建立健康生活方式,预防血脂异常的发生,使已患病人群提高治疗依从性,改善不良生活习惯,有效控制病情,从而提高生活质量。

八、预防及预后

根据中医治未病的理论,血脂异常的预防策略可分为三级。一级预防为未病先防,可针对易发病人群,指导其通过适量活动,控制体重,合理膳食,限制过度摄入等预防血脂异常的发生。二级预防为既病防变,针对已患病人群,积极采取有效措施进行干预,防止疾病的进一步发展。三级预防即病后防复,可通过心理,饮食,药物等干预防疾病的复发。

血脂异常不仅与动脉粥样硬化的发生和发展有着密切的关系,更是冠心病、心肌梗死、脑卒中发生的独立而且重要的危险因素,因此及早介入康复治疗有助于减缓疾病的发生发展,预防冠心病、脑卒中等并发症的发生。

(刘志臻)

参 考 文 献

[1] 刘晶晶,贾连群,吕美君,等.高脂血症中西医结合研究进展.中华中医药学刊,2017,35(4):815-818.

[2] Lin Chaofeng, Chang Yahui, Chien Shihchieh, et al.Epidemiology of dyslipidemia in the Asia Pacific Region. International Journal of Gerontology, 2018, 12(1): 2-6.

[3] 中国成人血脂异常防治指南修订联合委员会.中国成人血脂异常防治指南(2016年修订版).中华心血管病杂志,2016,44(10):833-853.

[4] Karr S.Epidemiology and management of hyperlipidemia.Am J Manag Care, 2017,(9 Suppl): 139-148.

［5］冯利民,李立凤,杜武勋,等.高脂血症基本病机与证型规律研究进展.时珍国医国药,2012,23(12):3101-3103.

［6］杨胜兰.高脂血症的基本病机探讨.中医杂志,2005,46(11):861-863.

［7］安冬青,吴宗贵,梁春,等.血脂异常中西医结合诊疗专家共识.中国全科医学,2017,20(3):262-269.

［8］马占强,葛明.针灸治疗高脂血症安全性和有效性的荟萃分析.河南中医,2012,32(10):1398-1401.

［9］李欢,李桂平.耳穴治疗高脂血症随机对照临床研究文献 Meta 分析.河北中医,2017,39(10):1565-1572.

［10］中国中西医结合学会心血管病专业委员会动脉粥样硬化与血脂异常专业组.血脂异常中西医结合诊疗专家共识.中国全科医学,2017,20(3):262-269.

［11］李竞,方庆霞,李超,等.穴位埋线治疗高脂血症临床观察.上海针灸杂志,2015,34(10):935-937.

［12］金恒.埋线丰隆穴治疗高脂血症的临床与实验研究.针灸临床杂志,2012,28(4):8-9.

［13］李艳芬,庄礼兴,朱晓平.穴位埋线治疗高脂血症的临床研究.辽宁中医杂志,2011,38(1):142-146.

［14］刘磊,赵广友,齐伟.腹部推拿法治疗原发性高脂血症 30 例疗效观察.吉林大学学报(医学版),2012,38(5):1032.

［15］李丰,刘磊,王之虹.腹部推拿法治疗痰浊阻遏型高脂血症临床研究.按摩与康复医学,2012,3(22):2-4.

［16］牛映雪,鹿国晖,刘杨.太极拳运动对老年高脂血症患者血脂指标改变的研究.当代体育科技,2013,3(33):15-16.

［17］苗福盛,刘祥燕,李野,等.健身气功八段锦对高脂血症患者血脂和脂蛋白代谢的影响.山东体育学院学报,2009,25(10):46-48.

［18］刘俊荣,姜希娟,夏西薇,等.健身气功"八段锦"调节中老年脂质代谢的实验研究.中国老年学杂志,2006,26(3):317-319.

［19］李绵莎,潘洁玲,林凯玲.八段锦结合健康教育对血脂异常患者的影响研究.新中医,2012,44(5):91-92.

［20］王莉红,田伟.习练八段锦对矫治社区居民血脂异常的辅助效果观察.人民军医,2017,60(3):249-250.

［21］王雪冰,冯连世.健身气功五禽戏对成年人血脂影响的 Meta 分析.中国运动医学杂志,2017,36(2):156-163.

［22］闫严.健身气功·五禽戏对高脂血症患者细胞黏附分子及血脂水平的影响.辽宁师范大学学报(自然科学版),2009,32(3):356-358.

［23］覃智强.中医药治疗高脂血症临床疗效的 Meta 分析.中医临床研究,2017,9(8):5-7.

［24］王卫霞,陈可冀.血脂康胶囊治疗高脂血症有效性和安全性的系统评价.中国循证医学杂志,2006,6(5):352-360.

［25］王莹,于欢,郑英丽.荷丹片治疗原发混合型高脂血症的 Meta 分析.中国药师,2013,16(7):1034-1038.

［26］陈兰兰,王益平.中医辨体施护在高脂血症患者中的应用及研究进展.中西医结合护理(中英文),2018,4(1):82-86.

［27］龙春霞.中医护理干预高血脂症的临床研究及生活质量评价.四川中医,2016,34(3):196-198.

［28］杨燕,张杰,房颖.高脂血症中医治疗与护理的研究进展.中华现代护理杂志,2013,19(15):1858-1860.

第三节　骨质疏松症

一、定义与术语

（一）定义

骨质疏松症（osteoporosis，OP）是最常见的骨骼疾病，是一种以骨量低，骨组织微结构损坏，导致骨脆性增加，易发生骨折为特征的全身性骨病。OP 分为原发性和继发性两大类。原发性 OP 包括绝经后 OP（Ⅰ型）、老年 OP（Ⅱ型）和特发性 OP（包括青少年型）。特发性 OP 主要发生在青少年，病因尚未明。

（二）中医术语表达

在中医学中无骨质疏松症的病名，也无对 OP 对应的中医病名。根据其骨骼痛、四肢痿软无力、脊柱短缩、驼背畸形、腰背痛、骨折等临床症状，一般可用"骨痿""骨痹""骨极""骨蚀""骨缩""骨枯"等术语表达。

二、流行病学

骨质疏松症是一种与增龄相关的骨骼疾病，目前我国 60 岁以上人口已超过 2.1 亿，约占全国总人口的 15.5%。根据一项涉及 22 954 例 40 岁以上人群，以 T 值为 –2.0 为诊断标准的骨质疏松症发病率回顾性研究估算出我国 40 岁以上人群 OP 发病率约为 25%，男性与女性的每 10 年骨质疏松症增长率分别约为 15% 和 20%，由此可见我国 60 岁以上人群骨质疏松症发病率明显增高，且女性高于男性。OP 会导致骨质疏松性骨折等严重的并发症。根据预测，我国到 2050 年将投入 1 630 亿元用于骨质疏松性骨折（腕部、椎体和髋部）的医疗费用，给社会经济带来严重挑战。

三、病因病机

关于骨质疏松症的中医病因病机，普遍认为骨质疏松症是一个涉及多器官、多脏腑的复杂病变，其发生与肾、脾、肝、血瘀等有关，其中肾亏为主要病因，肝虚乃关键因素，脾虚是重要病因，血瘀则为促进因素。骨质疏松症的基本病机是以肾精亏虚，骨髓化源不足，不能营养骨骼为主，夹杂肝虚、脾虚、血瘀等其他因素，以肾虚骨骼失养为本，脾胃虚弱、肝虚血瘀为标，乃本虚标实之疾患，其发病非单纯的线性因果关系，而是多虚多瘀、虚中有实、多因多果的关系。

四、诊断

（一）西医诊断

参照 WHO 推荐的诊断标准，基于 DXA 测量结果进行诊断，对于绝经后女性、50 岁及以上男性，用 T 值判断；对于儿童、绝经前女性和 50 岁以下男性，用 Z 值判断。

（二）中医诊断

参照《中医骨病学》及国家中医药管理局重点专科协作组《骨质疏松症诊疗方案》，可将骨痿分为脾肾阳虚型、肝肾阴虚型、气滞血瘀等证型。

五、康复评定

（一）风险评估及骨质量检测

1. 风险评估工具　OP 受多种因素的影响，对个体进行 OP 风险评估，有益于疾病早期的防治。骨质疏松症风险评估量表有：骨质疏松风险一分钟测试题（international osteoporosis foundation，IOF）、骨质疏松症自我测评工具（osteoporosis self-assessment tool，OST）、亚洲人骨质疏松自我筛查工具（osteoporosis self-assessment tool for Asians，OSTA）、骨质疏松风险评估工具（osteoporosis risk assessment instrument，ORAI）、骨质疏松危险指数（osteoporosis index of risk，OSIRIS）、骨质疏松预筛选风险评估（osteoporosis prescreening risk assessment，OPERA）、骨折风险预测工具（fracture risk assessment tool，FRAX）、美国骨质疏松基金会快速诊断法（National Osteoporosis Foundation，NOF）、简易计算的骨质疏松危险评价工具（the simple calculated osteoporosis risk estimation，SCORE）等。OSTA、OSIRIS、ORAI 和 NOF 用于筛查绝经后妇女骨质疏松症有着较高的灵敏度，SCORE 和 OPERA 有较高的特异度，仅 NOF 对筛查中老年男性骨质疏松症有统计学意义，可为临床预防提供指导。对于社区大规模人群则可考虑利用最为简便的 OSTA 来筛查骨质疏松高危患者。

2. 骨质量检测工具　OP 的诊断在风险评估初筛后需要进一步检测，世界卫生组织推荐的骨质量检测工具有双能 X 线吸收法（dual energy X-ray absorptiometry，DXA）、计算机断层扫描定量（quantitative computed tomography，QCT）、超声定量（quantitative ultrasound system，QUS）等。其中 DXA 是目前公认的检测工具，诊断骨质疏松症的"金标准"。Meta 分析表明，QCT 的灵敏度为 84%，特异度为 78%，证实了 QCT 检测对 OP 具有良好的诊断价值，且 QCT 更适合中国的 OP 患者的检测。

（二）生理功能评定

1. 疼痛评定　OP 所致疼痛表现为疼痛初期出现的腰背疼痛，后逐渐发展至持续性疼痛，疼痛常在久坐、久立等长时间保持固定姿势时加剧，有时可伴有四肢放射性痛和麻木感。疼痛为患者的自觉症状，往往依赖于患者主观描述，国际、国内均通常选用视觉模拟评分法对疼痛程度进行评估。

2. 运动功能评定　通过平衡评定预测被试者跌倒的风险及其程度是 OP 患者功能评定的重要方面。目前临床对平衡功能的评定主要包括目测法、量表评定法和平衡测试仪评定法三种。Berg 平衡量表（Berg balance scale，BBS）具有较高的信度和较好的效度，是目前国内外临床上应用最广泛的平衡量表。BBS 评估内容全面，所需设备少，应用方便，可以定量的反映平衡功能，平衡测试仪虽可使平衡功能检测量化，更客观地反映平衡功能状态，但受仪器平面单一压力传感器的影响，难以立体、全面、实时地反映人体在功能活动中的平衡功能状态。国内外学者研究证实了三维运动分析系统作为检测平衡功能的新方法，具有良好的信度和效度，但因设备费用昂贵，临床上多采用 Berg 平衡量表，但目前并无将 Berg 平衡量表应用于 OP 患者的信度效度研究。此外，可采用徒手肌力评定、等速肌力测定等对 OP 患者进行肌力评定，使用量角器对 OP 患者进行关节活动范围评定。

3. 心理状态评定　使用汉密尔顿焦虑量表和 / 或汉密尔顿抑郁量表对 OP 患者心理状态进行评定。

4. 日常和社会能力评定　骨质疏松症生活质量量表（osteoporosis quality of life scale，OQOLS）是一种专门用于 OP 患者的生活质量评定工具，该量表共 75 个条目，从疾病维度、生理维度、社会维度、心理维度、满意度5个方面对OP患者的生活质量进行评定。该量表条目与总分间的相关系数为0.365~0.807,具有较好的信效度。

5. 其他康复评定 国际简明版骨质疏松ICF核心分类组合包括身体功能部分4个类目(痛觉、情感功能、肌肉力量功能和关节活动功能),该核心分类组合基本涵盖了OP相关的功能和障碍的各个方面,还增加了环境因素部分,为OP患者健康状况的评定和治疗方案的制订提供了依据。应用骨质疏松ICF核心分类组合简明版评定功能障碍具有较好的信度和效度,可应用该方法和骨质疏松健康相关生活质量(health related quality of life, HRQOL)评定工具相结合,作为临床OP功能障碍的评估工具。我国南方医院以QUALEFFO-41问卷为蓝本,编制出中国人骨质疏松症简明生存质量量表(Chinese osteoporosis quality of life short questionnaire, COQOL),该量表的重测信度评价结果良好。骨质疏松自我效能量表(osteoporosis self efficacy scale, OSES),用于评估患者执行OP相关锻炼和钙摄入行为的自信度,可影响OP患者预防管理行为。该表具有较好的信度、效度,可以用于评估OP患者健康管理行为,督促OP患者进行良好的健康管理。除此之外MORSE跌倒评估量表从患者自身因素进行评估,为预防患者跌倒作出有效评估,进一步制订预防措施,但在评估患者跌倒风险时,同时应该注意对环境因素的评估:包括光线昏暗、路面湿滑、地面障碍物、地毯松动、卫生间未安装扶手等。

六、康复治疗

目前OP康复治疗手段较多,主要包括:药物干预、运动疗法、物理因子治疗、针灸治疗、中西医结合综合疗法、健康教育等。现临床上常采用基础治疗、药物治疗、运动治疗、防跌倒宣教等相结合的综合治疗原则,充分发挥各种治疗方法优势互补作用,从整体缓解OP症状,提高OP患者生活质量。

康复治疗OP患者的作用在于既病防变,提前预防。针对OP患者的疼痛、驼背畸形进行缓解、纠正;对已发生骨折的OP患者进行及时的康复治疗,改善症状,增强全身体力,提高生活质量;对OP患者采取药物配合运动疗法,改善骨密度的同时增强肌力与平衡功能,防治跌倒。

(一)药物干预

1. 中药/中成药内服 中医药在治疗OP方面常从肝、脾、肾、血瘀着手,根据不同证型予相应中药内服。一项纳入9项研究共计1 372例参与者的系统评价结果表明,中药对OP的治疗有一定疗效。但所纳入的研究偏倚风险较大,结果应谨慎采纳。中成药干预OP大多属补肾健骨类,一项纳入24项研究,共涉及2 423例参与者的Meta分析显示,以淫羊藿和补骨脂为主的中成药在治疗OP方面疗效较好。

2. 西药干预 目前OP治疗西药干预主要以抗骨质疏松药物的使用为主,抗OP药物包括骨吸收抑制剂、骨形成促进剂及其他机制类药物等,首选具有较广抗骨折谱的药物(如阿仑膦酸钠、唑来膦酸、利塞膦酸钠和迪诺塞麦等),一项纳入13项研究,涉及1 579例参与者的Meta分析显示,运用阿仑膦酸钠片联合注射用骨肽治疗原发性OP相对单纯运用阿仑膦酸钠片的疗效更高。临床治疗中,可适当联合用药,以提高疗效,但一些药物在使用过程中有一定的副作用,使用时应根据患者自身条件选择合理用药。国内外证据均表明,充足的钙和维生素D的摄入对于防治OP至关重要。

目前有2项随机试验,共涉及139例OP患者,采用抗OP药物结合中药/中成药联合治疗,研究结果显示中西药结合治疗 OP 可有效缓解患者疼痛,在一定程度上提高骨密度,提高临床疗效。

(二)运动疗法

运动疗法在 OP 治疗中占有重要地位,适宜的运动可以减少骨量丢失、改善骨密度与骨强度、改善 OP 患者运动功能与平衡功能及日常生活活动能力、降低骨折发生率,起到预防及治疗 OP 的作用,从而提高 OP 患者生活质量。运动疗法需遵循个体化、循序渐进、长期坚持的原则。治疗性运动包括有氧运动(如慢跑、游泳)、抗阻运动(如负重练习)、冲击性运动(如体操、跳绳)、振动运动(如全身振动训练)等。运动锻炼要注意少做躯干屈曲、旋转动作。对慢性腰背疼痛的患者,开展对脊柱不增加负重和前屈负荷的伸展运动。《2015 年运动防治骨质疏松专家共识》提出,对于 OP 的干预,主要有氧运动、传统养生运动为主,低强度的抗阻力训练和冲击性运动为辅,其中太极拳对改善中老年人骨密度及肌力,改善韧带及肌肉、肌腱的柔韧性,提高本体感觉,加强平衡能力,降低跌倒风险起到重要作用。一项纳入 35 项研究的 Meta 分析表明太极拳可显著改善老年群体不同部位的骨密度。目前共有 3 项随机对照研究,共纳入 250 名受试者,研究结果表明太极运动可改善中老年下肢肌力,从而减少跌倒、骨折发生率。

(三)针灸治疗

骨质疏松症属于中医"骨枯、骨痿"的范畴,针灸治疗痿证素有"治痿独取阳明"的理论,而近年针灸在治疗骨质疏松症方面得到快速发展与创新。

一项含 17 项研究,涉及 1 369 例 OP 患者参与的 Meta 分析结果显示应用针刺或针刺联合西药治疗 OP 与西药治疗对比,针刺治疗在有效率、降低疼痛评分方面均优于西药,在提高腰椎骨密度方面与西药相当。项目中针刺方法涉及体针、腹针、电针,数据分析存在一定的失衡及缺省,造成一定的偏倚,需在今后研究中进一步完善,以便更好指导临床工作。

近年电针疗法在治疗骨质疏松症方面得到广泛的运用,其主要是通过调节成骨-破骨平衡,以达到治疗骨质疏松症的目的。一项纳入 11 项研究,共涉及观察对象 972 例参与的 Meta 分析数据分析显示,电针疗法治疗原发性骨质疏松症患者的疗效可能与西药相当,可以与西药协同增效,但由于受到纳入研究质量偏低且研究项目偏少,结论仍需进一步验证。

温针灸是针刺与艾灸结合的一种疗法,同时具有针刺及艾灸的双重功效,通过抑制骨吸收、促进骨形成以改善骨质疏松症。一项纳入 23 个研究,共计 1 840 例患者参与的数据分析显示,温针灸疗法可能是一种治疗原发性骨质疏松症的有效疗法,但仍需要更高质量证据支持。

一项运用数据挖掘技术对针灸治疗骨质疏松症的用穴规律进行探索的研究发现,针灸治疗骨质疏松治症,治法以补益为主,兼濡养筋脉,取穴以背俞穴及足阳明胃经、足少阴肾经穴为主;用穴以肾俞、脾俞、足三里、命门、三阴交、关元、太溪为主。根据辨证分型,配伍相应穴位,肾虚者,配伍太溪、照海;脾虚者,配伍太白、中脘、大肠俞;肝虚者,配伍肝俞、太冲;气滞血瘀者,配伍膈俞、肝俞。

(四)物理因子治疗

脉冲电磁场、体外冲击波、全身振动、紫外线等物理因子治疗可增加骨量;超短波、微波、经皮神经电刺激、中频脉冲等治疗可减轻疼痛;对骨质疏松性骨折或者骨折延迟愈合可选择低强度脉冲超声波、体外冲击波等治疗以促进骨折愈合;神经肌肉电刺激等治疗可增强肌力、促进神经修复,改善肢体功能。联合治疗方式与治疗剂量需依据患者病情与自身耐受程度选择。全身振动训练作为新兴的 OP 治疗方式,由于可操控性高、训练简单备受关注。一项共纳入 8 项研究,涉及 657 例患者的 Meta 分析结果显示,全身振动训练通过改善血液循环、刺激激素分泌、放松肌肉等减轻疼痛,同时通过提高下肢肌力及改善平衡功能以减少跌倒风险。

(五)中西医结合治疗

骨质疏松症的治疗主要以药物为主,临床上用于治疗 OP 的药物包括化学药物和中药。化学药物以其作用机制明确,治疗效果明显,但不良反应的发生不容忽视。中药在治疗 OP 方面已进行了大量的研究,中草药资源丰富,种类繁多,适应证广,副作用小,中药补肾益精法治疗 OP 已取得良好的疗效。目前有 2 项随机试验,共涉及 139 例观察者,采用抗 OP 药物结合中药 / 中成药联合治疗,研究结果显示中西药结合治疗 OP 可有效缓解患者骨质疏松性疼痛,在一定程度上提高骨密度,提高临床疗效。Meta 分析结果显示,中西医结合治疗原发性骨质疏松症具有一定的临床疗效,能不同程度地提高骨密度。

七、康复护理

(一)起居调护

应顺应四时阴阳,根据四季变化,注意防寒保暖。起居有常,不能过于安逸,也不能过于劳累;要保持适度的户外运动,多晒太阳,可通过太极拳、五禽戏等中医特色运动以促进骨质疏松的恢复,每周 3~5 次,运动时间及强度以自身感觉不疲乏为宜。

(二)饮食调护

饮食要有节制,切勿过饥或过饱,可食含钙丰富的奶制品,补充蛋白质,多食新鲜瓜果蔬菜。

(三)情志调护

针对不同患者,给予相应的安慰,应帮助患者正确认识和对待 OP。通过一些心理疏导改变患者消极态度、悲观情绪。指导患者积极配合治疗,并通过积极的生活及运动方式,使体格逐渐强健,提高生活质量,该过程需要家属及亲人的理解和支持。

(四)健康宣教

应该开展科普宣传,向大众群体普及 OP 的预防及治疗知识。通过对 OP 患者进行宣教,包括告知 OP 的危险因素、危害,用药常识及饮食结构,可以提高患者对骨质疏松症的认识,提高与健康相关的生活质量、身体活动和心理社会功能,提高药物治疗和非药物治疗的依从性。跌倒是导致骨质疏松性骨折的重要原因,避免跌倒是预防骨折的有效措施。应对 OP 相关的预后及风险通过宣教告知患者,尤其是跌倒的危险因素(如环境、健康、神经肌肉等因素)及预防跌倒的相关措施(如环境改造:在容易滑倒的地点增加扶手、使用保护器,改善视力,改善身体平衡,提高肌力等)。让其对注意科学防护引起重视,以减少或避免跌倒及骨折的风险。

八、预防及预后

可制订 OP 的三级预防策略,一级预防为未病先防,针对 OP 高危人群,如对中老年人,尤其是绝经后妇女及有免疫性疾疾病患者定期进行骨密度筛查,建立一个良好的生活、饮食习惯,加强运动锻炼。二、三级预防为既病防变,二级预防是对已病个体采取积极措施,防止 OP 继续发展。三级预防是积极治疗原发病,预防骨折等并发症的发生;对于已经发生过继发性骨折的患者,采取相应措施,避免更为严重的并发症或二次骨折。

OP 有维持稳定状态、好转或发生骨折等并发症三种转归。长期有效的锻炼,及时采取康复措施,可以有效地控制骨量流失,防止 OP 并发骨折。

(陈奇刚)

参 考 文 献

[1] 马远征,王以朋,刘强,等.中国老年骨质疏松症诊疗指南(2018).中国骨质疏松杂志,2018,24(12): 1541-1567.

[2] 中华医学会骨质疏松和骨矿盐疾病分会.原发性骨质疏松症诊疗指南(2017).中华骨质疏松和骨矿盐疾病杂志,2017,10(5):413-444.

[3] Si L, Winzenberg TM, Jiang Q, et al.Projection of osteoporosis-related fractures and costs in China: 2010-2050. Osteoporos Int, 2015, 26(7): 1929-1937.

[4] 贺丽英,孙蕴,要文娟,等.2010–2016 年中国老年人骨质疏松症患病率 Meta 分析.中国骨质疏松杂志, 2016,22(12):1590-1596.

[5] 张智海,张智若,刘忠厚,等.中国大陆地区以 -2.0SD 为诊断标准的骨质疏松症发病率回顾性研究.中国骨质疏松杂志,2016,22(01):1-8.

[6] 邓昶,周明旺,付志斌,等.骨质疏松症的中医病因病机及其治疗进展.中国骨质疏松杂志,2017,23 (8):1105-1111.

[7] 黄宏兴,蔡桦,梁祖建,等.骨质疏松症(骨痿)的中医临床路径研究.中国骨质疏松杂志,2019,25 (01):12-18.

[8] 袁涛,王忠太.骨质疏松症康复指南(上).中国康复医学杂志,2019,34(11):1265-1272.

[9] 李浩月,荣爽,程静,等.不同骨质疏松风险评估工具的筛检效果评价.中国骨质疏松杂志,2019,25 (09):1307-1311.

[10] 张健.定量超声检测技术对骨质疏松症诊断价值的 Meta 分析.中国医药指南,2017,15(15):79-80.

[11] 梁鲲,刘勇.定量 CT 对骨质疏松症诊断价值的 meta 分析.同济大学学报(医学版),2017,38(3):70- 75.

[12] 卓佩佩,高东,冉聃,等.肌肉功能评估方法进展及其法医学应用前景.法医学杂志,2018,34(6):94- 100.

[13] 朱晓军,朱奕,王盛,等.三维运动分析系统用于平衡检测的信度与效度研究.中国康复医学杂志, 2012,27(4):315-319.

[14] 高小月,侯黎莉,商丽艳.Barthel 指数评估操的制定及多中心应用研究.护理学杂志,2018,33(9):49- 51.

[15] 张娜,周谋望,胡志伟,等.简明版骨质疏松国际功能、残疾和健康分类核心分类组合的信效度研究.中国康复医学杂志,2017,32(8):895-901.

[16] 拉巴仓拉,施悦,沈秋明,等.中文版骨质疏松症自我效能量表的信度和效度.中华骨质疏松和骨矿盐疾病杂志,2018,11(5):463-468.

[17] 郭杨,马勇,潘娅岚,等.中药内服治疗原发性骨质疏松的系统评价.中国老年学杂志,2017,37(4): 941-945.

[18] 王微,刘佳.补肾健骨类中成药治疗骨质疏松症的 Meta 分析.吉林中医药,2018,38(6):652-656.

［19］林基勇，黄兰，梁凤珍，等．口服阿伦膦酸钠联合注射用骨肽治疗原发性骨质疏松症的 Meta 分析．中国组织工程研究，2019，23（12）：1955-1960.

［20］Tarantino U，Iolascon G，Cianferotti L，et al.Clinical guidelines for the prevention and treatment of osteoporosis：summary statement and recommendations from the Italian Society for Orthopaedics and Traumatology.J Orthop Traumatol，2017，18（Suppl 1）：3-36.

［21］Lorenc R，Gluszko P，Franek E，et al.Guidelines for the diagnosis and management of osteoporosis in Poland：update 2017.Endokrynol Pol，2017，68（5）：604-609.

［22］邹军，章岚，任弘，等．运动防治骨质疏松专家共识．中国骨质疏松杂志，2015，21（11）：1291-1302，1306.

［23］石秀娥，方国恩，杨克虎，等．骨质疏松症康复指南（下）．中国康复医学杂志，2019，34（12）：1511-1519.

［24］郝建英，谢保城．太极运动对中老年人群骨密度影响的 Meta 分析．中国组织工程研究，2019，23（19）：3109-3116.

［25］朱亚琼，彭楠，周明．太极拳对老年人下肢肌力及功能的影响．中国中西医结合杂志，2016，36（1）：49-53.

［26］王晓彤，林海雄，马博，等．基于数据挖掘技术研究针灸治疗骨质疏松症的用穴规律．辽宁中医杂志，2018，45（6）：1275-1277.

［27］伍亚男，罗丁，符文彬．电针对原发性骨质疏松患者有效性的 Meta 分析和系统评价．中国骨质疏松杂志，2017，23（02）：183-190.

［28］罗丁，伍亚男，刘月，等．温针治疗原发性骨质疏松的系统评价．中国老年学杂志，2017，37（04）：954-958.

［29］吴彬，周泽军，孙琳．中西医结合治疗老年骨质疏松疼痛的临床疗效．中国老年学杂志，2016，36（5）：1162-1163.

［30］周德健，陈文峰，郑臣校，等．中西医结合治疗原发性骨质疏松症临床疗效的 Meta 分析．世界中西医结合杂志，2019，14（03）：318-323.

［31］丁悦，张嘉，岳华，等．骨质疏松性椎体压缩性骨折诊疗与管理专家共识．中华骨质疏松和骨矿盐疾病杂志，2018，11（05）：425-437.

第六章

肿瘤中西医结合康复

第一节　化疗致周围神经病变

一、定义与术语

（一）定义

化疗致周围神经病变（chemotherapy-induced peripheral neuropathy，CIPN）是肿瘤药物治疗过程中剂量限制性毒性反应之一。是肿瘤患者使用化疗药物后，导致周围神经或自主神经损伤后产生的一系列神经功能紊乱的症状和体征，最常见感觉神经病变如远端肢体麻木、疼痛、手足套感，也可累及运动神经和/或自主神经，前者表现为手足无力，后者发生直立性低血压、心血管功能失调、勃起功能障碍或消化道功能紊乱等症状，是一种常见化疗并发症，对患者的生活质量造成不良影响。

（二）中医术语表达

1. 西医术语表达　主要有：①化疗诱导的周围神经病变；②化疗药物所致的周围神经病变；③化疗所致周围神经病变。略有差异但意思相近，英文表达均为 chemotherapy-induced peripheral neuropathy（CIPN）。

2. 中医术语表达　现代中医学家认为 CIPN 相当于中医"痹证""痿证""不仁"等范畴。

二、流行病学

CIPN 是一种很常见的并发症，由于缺乏标准化的测量和报告机制，CIPN 的发生率相对未知。不同药物的 CIPN 患病率各不相同，报告的发病率从 19% 到 85% 不等，大约 30%~40% 接受神经毒性化疗的患者会经历这种痛苦。据估计，单药化疗导致严重 CIPN 的发生率为 3%~7%，多药化疗导致严重 CIPN 的发生率超过 38%。一篇 Meta 分析综合了包括紫杉醇、硼替佐米、顺铂、奥沙利铂、长春新碱或沙利度胺（单独或联合）等化疗方案的多项研究后，指出在停止化疗后的第 1 个月、3 个月和 6 个月内，分别有 68.1%、60% 和 30% 的患者观察到 CIPN 发生。化疗导致周围神经损害呈剂量累积性，可在化疗早期或化疗持续一段时间之后发生，持续至化疗停药或疗程结束后 1~3 个月内自行缓解，亦可能长期存在甚至持续终生。患者之间的严重程度有相当大的变异性，通常以感觉为主，伴有疼痛，并可导致生存者的长期发病状态。即便在停止治疗后，神经病变的症状可能依然会持续，被称为"滑行现象"（coasting phenomenon）。

CIPN 症状的严重程度与化疗药物种类、剂量、治疗时间、联合用药等因素密切相关，当合并外周神经受损性疾病时更易发生。美国西南肿瘤组（southwest oncology group，SWOG）研究表明，和多西他赛比较，接受紫杉醇治疗的患者易于发生神经病变，紫杉类联用铂类化疗 CIPN 发生率更高。具有糖尿病并发症的患者神经病变风险高于无糖尿病者，而伴有自身免疫病的患者风险降低一半。一项乳腺癌患者体重指数、生活方式和紫杉类药物诱导的神经病变相关性研究结果表明,接受紫杉类化疗的乳腺癌患者中,肥胖和低中程度运动者更易发生CIPN。而且,在治疗期间开始使用抗氧化剂的患者与未使用者相比,在6个月时CIPN发生率可能增加。此外,肾功能受损、肌酐清除率降低以及吸烟史都可能增加发生CIPN的风险。化疗累积剂量被公认是一个主要的危险因素。

CIPN对生活质量影响显著,患CIPN的癌症患者生活质量下降是正常人的三倍。但是相比于对肿瘤的关注程度,CIPN并未得到充分重视,通常由肿瘤科医师监测和治疗CIPN的迹象和症状而不是神经科医师。周围神经病变大多是由神经毒性的药物引起,较少见的为副肿瘤、免疫介导或神经系统肿瘤疾病。一些经典的化疗药物(如:铂类、长春碱、紫杉类)是公认的CIPN病因。某些新的治疗药物和治疗模式尽管会有更高的靶向性同样也会产生CIPN,如单克隆抗体或免疫检查点抑制剂。此节为帮助临床医生更好地管理药物相关周围神经病变,减轻其对患者治疗结局的影响,提高患者的依从性,改善患者生活质量。

三、病因病机

西医认为CIPN发生机制复杂,和神经胶质细胞活化、神经细胞脱髓鞘、线粒体损伤、氧化应激反应增加、离子通道改变、细胞修复系统改变、感觉神经元氧化性DNA损伤、炎症因子等多种机制有关,具体到不同的化疗药物,又分别有其侧重点。铂类药物可能与损伤背根神经节有关;紫杉醇类药物可能与抑制微管蛋白解聚和改变轴突运输有关;长春碱类药物可能与抑制蛋白质亚单位缔合成微管导致神经纤维微管缺失和轴突运输障碍有关。

中医认为肿瘤患者因正气不足而癌毒内生,本虚标实贯穿始终。化疗药物属大毒之品,用久伤及人体气血阴液,阴虚经脉失濡,血虚不荣经脉,血液运行不畅而成瘀血;气虚推动无力,津液运行失常而成湿邪;瘀血湿邪内生,阻滞于脉络而不荣四肢远端,故见肢端麻木、疼痛、不温等证,导致CIPN的因素不外乎虚、毒、痰、瘀,以气虚为本,血瘀为标。气阴两虚,血脉瘀阻是CIPN的核心病机。

四、诊断

(一)西医诊断

在对癌症患者进行CIPN诊断之前,考虑其他原因引起的神经病变也很重要。包括但不限于以下情况:代谢和内分泌相关的神经病变很少是癌症患者的获得性神经病变的病因;糖尿病性周围神经病变患者患CIPN的风险较高;副肿瘤综合征相关的神经病变;肿瘤的直接浸润,类似于慢性炎性脱髓鞘多神经根病。

在评估患者发生周围神经病变时,需要分析所给药物、累积剂量以及神经病症状的临床特征和时间进程,以确定他们是否患有CIPN。第一,确定患者是否接受过神经毒性化疗。第二,要考虑给药途径。甲氨蝶呤很少与神经毒性有关,除非在鞘内给予。第三,患者是否接受与发生CIPN相当的药物剂量。奥沙利铂为主化疗的患者,平均累积剂量≤780mg/m^{2}周围神经病变发生率为42.5%,>780mg/m^{2}发生率为76.7%。第四,结合患者的临床症状和体征。CIPN的症状通常是在治疗的前两个月开始,在化疗继续的时候进展,在治疗完成后很快稳定下来。CIPN主要表现为感觉和运动异常,以及自主神经功能紊乱、感觉性共济失调。感觉异常最多,运动功能受损次之,自主神经系统症状相对较少见。可能伴有失眠、疲劳等症状,严重者会显著影响肿瘤患者生活质量和治疗计划。其临床表现可能有:①感觉障碍:感觉减退、消失或过敏、麻木、疼痛、烧灼、针刺感等,肢体麻木常开始于四肢末端,呈"手套 - 袜套"分布。②运动障碍:四肢无力、肌张力降低、肌肉痉挛、肌肉萎缩甚至瘫痪。③自主神经障碍:便秘或腹泻、出汗异常、头晕、眩晕、直立性低血压、心血管功能失调等。

(二)中医诊断

参照中华人民共和国中医药行业标准《中医病证诊断疗效标准》(ZY/T001.1-94)、《国家中医药管理局第3批24个专业104个病种中医诊疗方案》等,可将CIPN参考"肌痹"进行诊断,分为热毒入络证、湿热阻络证、寒湿痹阻证、肺脾气虚证、肾气不足证。

(三)分类

CIPN可分为急性神经病变和慢性神经病变。其中,急性神经病变往往和奥沙利铂或紫杉醇相关。奥沙利铂导致的急性神经病变可能导致咽喉不适和喉部痉挛,受凉可诱发或加剧。紫杉醇导致的急性神经病变则为持续1~3d急性疼痛综合征,表现为关节病或非病理性肌肉疼痛。

慢性神经病变常发生于多次化疗后,可持续到化疗完成后数周或数年,甚至不再消失。部分患者在接受紫杉醇或硼替佐米或沙利度胺后10年或更长时间内仍然患有CIPN。慢性神经病变常表现为对称的以感觉异常为主的外周神经病变,常有感觉异常(包括烧灼感、痒感和尖锐痛感)、麻木和平衡感减弱,偶尔呈运动神经症状、交感神经受累和脑神经症状表现。

(四)分级

根据英国医学研究会(British medical research association,BMRC)提出的分级标准,可将周围神经病损后的运动和感觉功能恢复情况分为六级。其中周围神经病损后的运动功能恢复评级,0级(M0),表示肌肉无收缩;5级(M5),表示肌肉完全正常,随等级增加肌肉功能水平逐渐提高。周围神经病损后的感觉功能恢复评级,0级(S0),表示感觉无恢复;5级(S5),表示感觉完全恢复,随等级增加感觉功能水平逐渐提高。

五、康复评定

对于癌症患者,CIPN症状评估应从第1个疗程前就开始进行,全面了解患者是否预先存在外周神经系统疾病及其他基础疾病、有无肢体活动障碍及感觉异常等情况。

(一)世界卫生组织(world health organization,WHO)量表

此量表于1979年创建,用于记录患者基本信息、肿瘤特点、实验室和影像学检查结果、肿瘤的反应和治疗相关毒性症状。量表中外周神经疾病的部分包括是否有感觉和深肌腱反射的异常,有无运动神经损伤及扩展。Ⅰ级为运动、深肌腱反射减弱和感觉异常,Ⅱ级为中度的主观运动减弱和严重的感觉异常,Ⅲ级为显著的运动减弱或不能忍受的感觉异常,Ⅳ级为瘫痪。各级的症状描述较粗略,对于轻微的症状改变无法评判。此量表目前尚未在世界范围推广使用。

(二)国际癌症研究所通用毒性标准(national cancer institute common toxicity criteria,NCI-CTC)

NCI-CTC 2.0版于1998年由美国国立癌症协会研制,NCI-CTC 3.0版于2003年制定,分为5个等级,此量表外周神经毒性评估部分运动神经和感觉神经,需检查有无深肌腱反射,并根据症状有无影响到躯体功能和日常生活活动来分级。此版评估工具目前被临床广泛应用,但专业性强,需神经专科进行评估。

（三）总神经病变评分（total neuropathy score，TNS）

TNS 是最早发展起来的专门测量外周神经疾病的评估量表，并在糖尿病外周神经疾病方面的应用得到了认可。此量表包括感觉神经、运动神经、自主神经、振动觉的定量测定、腿部的感觉神经和运动神经的神经生理学检查。TNS 量表分值 0~40，评分越高，外周神经症状越严重。修改版的 mTNS 量表分值 0~24 分，临床版 TNSc 分 7 个条目，每个条目 0~4 分，分值 0~28 分，经过培训的护士有能力使用此工具；简化版 TNSr 为 5 个条目，每个条目 0~4 分，分值 0~20 分。此方法能反映症状的细微变化，灵敏度比较高，且 TNS 量表的信效度高于 NCI-CTC 量表。

（四）癌症治疗功能评价系统 / 妇科肿瘤组 - 神经毒性评价工具（the functional assessment of cancer therapy/gynecologic oncology group neurotoxicity scale，FACT/GOG-Ntx）

近几年越来越多的学者致力于研制综合性评估量表，将 CIPN 症状评估与生活质量或者心理状态等评估结合在一起，整体评估 CIPN 的严重程度及对患者造成的影响。

（五）电生理检查

对周围神经病损，电生理检查有重要意义，可客观检测外周神经病变损害的严重程度，亦可预测神经功能是否可以恢复，常用的方法有：

1. 神经传导速度测定（nerve conduction velocity，NCS）　包括运动神经传导速度（motor nerve conduction velocity，MCV）和感觉神经传导速度（sensory nerve conduction velocity，SCV）的测定。MCV 和 SCV 异常表现为传导速度减慢和波幅降低，分别反映髓鞘损害和轴索损害。神经传导速度测定能够发现周围神经病变的亚临床病灶，亦可确定受损部位。

2. 肌电图检查（electromyography，EMG）　EMG 是应用电子学仪器记录肌肉静止或收缩时的电活动，可区别神经源性损害和肌源性损害，协助确定周围神经病变的部位、程度、范围和预后。

3. 体感诱发电位（somatosensory evoked potential，SEP）　SEP 和肌电图、神经传导测定等结合，有助于进一步定位和定量估计周围神经病损及恢复情况。

六、康复治疗

（一）药物治疗

尽管尝试了各种治疗对策，但目前仍无任何一种药物对 CINP 有明确疗效。

1. 化疗药调整　不推荐因 CINP 而减少或停止化疗。然而，如果患者治疗期间发生了明显的神经病变，则可以考虑停用诱因药物或降低剂量。

2. 药物治疗　针对 CIPN 常用的治疗药物包括抗惊厥药物、抗抑郁药物、膜稳定剂、阿片类药物和非阿片类药物。如阿米替林，加巴喷丁和普瑞巴林等。乙酰左旋肉碱、氨磷汀、天麻素、黄芪桂枝五物汤、细辛、四氢帕马丁、神经妥乐平、各种维生素、矿物质、草药等药物也被用于治疗 CIPN。亦有研究提示，大剂量辣椒素贴片是奥沙利铂化疗所致神经病变疼痛的有效治疗方法，其应用 12d 后，可减轻疼痛程度高达 83.93%~6.96%。但是，由于缺乏证据级别高的大型随机对照研究的数据，至今 FDA 尚未批准任何明确的预防和治疗方法或药物。上述药物临床建议视病情酌情应用。目前度洛西汀（一种新型的选择性 5- 羟色胺和去甲肾上腺素再摄取抑制剂）是唯一被证明是有益的非甾体抗炎药物，通常用于治疗神经性疼痛，此外，各种维生素，矿物质，草药被试图用于 CINP 治疗，但效果亦不确切。不推荐任何 CIPN 预防性用药。

（二）现代康复治疗

非药物康复干预能改善 CIPN 症状和体征，缓解疼痛，但并不能逆转 CIPN 和预防 CIPN 的发生。

1. 冷冻疗法（cryotherapy） 一项纳入 44 例患者前瞻性自我对照试验表明，冷冻疗法（每周接受紫杉醇治疗时，佩戴冷冻手套和袜子 90min）对紫杉醇诱发神经病变客观（触觉及热感觉障碍）和主观症状都有明显改善，且耐受性良好。其原理在于紫杉醇滴注期间冷冻收缩血管以降低药物对神经系统的影响，并通过低温降低紫杉醇的摄取从而减少对神经元或机械传导的损伤，是一种不影响疗效的同时简单、安全、有效的预防紫杉醇相关 CIPN，值得临床探索性应用。此外，1 项 II 期临床研究表明，按压疗法，即在化疗时让肢体戴上外科手套（surgical glove），可适当预防白蛋白紫杉醇 3 周疗法引起的≥2 级感觉 / 运动周围神经病变，其原理在于外科手套的压迫作用，减少了肢体血供，与冷冻疗法收缩血管相似，从而降低药物对神经系统的影响，临床亦可酌情应用。目前，另一项名为 ACCRU 的试验为更大样本量的研究，项目正在进行中，其旨在探索冷冻疗法减轻 CIPN 相关疼痛及紫杉醇相关急性疼痛综合征的疗效，值得我们期待。

2. 低频电刺激（low-frequency electrical stimulation） 低频电刺激主要用于减轻 CIPN 症状，尤其是疼痛。在此基础上发展出所谓扰频疗法（scrambler therapy），利用电刺激作用于皮肤的疼痛纤维，让后者重构信号传入通路，从而达到止痛效果。是一种非侵入性疼痛缓解技术。两项单臂试验证实，10d 的扰频疗法可以显著降低疼痛和麻木感，改善多项生活质量指标，且受益可持续 10 周以上。一项开放性标记单臂探索性研究表明，扰频疗法装置（calmare device，一种可穿戴腕带，可产生低频电刺激）能显著降低疼痛评分，减少了阿片的消耗和提高患者满意度，并可用于各种类型 CIPN 的癌症患者。另一项单臂研究表明，扰频疗法装置对于化疗诱导的青少年 CIPN，能明显改善疼痛，提高生活质量，且无明显副作用。总之，目前的研究提示低频电刺激对于 CIPN 有一定疗效，为 CIPN 的治疗提供了一种较好的临床选择。

3. 运动疗法 一项多中心随机对照试验发现，在接受基于紫杉碱和铂类的化疗的患者中，化疗期间运动可以减少 CIPN 症状，包括减少了肢体和麻木、刺痛症状和热 / 冷不适感，提示体力运动可能预防 CIPN。另一项随机对照试验发现，感觉运动训练（sensorimotor training，SMT）和全身振动训练（whole body vibration training，WBV）有可能减轻化疗诱导的周围神经病变的运动和感觉症状，包括肌腱反射、外周深部敏感性、疼痛和呼吸困难。此外，八周的多模式运动能抵消化疗诱导的周围神经病变的进展，改善转移性结直肠癌患者的平衡和力量，提示平衡练习对 CIPN 有积极影响。另有一项系统综述指出，包括耐力、力量和感觉运动训练在内的综合训练方案，不仅能改善 CIPN 相关的平衡控制功能，亦能改善患者的生活质量。所以，应建议对有 CIPN 症状的癌症患者进行适当的锻炼。

（三）中医康复治疗

1. 中药治疗 中药治疗 CIPN 缺乏高证据级别的随机对照研究，仅有少量小样本临床观察结果报导，可参考《国家中医药管理局第 3 批 24 个专业 104 个病种中医诊疗方案》之"肌痹"辨证施治。热毒入络证：犀角地黄汤加减；湿热阻络证：四妙散合柴葛解肌汤加减；寒湿痹阻证：乌头汤合防己黄芪汤加减；肺脾气虚证：补中益气汤加减；肾气不足证：金匮肾气丸加减。

2. 针灸治疗　电针通过多种机制抑制 CIPN,包括激活脊髓 5-HT1A 受体,抑制 CaMKII 磷酸化,降低血液促炎细胞因子等机制。虽然一项四臂随机试验,针对化疗诱导的癌症患者周围神经病变,比较了电针、水力浴、维生素 B1/B6 胶囊和安慰剂胶囊的疗效,结果并未发现它们之间的差异,但是,一项随机对照试验表明,在接受紫杉类化疗的乳腺癌患者,每周电针能在一定程度上预防 CIPN。所以,电针对 CIPN 的治疗作用值得进一步研究,临床上亦可探索性应用。

七、康复护理

（一）饮食护理

给予高热量,高维生素,清淡易消化饮食,多吃新鲜水果蔬菜,足够的 B 族维生素。饮食以温软为主,水果用热水浸泡加热后方可食用。

（二）疼痛护理

周围神经病引起的疼痛,应及时对疼痛进行评估,必要时用药物控制。

（三）生活护理

1. 评估患者自理生活能力,给予适当的基础护理,增加患者舒适度,防止患者坠床和跌倒,保证患者安全。

2. 避免各种寒冷刺激,禁止饮用冷水,禁止接触冷的物品,防止遇冷引发急性神经毒性。避免接触金属物品,以免有冷感而加重肢端麻木。

3. 指导患者用温开水刷牙漱口,温水洗手洗脸,冬季穿暖和的衣服,特别注意手脚保暖。

（四）康复护理

指导患者正确的主动和被动运动。处以针灸理疗等措施,防止关节和肌肉的萎缩,促进感知觉的恢复。

（五）健康教育

指导患者及家属加强保护意识,防止受伤。四肢感觉异常较轻者,应保持四肢清洁,可戴手套,穿袜子保护。感觉异常较重者,要避免受压和冷热刺激,冬季禁止直接使用热水袋保暖,防止烫伤,外出注意穿暖和的衣服,尤其保护好手指、脚趾。指导患者对感觉异常部位多按摩,适量活动,上下楼梯和外出活动时要有专人陪护,加强患者生活护理,预防跌倒,防止意外伤害发生,提高患者的生存质量。

八、预防及预后

目前没有针对 CIPN 的预防性治疗方法,亦无可用的基因检测来帮助预测 CIPN,预防策略必须建立在既要明确细胞毒性和神经毒性的机制差别,还要明确神经类细胞特性(如神经元生长因子受体敏感性)的基础上。由于许多因素会影响 CIPN 易感性,建议确定特定患者的风险因素,以便为每位患者制订个性化化疗策略。

一级预防:针对特定体质人群,在保证疗效的前提下,减量应用有明确神经毒性的药物,预防性应用 VitE、镁、钙及营养神经药物;

二级预防:定期监测神经功能;

三级预防:对症营养神经治疗,防止并发症产生。

化疗药物对神经系统的后期影响主要是 CIPN 的残留，其中大部分以慢性疼痛综合征的形式存在。虽然 CIPN 常在化疗结束后缓解，但约 30% 的患者会持续性存在。部分接受紫杉类化疗的乳腺癌患者出现周围神经病变，两年后仍有超过 40% 的患者存在手脚麻木和刺痛症状，10% 的患者症状较为严重，影响其生活质量。

（李　柏　隋　红　王　芳）

参 考 文 献

[1] Seretny M, Currie GL, Sena ES, et al.Incidence, prevalence, and predictors of chemotherapyinduced peripheral neuropathy: a systematic review and meta-analysis.Pain, 2014, 155(12): 2461-2470.

[2] 王玉栋, 杜玉娟, 刘巍. 化疗致周围神经病变的临床治疗. 中国疼痛医学杂志, 2011, 17(8): 470-474.

[3] Visovsky C, Collins M, Abbott L, et al.Putting evidence into practiceÂ®: evidence-based interventions for chemotherapy-induced peripheral neuropathy.Clinical Journal of Oncology Nursing, 2007, 11(6): 901-913.

[4] Alberti P, Rossi E, Cornblath D R, et al.Physician-assessed and patient-reported outcome measures in chemotherapy-induced sensory peripheral neurotoxicity: two sides of the same coin.Annals of Oncology, 2014, 25(1): 257.

[5] Hershman D L, Unger J M, Crew K D, et al.Two-year trends of taxane-induced neuropathy in women enrolled in a randomized trial of Acetyl-L-Carnitine(SWOG S0715).Journal of the National Cancer Institute, 2018, 110 (6): 669-676.

[6] Cavaletti, G.Early predictors of peripheral neurotoxicity in cisplatin and paclitaxel combination chemotherapy. Annals of Oncology, 2004, 15(9): 1439-1442.

[7] Nusrat B, Ikram R.Effect of diabetes on neurological adverse effects and chemotherapy induced peripheral neuropathy in advanced colorectal cancer patientstreated with different FOLFOX regimens.Pak J Pharm Sci, 2019, 32(1): 125-130.

[8] Greenlee H, Hershman D L, Shi Z, et al.BMI, lifestyle factors and taxane-induced neuropathy in breast cancer patients: the pathways study.Journal of the National Cancer Institute, 2017, 109(2): djw206.

[9] Flatters S J L, Dougherty P M, Colvin L A.Clinical and preclinical perspectives on chemotherapy-induced peripheral neuropathy(CIPN): a narrative review.British Journal of Anaesthesia, 2017, 119(4): 737.

[10] 郭子寒, 焦园园, 赵冰清. 化疗药物致周围神经病变及其防治研究进展. 药物不良反应杂志, 2015, (5): 282-286.

[11] Palugulla S, Dkhar SA, Kayal S, et al.Oxaliplatin-induced peripheral neuropathy in south indian cancer patients: a prospective study in digestive tract cancer patients[J].Indian Journal of Medical & Paediatric Oncology, 2017, 38(4): 502.

[12] 马飞, 刘明生, 王佳妮. 紫杉类药物相关周围神经病变规范化管理专家共识. 中国医学前沿杂志（电子版）, 2020, 12(3): 41-51.

[13] Hanai A, Ishiguro H, Sozu T, et al.Effects of cryotherapy on objective and subjectivemptoms of paclitaxel-induced neuropathy: rospective self-controlled trial.JNCI J Natl Cancer Inst, 2018, 110(2): 141-148.

[14] Coyne P J, Wan W, Dodson P, et al.A trial of scrambler therapy in the treatment of cancer pain syndromes and chronic chemotherapy-induced peripheral neuropathy.Journal of Pain and Palliative Care Pharmacotherapy, 2013, 27(4): 359-364.

[15] Pachman D R, Weisbrod B L, Seisler D K, et al.Pilot evaluation of scrambler therapy for the treatment of chemotherapy-induced peripheral neuropathy.Supportive Care in Cancer, 2015, 23(4): 943-951.

[16] Lee S C, Park K S, Moon J Y, et al.An exploratory study on the effectiveness of "Calmare therapy" in patients with cancer-related neuropathic pain: a pilot study.European Journal of Oncology Nursing, 2016, 21: 1-7.

[17] Tomasello C, Pinto R M, Mennini C, et al.Scrambler therapy efficacy and safety for neuropathic pain correlated with chemotherapy-induced peripheral neuropathy in adolescents: A preliminary study.Pediatric Blood & Cancer, 2018, 65(7): e27064.

[18] Kleckner I R, Kamen C, Gewandter J S, et al.Effects of exercise during chemotherapy on chemotherapy-induced peripheral neuropathy: a multicenter, randomized controlled trial.Supportive Care in Cancer, 2018, 26(4): 1019-1028.

[19] Streckmann F, Lehmann H C, Balke M, et al.Sensorimotor training and whole body vibration training have the potential to reduce motor and sensory symptoms of chemotherapy-induced peripheral neuropathy-a randomized controlled pilot trial.Supportive Care in Cancer, 2018, 27(7): 1-8.

[20] Zimmer P, Trebing S, Timmers-Trebing U, et al.Eight-week, multimodal exercise counteracts a progress of chemotherapy-induced peripheral neuropathy and improves balance and strength in metastasized colorectal cancer patients: a randomized controlled trial.Supportive Care in Cancer, 2017, 26(2): 1-10.

[21] Duregon F, Vendramin B, Bullo V, et al.Effects of exercise on cancer patients suffering chemotherapy-induced peripheral neuropathy undergoing treatment: A systematic review.Critical Reviews in Oncology/Hematology, 2018, 121: 90-100.

[22] Zirpoli G R, Mccann S E, Sucheston-Campbell L E, et al.Supplement use and chemotherapy-induced peripheral neuropathy in a cooperative group trial(S0221): the DELCaP study.JNCI: Journal of the National Cancer Institute, 2017, 109(12): djx098.

第二节　化疗相关认知损害

一、定义与术语

（一）定义

化疗相关认知损害(chemotherapy-related cognitive impairment, CRCI)。其定义指脑部无原发性或转移性肿瘤的癌症患者,在接受化疗期间或化疗结束后出现的认知功能下降,包括注意力、处理速度、执行功能和记忆力等认知功能的损害,本指南参照了国际认知与癌症工作组(international cognition and cancer task force, ICCTF)关于癌症患者认知功能的推荐等国外处理建议,也借鉴了近年发表的一系列临床研究成果。

（二）中医术语表达

大多数关于 CRCI 的研究主要集中在化疗相关的神经损害,故以往有化疗脑(chemo brain)的称谓。事实上,手术、放疗、靶向治疗也可能导致与 CRCI 类似的认知损害,故其处理策略基本相似。认知损害属于现代病名,中医文献中与其联系密切的病证包括"痴呆""善忘""健忘""恍惚""呆病""痴愚"等范畴。就表现而言,健忘指善忘前事,而思维意识仍属正常,而痴呆指智能减退,不晓其事,两者有所差别。

二、流行病学

化疗是癌症重要的治疗手段,随着癌症生存率的稳步提高,在成人非中枢神经系统肿瘤幸存者中,化疗所导致的中枢神经系统毒性表现越来越突出,不同肿瘤患者化疗后出现认知损害的发病率不尽相同,流行病学研究表明乳腺癌患者认知损害的发病率达45.2%,结肠癌患者有46%在12个月后报告了认知损害,受影响最大的认知领域包括注意力、工作记忆、言语记忆和处理速度和执行功能。虽然与化疗相关的神经心理学表现没有差异,但接受化疗的患者首次化疗后6个月时的认知症状发生率显著高于未接受化疗的患者。成人CRCI的危险因素包括认知储备、年龄、遗传因素和种族;儿童的危险因素包括遗传因素、性别、年龄、化疗剂量等。成人非中枢神经系统实体肿瘤幸存者中,有高达70%的比例存在包括记忆、执行功能、注意力和处理速度变化等认知受损症状。通过正式神经心理学测试,可发现约30%的比例存在认知受损。根据不同的报道,客观认知损害的发生率因肿瘤类型、治疗方案、治疗时间而不同,在治疗结束后CRCI仍可持续存在数月或数年。CRCI对癌症幸存者的生活质量带来明显负面影响,并导致医疗和社会成本增加。反之,如果处理适当,则可能会减慢认知功能损害进展,缓解其症状,改善生活质量。

三、病因病机

肿瘤患者多因正气不足而癌毒内生,本虚贯穿肿瘤始终。化疗药物伤及人体气血津液,导致气血不足,肾精亏耗,脑髓失养,或有气滞、痰浊、血瘀痹阻于脑络而成。其基本病机为髓减脑消,神机失用。其病位在脑,与心肝脾肾功能失调密切相关。病理性质属本虚标实。本虚为肾精不足、气血亏虚,肾精不足则髓海空虚,气血亏虚则脑络失养;标实为痰浊、瘀血,痰浊蒙蔽清窍,瘀血痹阻脑络,脑络失养。

四、诊断

(一)西医诊断

可根据患者病史、症状、治疗情况、神经心理学测试等指标,参照2019年美国国立综合癌症网络(National Comprehensive Cancer Network,NCCN)制定的《NCCN肿瘤临床实践生存指南》(*NCCN Clinical Practice Guidelines in Oncology*:Survivorship,Version 2.2019)的标准进行西医诊断。具体如下:

1. 本诊断标准仅针对于非中枢神经系统恶性肿瘤的患者,且未曾接受过直接针对中枢神经系统的治疗史。

2. 存在抗肿瘤药物治疗史,尤其是化疗史。

3. 存在认知损害症状,表现在:

(1)记忆力损害记忆减弱、遗忘、记忆错误或混淆、记忆歪曲等,新近识记的材料或远事遗忘等。注意力不集中,难以胜任同时处理多任务。

(2)语言能力下降语言发音或语言表达能力异常,甚至对语言的理解或使用有困难,难以清楚地表达自己的想法,影响与他人沟通。

(3)注意力障碍在工作或娱乐中很难保持注意力,经常走神,冲动控制能力差,耐心差,不能等待,对挫折的耐受能力低,在日常活动中健忘、逃避,不喜欢或不情愿参加需要持久保持注意力的工作或活动等。

（4）执行功能下降难以根据计划进行工作，难以根据规则进行自我调整，难以统筹安排多件事情等，影响社交能力和生活质量。

（5）思考问题的时间更长，思考显得更慢，思考需要使用比以前更多的提示，如注释或提醒。

（二）中医诊断

参照中华人民共和国中医药行业标准《中医病证诊断疗效标准（ZY/T001.1-94）、国家中医药管理局第 3 批《24 个专业 104 个病种中医诊疗方案》等，可将化疗相关认知损害参考"呆病"进行诊断，分为脾肾两虚证、髓海不足证、痰浊蒙窍证、瘀阻脑络证。

五、康复评定

（一）神经心理学评估

简易精神状态量表（mini mental state examination，MMSE）、蒙特利尔认知评估量表（Montreal cognitive assessment，MOCA）、威斯康星卡片分类测验（Wisconsin card sorting test，WCST）、韦氏记忆量表（Weehsler memory scale，WMS）、连线测验（trail making test，TMT）、Stroop 色词测验（Stroop color-wordtest，CWT）、画钟试验（clock drawing task，CDT）等，是常用的认知功能评定量表。国际认知及肿瘤顾问委员会指出，以上评定方法也是评估 CRCI 认知功能的常用选择。

目前亦有专用于肿瘤患者认知功能评定的工具，如癌症患者功能评估 - 认知功能量表（functional assessment of cancer therapy-cognitive function，FACT-Cog）和欧洲癌症研究与治疗组织生活质量调查表 30（European organization forresearch and treatment of cancer quality of life questionnaire 30，EORTC-QLQ30）中的认知功能分量表。FACT-Cog 量表是一种较新的评估工具，是包含 37 个项目的问卷调查表，旨在加深对认知问题的理解，参与者被问及关于自身认知障碍的多维问题、他人的评论、感知的认知能力以及对其生活质量的影响。EORTC-QLQ30 由五个功能分量表组成，包括一个主观评估认知功能的分量表，是一份经过验证的生活质量问卷。

（二）神经影像学评估

神经影像学检查包括磁共振检查、脑电图、正电子发射体层成像等。

六、康复治疗

（一）现代康复治疗

1. 认知训练（cognitive train）　认知训练是基于神经可塑性理论（neuro plasticity）设计的针对认知能力，包括注意力、感知觉、记忆力、思维力、情绪能力、认知灵活性等，进行的科学测评及系统化训练。通过设计的不同训练课程，定期训练，逐渐增加难度，活化潜在神经通路，来提高认知能力。已有三项随机对照试验证实了癌症幸存者在认知训练后可改善认知。一项大型随机对照试验表明，基于网络的认知康复计划能改善患者的认知症状。

2. 认知行为疗法（cognitive-behavioral therapy，CBT）　认知行为疗法涉及短期、目标导向的、旨在改变思维模式的问题解决策略，系通过分析患者的思维活动和应付现实的补偿策略，挖掘其错误认知和导致该认知的内在核心信念并加以纠正，以改变患者对自己、他人或事件的看法与态度来消除不良的情绪和行为。随机对照试验表明，CBT 可改善 CRCI 患者认知症状。

3. 运动疗法　运动疗法,尤其有氧运动具有神经保护作用,从而改善认知功能。此外,还可减少心理疾病和慢性疾病,如抑郁、睡眠中断、糖尿病和肥胖等,间接改善认知功能,对癌症幸存者的认知功能改善亦有好处。人群研究也发现,瑜伽、气功、冥想和太极拳可改善肿瘤患者的处理速度、记忆、执行功能,并提高生活质量。

4. 神经反馈治疗　神经反馈治疗是借助于脑电生物反馈治疗仪记录大脑皮层各区的脑电活动节律,针对特定的脑电活动进行训练,选择性强化某一频段的脑电波,以达到预期治疗目的。来自肿瘤患者人群研究显示,神经反馈治疗能改善患者主观认知功能。

（二）中医康复治疗

1. 中药治疗　CRCI 参考国家中医药管理局第 3 批《24 个专业 104 个病种中医诊疗方案》之"呆病",按照以下证型辨证施治:脾肾两虚证,还少丹加减;髓海不足证,扶老丸加减;痰浊蒙窍证,洗心汤加减;瘀阻脑络证,通窍活血汤加减。

2. 针灸治疗　针刺治疗 CRCI 应采用调神益智,补益通络,取穴以督脉及足少阳、足少阴经穴为主,如印堂、百会、四神聪、神庭、风池、足三里、太溪、悬钟。

七、康复护理

（一）一般护理

对早期患者协助满足生活所需,对后期病情较重患者,做好基础护理,并根据病情进行肢体被动运动,以防肢体挛缩变形;嘱患者生活起居规律,培养良好的兴趣爱好如养花、养鸟;鼓励患者进行户外有氧运动,如散步、太极拳、八段锦、练气功等,每次 30min,每天 2 次,使身心放松,运动强度、时间、频率控制在患者可耐受的范围内。

（二）饮食护理

调节饮食,合理安排一日三餐,多食高热量、高蛋白、高维生素饮食及蔬菜、水果。病情较重或不能进食者,根据病情给予鼻饲等,以保证足够的营养供应。

（三）康复训练护理

康复护理训练是降低和延缓患者化疗相关认知损害、提高生活自理能力的主要手段。加强记忆训练、智力锻炼、理解和表达能力训练和社会适应能力训练。

（四）安全护理

化疗相关认知损害患者记忆力下降及沟通能力下降,做好患者的安全防护尤为重要。提供较为固定的生活环境,对新环境和路途最好有他人陪同,直至患者熟悉;患者外出时最好有人陪同或佩戴写有患者姓名和电话的标志,以助于迷路时被人送回;防意外发生。

（五）心理护理

1. 陪伴关心患者,使患者感到家庭的温馨和生活的快乐。

2. 多安慰、支持、鼓励患者,遇到患者情绪悲观时,应耐心询问原因,予以解释,播放一些轻松愉快的音乐以活跃情绪。

3. 维护患者自尊。

（六）健康教育

1. 早期预防,积极用脑,劳逸结合,保护大脑,注意脑力劳动多样化,养成良好生活习惯。

2. 提高对化学相关认知损害的认识,及早发现记忆障碍,早诊断,早干预。

八、预防及预后

目前,CRCI 的预防措施绝大多数源于阿尔茨海默病。体育锻炼可能有助于预防或改善 CRCI,并提高生活质量;丰富的蔬菜、水果饮食有助于提高生活质量和认知功能,尤其是富含多酚的食物具有神经保护作用,能防止炎症反应、氧化应激及细胞死亡对认知功能的损害;此外,有效控制高血压患者的血压能减轻认知损害,并改善执行功能。

(卓文磊 王丽娜 李淑英)

参 考 文 献

[1] 张扬,罗艳华,曾迎春,等.癌症相关性认知功能损害研究进展.护理研究,2017,31(31):3904-3909.

[2] Erickson KI, Voss MW, Prakash RS, et al.Exercise training increases size of hippocampus and improves memory.Proc Nat Acad Sci USA, 2011, 108(7): 3017-3022.

[3] Alberti P, Rossi E, Cornblath DR, et al.Physician-assessed and patient-reported outcome measures in chemotherapy-induced sensory peripheral neurotoxicity: two sides of the same coin.Annals of Oncology, 2014, 25(1): 257-264.

[4] Flatters SJL, Dougherty PM, Colvin LA.Clinical and preclinical perspectives on Chemotherapy-Induced Peripheral Neuropathy(CIPN): a narrative review.British Journal of Anaesthesia, 2017, 119(4): 737.

[5] Scapagnini G, Vasto S, Abraham NG, et al.Modulation of Nrf2/ARE pathway by food polyphenols: A nutritional neuroprotective strategy for cognitive and neurodegenerative disorders.Mol Neurobiol, 2011, 44(2): 192-201.

[6] Hajjar I, Hart M, Chen YL, et al.Effect of antihypertensive therapy on cognitive function in early executive cognitive impairment: a double-blind randomized clinical trial .Arch Intern Med, 2012, 172(5): 442-444.

[7] Tong T, Pei C, Chen J, et al.Efficacy of acupuncture therapy for chemotherapy-related cognitive impairment in breast cancer patients .Med Sci Monit, 2018, 24: 2919-2927.

[8] Janelsins M C, Heckler C E, Peppone L J, et al.Cognitive complaints in survivors of breast cancer after chemotherapy compared with age-matched controls: an analysis from a nationwide, multicenter, prospective longitudinal study .J Clin Oncol, 2017, 35(5): 506-514.

[9] Greenlee H, Hershman D L, Shi Z, et al.BMI, lifestyle factors and taxane-induced neuropathy in breast cancer patients: the pathways study.Journal of the National Cancer Institute, 2018, 109(11): 523-530.

[10] Filipczak-Bryniarska I, Krzyzewski R M, Kucharz J, et al.High-dose 8% capsaicin patch in treatment of chemotherapy-induced peripheral neuropathy: single-center experience.Medical Oncology, 2017, 34(9): 162.

[11] Zhang Y, Li A, Xin J, et al.Electroacupuncture alleviates chemotherapy-induced pain through inhibiting phosphorylation of spinal CaMKII in rats.European Journal of Pain, 2018, 22(4): 679-690.

[12] Greenlee H, Crew K D, Capodice J, et al.Randomized sham-controlled pilot trial of weekly electro-acupuncture for the prevention of taxane-induced peripheral neuropathy in women with early stage breast cancer.Breast Cancer Research and Treatment, 2016, 156(3): 453-464.

[13] Hanai A, Ishiguro H, Sozu T, et al.Effects of cryotherapy on objective and subjectivemptoms of paclitaxel-induced neuropathy: rospective self-controlled trial.JNCI J Natl Cancer Inst, 2018, 110(2): 141-148.

[14] Tsuyuki S, Senda N, Kanng Y, et al.Evaluation of the effect of compression therapy using surgical gloves on nanoparticle albumin-bound paclitaxel-induced peripheral neuropathy: a phase Ⅱ multicenter study by the Kamigata Breast Cancer Study Group.Breast Cancer Research and Treatment, 2016, 160(1): 61-67.

[15] Pachman D R, Dockter T, Zekan P J, et al.A pilot study of minocycline for the prevention of paclitaxel-associated neuropathy: ACCRU study RU221408I.Supportive Care in Cancer, 2017, 25(11): 3407-3416.

[16] Park R.Park C.Comparison of foot bathing and foot massage in chemotherapy-induced peripheral neuropathy. Cancer Nursing, 2015, 38(3): 239.

[17] Coyne P J, Wan W, Dodson P, et al.A trial of scrambler therapy in the treatment of cancer pain syndromes and chronic chemotherapy-induced peripheral neuropathy.Journal of Pain and Palliative Care Pharmacotherapy, 2013, 27(4): 359-364.

[18] Pachman D R, Weisbrod B L, Seisler D K, et al.Pilot evaluation of Scrambler therapy for the treatment of chemotherapy-induced peripheral neuropathy.Supportive Care in Cancer, 2015, 23(4): 943-951.

[19] Lee SC, Park KS, Moon JY, et al.An exploratory study on the effectiveness of "Calmare therapy" in patients with cancer-related neuropathic pain: a pilot study.European Journal of Oncology Nursing, 2016, 21: 1-7.

[20] Tomasello C, Pinto R M, Mennini C, et al.Scrambler therapy efficacy and safety for neuropathic pain correlated with chemotherapy-induced peripheral neuropathy in adolescents: a preliminary study.Pediatric Blood & Cancer, 2018, 65(7): e27064.

[21] Kleckner I R, Kamen C, Gewandter J S, et al.Effects of exercise during chemotherapy on chemotherapy-induced peripheral neuropathy: a multicenter, randomized controlled trial.Supportive Care in Cancer, 2018, 26(4): 1019-1028.

[22] Streckmann F, Lehmann H C, Balke M, et al.Sensorimotor training and whole- body vibration training have the potential to reduce motor and sensory symptoms of chemotherapy-induced peripheral neuropathy-a randomized controlled pilot trial.Supportive Care in Cancer, 2018, 27(7): 1-8.

[23] Zimmer P, Trebing S, Timmers-Trebing U, et al.Eight-week, multimodal exercise counteracts a progress of chemotherapy-induced peripheral neuropathy and improves balance and strength in metastasized colorectal cancer patients: a randomized controlled trial.Supportive Care in Cancer, 2017, 26(2): 1-10.

[24] Duregon F, Vendramin B, Bullo V, et al.Effects of exercise on cancer patients suffering chemotherapy-induced peripheral neuropathy undergoing treatment: A systematic review.Critical Reviews in Oncology/Hematology, 2018, 121: 90-100.

[25] Zajączkowska R, Kocot-Kępska M, Leppert W, et al.Mechanisms of chemotherapy-induced peripheral neuropathy.Int J Mol Sci, 2019, 20(6): E1451.

第七章 儿童疾病中西医结合康复

第一节 脑 性 瘫 痪

一、定义与术语

（一）定义

脑性瘫痪是一组持续存在的中枢性运动和姿势发育障碍、活动受限综合征，这种综合征是由于发育中的胎儿或婴幼儿脑部非进行性损伤所致。脑性瘫痪的运动障碍常伴有感觉、知觉、认知、交流和行为障碍，以及癫痫和继发性肌肉、骨骼问题。

（二）中医术语表达

中医古籍中无脑性瘫痪这一名称，根据其临床表现，脑性瘫痪的中医病名可归为"五软""五迟""五硬"及"胎怯"等范畴。

1. 五迟　以立迟、行迟、语迟、发迟、齿迟等为主要特征。
2. 五硬　以手硬、足硬、肌肉硬、头项硬、关节硬等为主要特征。
3. 五软　以项软、手软、脚软、口软、肌肉软等为主要特征。
4. 胎怯　指初生儿体重低下，身材矮小，脏腑形气均未充实的一种病证。

二、流行病学

脑瘫患病率在世界范围内平均约为2‰，我国于2013年完成的12省市自治区32万余名1~6岁儿童脑瘫流行病学调查结果显示，脑瘫患病率为2.46‰，与国际平均水平相吻合。近50年来，由于产科技术、围生医学、新生儿医学的发展，新生儿死亡率、死胎发生率均有明显下降，重症脑瘫的比例有增多趋势。流行病学研究表明，大多数脑瘫的发生是先天性的，70%~80%的脑瘫与产前因素有关，出生窒息所造成的脑瘫仅占10%左右。早产、先天性畸形、宫内感染、胎儿生长迟缓、多胎妊娠和胎盘异常等增加了脑瘫的风险。我国脑瘫流行病学调查结果显示，脑瘫主要风险因素有产前X线检查次数、母亲孕期长期接触有害物理因素、各种难产、产程异常、分娩中曾发生的异常情况（羊水吸入或胎粪吸入、脐带绕颈）、出生低体重、惊厥或癫痫等。

三、病因病机

本病病位主要在脑，涉及心、肝、脾、肾脏。成因缘于母体虚弱、感受邪毒，影响胎儿发育，致小儿先天禀赋不足；或后天受戕，肝肾亏损，髓海失养，气血虚弱，经脉瘀阻所致。若母体素虚、感受邪毒，孕期失于饮食调养，影响胎儿发育，致小儿先天禀赋不足；或后天难产、窒息、病后失于调养，脾胃虚弱，气血化源不足，致肾精亏虚，上不能充养于脑，致髓海不足，脑部空虚，出现表情呆滞、反应迟钝、智力低下、语言不清、行动迟缓；下不能充养于骨，致骨骼脆弱无力见立迟、行迟、生长发育落后。肝肾同源，精血互化，肾精不足，无余化血,加之脾胃虚弱,气血化生不足,导致肝血不足,一则引起肝阴不足,阴不制阳而导致肝阳上亢,甚则肝风内动,出现手足抽动、项强肢颤,行走不稳;一则筋脉失去精血濡润,筋脉拘挛,出现肢体屈伸不利,肢体强直,半身不遂,足不履步或呈剪刀状步态,甚至角弓反张等表现。脾主肌肉四肢,脾胃虚弱,气血生化乏源,肌肉四肢失去气血濡养,出现肌肉瘦削,软弱无力。

四、诊断

（一）西医诊断

可根据患儿病史、症状、体征及影像学检查结果,参考中国康复医学会儿童康复专业委员会,中国残疾人康复协会小儿脑性瘫痪康复专业委员会2015年修订的《中国脑性瘫痪康复指南(2015):第一部分》中的诊断标准进行西医诊断。

（二）中医诊断

参考由中华中医药学会发布《中医儿科常见病诊疗指南》中"脑性瘫痪中医诊疗指南"及国家中医药管理局《24个专业104个病种中医诊疗方案(试行)》,结合专家共识,将脑性瘫痪分为肝肾亏损证、心脾两虚证、痰瘀阻滞证、脾虚肝亢证、脾肾虚弱证等证型。

五、康复评定

（一）身体功能与结构评定

身体功能与结构评定包括肌肉、骨骼、神经反射、感知觉、认知觉与运动功能,言语功能,以及精神功能的评定。

1. 肌肉、骨骼、神经反射评定　包括肌张力评定、肌力评定、肌耐力评定、关节和骨骼功能评定、反射发育评定及步态分析等。

2. 感知觉评定　包括感觉处理、视觉、听觉、触觉、平衡觉、本体感觉、左右分辨、空间位置与关系、视觉整合、图形背景分辨、深度分辨、形状分辨、地点定向、感觉统合发展能力等评定。

3. 认知觉评定　包括记忆力、理解力、定向能力、分辨能力、注意力、判断力、活动主动性、终止活动能力、排列能力、分类能力、概念形成、空间运用、问题解决能力、学习能力、醒觉层次等评定。

4. 言语功能评定

（1）语言发育迟缓评定:脑性瘫痪语言发育迟缓的评定主要应用"S-S语言发育迟缓评价法",S-S语言发育迟缓评价法检查内容包括符号形式与内容指示关系、基础性过程、交流态度等方面。

（2）运动性构音障碍评定:应用中国康复研究中心运动性构音障碍评定法进行评定,该评定法是依据日本运动性构音障碍检查评定法和其他发达国家运动性构音障碍评定理论构成。该评定法包括两项:构音器官检查和构音检查。通过此方法的评定不仅可以检查出脑瘫患儿是否存在运动性构音障碍及障碍程度,而且对治疗计划的制订具有重要的指导作用。

5. 精神心理功能评定

（1）韦氏智力测验:①韦氏儿童智力量表(Wechsler intelligence scale for children, WISC):适用于6~16岁,目前使用的是第Ⅳ版(WISC-Ⅳ),包括14个分测验,分10个核心分测验和4个补充分测验;②韦氏幼儿智力量表第4版中文版(Wechsler preschool and primary scale of intelligence-fourth edition-Chinese version，WPPSI-Ⅳ-CN）：适用于2岁6个月~6岁11个月。可用于评定一般智力功能，也可用于评定资优儿童、认知发育迟缓和智力障碍。共13个分测验，反映五大方面的问题，包括言语理解、视觉空间、流体推理、工作记忆、加工速度，可得出总智商。

（2）中国比内智力量表：适用于2~18岁。内容涉及儿童的运动、词汇、记忆、空间知觉等能力，包括言语推理分量表、抽象/视觉推理分量表、数量推理分量表及短时记忆分量表4个分量表、15个分测验、共51个项目。

（3）Stanford-Binet智能量表（Stanford-Binet intelligence scales，5th ed）：SB测试包括幼儿的具体智能（感知、认知、记忆）和年长儿的抽象智能（思维、逻辑、数量、词汇），评价儿童学习能力和智能迟滞程度。适用于2~18岁，结果以发育商表示。

（二）活动与参与的评定

1. 粗大运动功能发育评定

（1）筛查与发育商评定：可采用丹佛发育筛查测验量表（Denver development screen test，DDST）进行筛查测试，格塞尔发育诊断量表（Gesell development diagnosis schedules，GDDS）进行发育商评定。上述两量表是对运动发育、社会性发育以及语言发育的全面评定方法，反映儿童特别是婴幼儿整体发育状况。DDST在上海市的适应性研究发现其重测信度为0.87，以Gesell发育量表作为"金标准"进行效度分析显示其正确诊断指数为0.83。

（2）新生儿20项行为神经测定（neonatal behavioral neurological assessment，NBNA）：采用NBNA检测新生儿行为能力（6项）、被动肌张力（4项）、主动肌张力（4项）、原始反射（3项）和一般评估（3项）。该方法适用于足月新生儿，早产儿需要等胎龄满40周后测查。敏感度7天88.9%、12~14天82.6%，特异度7天84.6%、12~14天7.4%。特点是操作简单，无创伤，测查可在产科、新生儿科、儿童保健科进行。

（3）GM Trust全身运动评估（general movements assessment，GMs）：采用GMs进行婴儿神经学评估，通过直接评估法或录像评估法对婴儿自发性运动模式进行观察和评估，从而预测高危新生儿后期发展趋势。国外系统评价报道：多个研究均显示敏感度和特异度可达到90%以上；国内自从2003年开始进行GMs评估实践，报道其对于脑瘫的预测敏感度和特异度与国外相类似。

（4）Alberta婴儿运动量表（Alberta infant motor scale，AIMS）：采用AIMS对正常运动发育、运动发育迟缓及可疑异常运动模式进行监测。

（5）粗大运动功能评定（gross motor function measure，GMFM）：该量表将不同体位的反射、姿势和运动模式分为88项评定指标，共分五个功能区，最后得出原始分（5个能区原始分）；各能区百分比（原始分/总分×100%）；总百分比（各能区百分比相加/5）；目标区分值（选定能区百分比相加/所选能区数），全面评定粗大运动功能状况。该量表还被修订为66项评定指标，中文版88项的重测信度是0.994 4，而66项是0.993 2。

（6）粗大运动功能分级系统（gross motor function classification system，GMFCS）：以自发运动为依据，侧重于坐（躯干控制）和行走功能，按照不同年龄段粗大运动功能特点，分为Ⅰ~Ⅴ级别，级别越高，功能越差。原版量表的内部一致性信度0~2岁为0.55，2~12岁为0.75，效标效度为0.91。中文版其重测信度为0.993 0，康复师、物理治疗师与家长的评分者一致性在0.954 4~0.970 5。

（7）Peabody运动发育评定量表2（Peabody developmental motor scale-Ⅱ，PDMS-2）：是目

前国内外儿童康复领域中被广泛应用的一个比较全面的运动功能评定量表,适用于0~72个月儿童,是一种定量和定性功能评定量表,包括2个相对独立的部分,6个分测试,3个给分等级,最后得出:原始分、相当年龄、百分比、标准分(量表分)、综合得来的发育商和总运动商。其中,中文版粗大运动和精细运动量表的重测信度高达0.999和0.997,评分者一致性信度分别为0.998和0.996。

(8)盖泽尔量表:测试领域有运动(包括大动作如坐、走、跑等姿势和精细动作如大把抓、捏取等)、适应性行为(包括手的摆弄、探究、觉醒程度等)、语言(包括面部表情、发音、懂话及说话等)和个人社交行为(包括生活自理、游戏、大小便,以及与成人往来等)。以上四个领域共有63个项目,但不同年龄的婴儿通过某一项目的要求不同,所以又演化出517个项目。适用于出生后4周到3.5岁的婴幼儿。

2. 精细运动功能评定

(1)脑瘫儿童手功能分级系统(manual ability classification system for children with cerebral palsy,MACS):适用于4~18岁脑瘫儿童,是针对脑瘫儿童在日常生活中操作物品的能力进行分级的系统。旨在描述哪一个级别能够很好地反映儿童在家庭、学校和社区中的日常表现,评定日常活动中的双手参与能力,并非单独评定每一只手。MACS参照GMFCS的分级方法,同样有5个级别,Ⅰ级为最高,Ⅴ级为最低,适用于4~18岁的脑瘫儿童。中文版MACS评分者一致性信度为0.85~0.99,效标效度为0.71,且录像和现场的评分一致性很高。

(2)Peabody运动发育评定量表2(Peabody developmental motor scale-Ⅱ,PDMS-2):适用于评定0~72个月的所有儿童(包括各种原因导致的运动发育障碍儿童)的运动发育水平。用于精细运动功能评定的分测验包括:①抓握分测试:26项52分,评定儿童应用手的能力。评定从单手抓握物体开始,逐渐发展到用双手手指的动作;②视觉-运动整合分测试:共72项144分,评定儿童应用视觉感知技能完成一些复杂的手眼协调任务的能力,如伸手抓住一些物体、搭积木、模仿绘画等。可以得出精细运动发育商。

(3)精细运动功能评定量表(fine motor function measure scale,FMFM):属于等距量表,适用于0~3岁脑瘫儿童,可判断脑瘫儿童的精细运动功能水平,并且具有良好的信度和效度。量表分为五个方面,共有45个项目,包括视觉追踪、上肢关节活动能力、抓握能力、操作能力、手眼协调能力,每项为0~3分4个等级。

3. 日常生活活动功能评定

(1)儿童功能独立性评定量表(Wee function independent measurement,WeeFIM):可评定儿童功能障碍的程度以及看护者对儿童进行辅助的种类和数量。广泛应用于特殊需求儿童功能水平评定、康复计划制订以及疗效评定。

(2)儿童能力评定量表(pediatric evaluation of disability inventory,PEDI):是针对儿童功能障碍开发的量表,用于评定自理能力、移动及社会功能三方面活动受限的程度及功能变化与年龄间的关系,可有效检测功能障碍儿童每个领域或功能区的损伤情况、判断康复疗效、制订康复计划和指导康复训练。适用于6个月~7.5岁的儿童及其能力低于7.5岁水平的儿童。量表由功能性技巧(197项)、照顾者援助(20项)及调整项目(20项)三大部分组成。评定者可通过观察儿童的实际操作能力以及询问家长、看护者有关儿童的能力情况来获得PEDI得分。

(3)脑瘫儿童日常生活活动能力评定表:包括个人卫生动作、进食动作、更衣动作、排便动作、器具使用、认识交流动作、床上动作、移动动作、步行动作共9部分50项内容。

4. 交流能力评定　交流能力评定包括理解能力和表达能力的评定。可依据格塞尔发育诊断量表、贝利婴幼儿发展量表中智力量表、S-S 语言发育迟缓评定、构音障碍评定量表中有关交流能力部分的得分做出评估。

5. 主要生活领域的评定　生活领域的评定包括教育和经济生活的评定。教育评定是指评定患儿接受教育的情况。经济生活的评定是指评定患儿独自或同他人一起时，有目的、持续地参与活动，使用物品、玩具、材料或游戏程序的能力，主要是对患儿游戏能力的评定。

6. 社会交往技能评定　社会交往技能包括适应行为、两人之间的关系、集体中的人际关系、规则的遵守等评定。其中心理行为评定包括情绪、自制力、自我概念、行为等评定。常用的量表包括：

（1）文兰德适应能力量表（Vineland adaptive behavior scales，VABS）：适用于 0~18 岁。包括交流沟通、生活能力、社会交往、动作能力及问题行为 5 个分测验，评定时可根据特定的目的选择全部或其中某个分测验。

（2）婴儿-初中生社会生活能力评定：适用于 6 个月至 14 岁的儿童，包括独立生活、运动能力、作业能力、交往能力、参加集体活动、自我管理能力六部分的 132 个项目。由家长或每天照料人要据相应年龄逐项填写，≥10 分为正常。

（3）儿童适应行为评定：用于评定儿童适应行为发展水平，适用于 3~12 岁低智力儿童或正常儿童。包括独立功能因子（感觉运动、生活自理、劳动技能和经济活动 4 个分量表），认知功能因子（语言发展和时空定向 2 个分量表），社会/自制因子（个人取向和社会责任 2 个分量表）。5 岁以下儿童可免评劳动技能和经济活动分量表，此量表做零分处理。7 岁以上正常儿童可免评感觉运动分量表，此分量表按满分计算。对有躯体或怀疑智力障碍儿童则不能免去该分量表的评定。适应行为离差商（adaptive development quotient，ADQ）≥85 为适应行为正常，70~84 为适应行为边界，≤69 为适应行为缺损。各适应技能领域的 Cronbach'α 在 0.32~0.99；分半相关系数为 0.92~0.99；各领域重测相关系数为 0.76~0.99，总分重测相关系数为 0.98；各领域评定者一致性系数为 0.92~0.99，总分评定者一致性系数为 0.98。

（三）环境评定

1. 辅助器具评定　辅助器具评定应结合儿童的身体功能与结构，根据活动、参与等需求目标，对预选的辅助器具进行评定。评定辅助器具对儿童身体功能的要求，平衡辅助器具作用与儿童的需求之间的差异。先进行试用以了解辅助器具能否能满足儿童的需要。使用辅助器具进行训练后需再次评定，以了解是否达到了预期的作用，儿童能否正常使用，是否需要改良，有无安全方面的顾虑等，如存在问题应及时进行处理。

2. 家庭环境评定　家庭环境是儿童主要的活动环境，几乎大部分设施都与儿童的活动有关。障碍儿童回归家庭后，或多或少存在不同的功能障碍，因此，家庭环境必须有针对性地设计和改造，符合无障碍要求，达到使儿童在室内的活动安全、高效和舒适的目的，才能方便其生活。评定可以根据调查问卷和儿童及其家长交谈，必要时进行家访，家访时儿童及其家长应在现场。观察的主要内容包括两大部分，即住宅的外部结构和内部结构，主要考察入口、楼梯、地面、家用电器的安全性、浴室安全性、电源插座的位置、电话及紧急出口等。

3. 社区人工环境评定　在社区环境评定中，障碍者能否利用交通工具以及各种社区服务是两个重点。人行道、斜坡、扶手、路边镶石、台阶、入口、走廊、洗手间、公用电话使用等都必须符合无障碍原则,便于特殊需要儿童使用。

4. 人文环境评定 主要包括脑瘫儿童接受康复、教育、社会交往及生活环境中的人文环境,如康复机构、幼儿园、学校、社区、家庭以及社会各类人员的态度,政府及相关机构的法律、法规及政策等。

六、康复治疗

脑性瘫痪的治疗要以促进患儿运动发育,纠正并预防异常姿势,减轻其残损程度,最大可能地改善运动功能,提高其适应环境、参与社会的能力为目的。尽可能地早期发现,早期康复治疗。目前 CP 的康复治疗手段较多,现代的康复方法主要包括运动疗法、作业疗法、理疗、认知及语言训练等。指导家长进行家庭康复,进行必要的社会康复和职业康复。坚持长期康复。本指南为中西医结合康复指南,重点介绍中医及中西医结合康复治疗项目。

(一)运动疗法

1. Bobath 技术 11 项纳入 525 例小儿脑瘫的临床研究证实:Bobath 治疗技术通过对关键点的控制,可以起到抑制异常姿势和运动模式,促通正确的运动感觉和运动模式的目的。治疗者可根据患儿的情况采用不同的抑制及促通手段,纠正患儿的异常姿势,促通正确的运动模式,激发患儿的潜在能力,使其在无意识的动作中体验作为正常活动基础的运动模式重复的训练中使粗大运动功能朝正常方向发育。

2. Vojta 治疗技术 Vojta 治疗技术的基本原理就是让患儿取一定的出发姿势,通过对身体特定部位(诱发带)的压迫刺激,诱导患儿产生全身性、协调化的反射性翻身和腹爬移动运动,促进与改善患儿的运动功能。6 项纳入 231 例小儿脑瘫的临床研究证实:Vojta 疗法对各年龄组脑瘫患儿均有效,尤其对 1 岁以内的轻度脑瘫且尚未实现翻身和俯爬功能的患儿更有效。

3. Rood 治疗技术 人体各种基本运动模式是在原始反射的基础上形成的。生长发育过程中,人体不断接受外界的刺激,原始反射被不断修正,通过大脑皮质获得高级控制,产生对运动的记忆。3 项纳入 145 例小儿脑瘫的临床研究证实:Rood 疗法强调有控制的感觉刺激,按照个体的发育顺序,通过应用某些动作的作用引出有目的的反应。

(二)作业疗法

大量的临床研究证实:手功能训练对改善脑瘫儿童精细运动功能障碍有明显效果,大部分患儿肌张力有所改善,抓握、手眼协调能力有所提高,对脑瘫儿童精细运动功能障碍有明显效果。作业疗法可以促进认知功能,可提高患儿注意力、记忆力、计算能力等认知能力;能改善脑瘫患儿的日常生活自理能力,提高其生活质量。

(三)言语治疗

1. 构音障碍训练 一项纳入 9 个临床试验共 786 例患者的研究表明脑瘫患儿进行构音训练后,口、舌、唇、下颌的运动和控制能力得到提高,解决流涎问题,同时吞咽和咀嚼能力得到改善,对声响声调及速率节律异常、肌肉紧张度有明显改善。言语清晰度和发音能力提高,错误的构音被纠正或减少,最长发音持续时间延长,语流长度增加,流畅度改善通过控制呼吸、发音、说话速度,可提高脑瘫青少年伴随构音障碍的语言可懂度。脑瘫患儿进行口面肌肉功能治疗可使患儿舌、唇、下颌功能以及言语可理解性均明显改善。

2. 语言发育迟缓治疗 一项纳入 2 个随机对照 136 例脑瘫患儿的系统评价显示,脑瘫患儿通过语言训练可以同时促进智力和粗大运动功能的提高,增加患儿表达欲望。语言发育迟缓治疗以改善交流态度和沟通技巧,提高主动交流意识,促进发音,开发智力为主。

（四）推拿康复疗法

一项纳入 4 个随机对照 316 例脑瘫患儿的系统评价显示,推拿疗法可以改善脑瘫患儿关节活动度,降低肌张力,提高肌力,改善异常姿势,同时还可改善消化、提高患儿免疫力等作用。推拿可以促进血液循环,改善神经功能及局部组织与关节的营养状态,起到疏通经络,缓解痉挛,调和气血,平和阴阳,增强机体免疫力的作用。而且推拿具有操作性强、价格低廉、安全环保、无毒副作用等优点,尤其适合痉挛型小儿脑瘫的长期治疗。

通过对推拿治疗脑性瘫痪的文献研究发现,小儿脑瘫常用手法大致分为循经推按、穴位点压、特定部位按摩及姿势矫正等几种方法。循经推按是根据经络"内属脏腑,外络于肢节"的特点,通过这种方法,可调动全身经络,加速血液循环,从而改善皮肤及肌肉的营养,防止肌肉萎缩,达到强筋健骨的作用。穴位点压是通过对皮肤、肌肉关节、神经等部位的穴位进行点压,缓解肌肉痉挛,促进局部血液循环,调节神经功能,从而达到"通则不痛"的效果,提高患儿的生长发育过程中的功能状况。特定部位按摩的作用,是建立在对患儿运动障碍及其部位准确评价的基础上,其结合现代解剖学与运动学原理,在准确了解患儿发生运动障碍的原因,肌张力特点等情况,选择的按摩手法。按摩采用以柔克刚,以刚制柔原则,对患儿异常部位肌肉采用揉、按、滚、拍等手法,对肌张力高的肌群,用柔缓手法,可缓解痉挛,降低肌张力;对其相对应的拮抗肌,用重着手法,可提高肌力,缓解并对抗痉挛;对肌力低下的肌群,用重着手法,可以提高肌力。姿势矫正是采用扳法、摇法、拔伸法等手法,对患儿的异常的姿势进行矫正,促进脑瘫患儿肢体、关节活动,抑制异常的姿势。推拿手法的选用可遵循以柔克刚,以刚制柔,抑强扶弱的原则,手法要求持久、有力、均匀、柔和、深透、平稳。推拿按摩一般每日治疗 1~2 次,每次 15~45min。时间长短根据年龄、体质情况而定。每周治疗 6 天,3 个月为 1 疗程。

（五）针灸康复疗法

1. 头针　具有疏通经络、运行气血、调节阴阳的作用,能增加脑部的血流量,改善脑部的血液循环,促进脑细胞的代谢,使患儿肢体肌力和关节功能得以改善或恢复。同时还可提高脑瘫患儿的智力,促进患儿语言、听力发育。一项纳入 22 个临床试验共 1 817 例患者的 Meta 分析表明,针刺结合康复训练优于单纯康复训练;针刺配合康复训练优于康复训练配合假针刺;针刺治疗脑瘫疗效优于假针刺;在改善粗大运动功能方面试验组优于对照组;在语言障碍方面,针刺配合语言训练疗效优于单纯用语言训练;在改善脑瘫患儿的智力方面,针刺配合康复训练疗效优于单纯康复训练。初步认为针刺治疗小儿脑瘫具有较好的疗效和安全性。

对于不同的伴随症状选择不同的配穴:智力低下者加智三针、四神针;语言障碍加语言Ⅰ、Ⅱ、Ⅲ区、颞前线;听力障碍者加晕听区、耳前三穴、颞后线;视觉障碍者加视区、眼周穴位;精神行为障碍者加情感控制区;平衡协调功能差者加平衡区或脑三针;精细动作差者加手指加强区;伴癫痫者加额中线、制癫区;肌张力不全、舞蹈样动作、震颤明显者加舞蹈震颤控制区;表情淡漠、注意力不集中者加额五针、定神针。

2. 体针　8 项纳入 757 例小儿脑瘫的研究表明:用毫针刺激躯干以及四肢的穴位,通过针感的传导以达到疏通经络、运行气血、改善肢体功能的目的。临床根据辨证分型选取主穴,如肝肾亏损证选取肝俞、肾俞、足三里、三阴交、悬钟为主穴;心脾两虚证选取心俞、脾俞、神门、血海、通里、梁丘为主穴;痰瘀阻滞证选取膈俞、脾俞、血海、丰隆、足三里为主穴；脾虚肝亢证选取足三里、脾俞、胃俞、肝俞、太冲为主穴；脾肾虚弱证选取足三里、三阴交、脾俞、肾俞、气海为主穴。然后根据患儿不同伴随症状选择不同的配穴，上肢瘫者加曲池、手三里、外关、合谷、后溪；下肢瘫者加环跳、阳陵泉、委中、太冲；易惊、夜卧不安者加神庭、印堂、内关、神门；咀嚼无力、口角流涎者加颊车、地仓；食欲不振者加中脘、足三里；吞咽困难者加廉泉、天突；言语不利者加劳宫、通里、廉泉；握拳不展，腕指屈曲者加阳谷、阳溪、阳池、八邪；尖足者加解溪、申脉、照海；关节僵硬拘急者加尺泽、委中。腰软无力者加腰部夹脊穴；肢体萎软、肌肉松弛者加曲池、外关、合谷、伏兔、足三里；囟门迟闭加肾俞、悬钟。

3 项纳入 343 例小儿脑瘫的临床研究表明：电针可使抑制状态的神经组织恢复正常，可调节脊髓神经功能，改善局部组织血液循环和营养状况，促进脑脊液流动，促进损伤后的鞘神经再生和修复。通电时发生的尖端放电现象，可使局部神经细胞膜电位增高，可通过组织屏障建立新的传导通路。因此，电针能改善循环状况，恢复细胞脑功能。小儿针刺不可过深。针刺时多取仰卧位，对难以合作的患儿不留针，能合作者可留针 15~30min，对脑瘫患儿伴随症状进行对症针刺，每日 1 次，每周治疗 6 次，针刺配合康复训练效果比单纯治疗更明显。

3. 音乐疗法　3 项纳入 185 例脑瘫患儿的临床研究显示：中医五行音乐疗法能缓解脑瘫患儿针刺过程中出现的疼痛和焦虑情绪，能有效提高脑瘫患儿在艾灸治疗的依从性和配合程度。音乐疗法对脑瘫患儿的身心护理，有稳定患儿情绪、增加安全感、稳定肢体活动等作用。其中对认知、言语、运动功能和社会适应性方面尤为突出。音乐治疗对脑瘫儿童的肢体运动协调能力、提高认知能力、改善情绪交往有一定的改善作用。痉挛型脑瘫选择具有安神宁心、放松的音乐，如《渔歌》《步步高》《小夜曲》《摇篮曲》、佛经音乐等；不随意运动型脑瘫选择中医五行音乐、轻松舒缓的音乐如《高山流水》《阳春白雪》《春江花月夜》《月儿高》《月光奏鸣曲》等。

4. 灸法　5 项 432 例随机对照临床研究显示：艾灸可有效改善患儿运动功能、营养状况、胃肠道功能、免疫功能及睡眠状况；也可以通过温热穴位作用于肌肉、肌腱、韧带，使局部血管扩张，加速血液循环，从而有效缓解肢体的痉挛。施灸方法选用温和灸、回旋灸及雀啄灸，主穴以督脉穴为主，大椎、身柱、腰阳关等配合手足阳明经穴以疏通阳脉，促进气血运行。肾气亏虚灸肾俞、关元、命门、气海、风池；脾气不足灸脾俞、足三里、三阴交、血海、中脘、脾俞、肾俞；纳差者加灸公孙；肝血不足灸肝俞、肾俞、血海、气海、膈俞。

（六）中药熏洗

一项纳入 12 个随机对照研究 1 129 例患者的系统评价结果表明：中药熏蒸结合基础治疗在降低痉挛型脑瘫儿童肌张力方面的效果优于单纯基础治疗，中药熏蒸能有效降低痉挛型脑瘫儿童的肌张力。中药熏洗疗法治疗小儿脑瘫痛苦少，耐受性好，疗效明显，容易为患儿和家属接受；熏洗时采用的中药熏蒸法、中药浴式水疗和中药熏洗 3 种操作方法。中药熏洗多采用活血化瘀、通经活络的药物，常用药有：当归、牛膝、伸筋草、透骨草、木瓜、红花、黄芪、川芎、白芍、杜仲、防风、鸡血藤、赤芍等；主要针对 3 岁以下痉挛型脑瘫患儿，且大部分采用每日 1 次，每次 30min，30d 为 1 个疗程的治疗方式；温度在 36~42℃。

（七）中药治疗

临床上一般是在中西医综合康复治疗基础上配合中药治疗。在综合康复治疗基础上，配合辨证使用中药，可以改善脑瘫患儿的体质，增强免疫功能，减少反复感染，改善消化吸收能力,提高智力水平和言语能力。关于小儿脑瘫的中药治疗,常用的辨证用药如下:肝肾亏损证,六味地黄丸加味;心脾两虚证,归脾汤加减;痰瘀阻滞证,通窍活血汤合二陈汤加减;脾虚肝亢证,异功散加味;脾肾虚弱证,补天大造丸加减。

(八) 中西医结合综合疗法

1. 针刺结合康复训练　一项纳入 8 个随机对照试验 796 个受试者的系统评价表明,针灸结合康复训练可以改善脑瘫患儿独立生活能力、肌肉痉挛程度、粗大运动功能及综合功能等,且观察组均明显优于对照组,即针刺治疗脑瘫有确切疗效,结合康复治疗则效果更佳。

2. 中药配合蜡疗　石蜡具有温热作用,石蜡的温热作用可以减轻疼痛,缓解痉挛,加强血液循环,改善组织营养,促进炎症消散吸收,加速组织修复,降低结缔组织张力,增加其弹性的作用。5 项纳入 378 例痉挛型脑瘫患儿的临床研究显示:通过中药和石蜡的温热作用、机械作用和药物作用,可刺激肌张力高部位的皮肤、经络和穴位,促进气血运行,有利于药物的吸收,加强全身血液循环,从而起到疏通经络、透达腠理、降低痉挛型脑瘫患儿肌张力的作用。常用中药有当归、白芍、桑寄生、巴戟天、杜仲、地龙、桑枝、秦艽等。

七、康复护理

(一) 日常正确姿势护理

正确的卧床和抱姿方式有助于纠正和防止患儿的原始姿势反射和异常肌张力。所以除了治疗以外,在日常生活中,也要注意矫正患儿的姿势。如良好的侧卧位可以减轻痉挛症状、抑制 ATNR 等原始反射,有利于伸展肘关节和促进上肢运动的发展。将痉挛型脑瘫患儿两腿分开放在抱者两侧髋部,可以达到牵张下肢内收肌痉挛的目的。

(二) 安全护理

脑瘫患儿因发育迟缓,各种动作的发育均迟于同期的健康小儿,行动不便。癫痫的发作也使脑瘫患儿更易出现危险。所以要多观察患儿,根据患儿的运动能力,及早对周围环境进行改造,尽量减少其周围的危险因素。平时应有专人守护。注意安全,以免造成意外伤害。

(三) 日常生活能力训练

脑瘫患儿往往存在多方面能力缺陷,需对其进行日常生活护理及训练。应指导父母和家庭其他成员正确护理患儿。更衣时应注意患儿的体位、通常坐着脱衣较为方便。为患儿选择穿脱方便的衣服,更衣时一般病重侧肢体先穿、后脱。要注意培养患儿独立更衣能力。根据患儿年龄进行卫生梳洗训练,养成定时大小便习惯。随年龄增长教会患儿在排便前能向大人预示,学会使用手纸、穿脱裤子的动作等。另外,应及时观察环境,改造病区环境,建立无障碍通道,在病房、走廊、卫生间安放扶手等。

(四) 饮食调护

需供给高热量、高蛋白及富有维生素、易消化的食物。对独立进食困难儿应进行饮食训练,在喂食时,切勿在患儿牙齿紧咬情况下将匙硬行抽出,以防损伤牙齿。给其喂食当中,应保持半卧位,速度要缓慢,取软质、温度适宜、有营养的食物小口喂入。无力自行吞咽者,应采取鼻饲喂养,速度宜慢。

(五) 基础护理

病情严重和不能保持坐位的脑瘫患儿往往长时间卧床,护理人员常帮助患儿翻身,白天尽量减少卧床时间,保证患儿有足够的活动量,防止压疮发生。补充适量的粗纤维食物,防止便秘。及时清理大小便,保证皮肤清洁,无臀红发生。

(六)心理护理

仅存在肢体障碍而智力正常的孩子,往往存在严重的心理问题,造成以后人格异常,不利于生长发育。因为病情或不当的教育方法,大多数患儿存在着自卑、自闭、狂躁等心理问题,所以给其良好的心理护理,也是十分重要的。家长因为患儿的疾病而产生的自卑心理或负罪感,都是加重患儿心理问题的主要原因。护理人员加强与患儿沟通,细心观察孩子,及时发现孩子的心理问题。加强患儿与外界的沟通,尤其是亲子交往和同伴交往,可以通过"玩具游戏"让孩子表露情感。

八、预防及预后

(一)预防

基于中医治未病理论,可制订脑性瘫痪的三级预防策略。一级预防是脑瘫预防的重点,主要目的是防止脑瘫的产生,即研究和采取正确的措施,预防能够导致脑瘫的各种原因。提倡通过科学的孕期保健、均衡饮食、定期产检、科学分娩、新生儿监护以及科普知识的普及等工作,提高脑瘫一级预防能力和水平。

二级预防是对已经造成脑损害的儿童,采取各种措施早期发现异常,早期干预,防止发生失能或最大限度地降低失能等级。应采取综合康复治疗措施,在强调全人发展、医教结合、家庭成员积极参与的方式下,实施促进身心全面发展的康复治疗。

三级预防是已经发生失能的脑瘫,应通过各种措施,预防参与的障碍。尽可能保存现有的功能,通过各种康复治疗方法和途径,积极预防畸形、挛缩的发生。以 ICF-CY 的理念指导三级预防,强调最大限度地发掘脑瘫儿童的潜力,通过各种康复治疗、康复管理和护理,以及环境改造的不同措施,实现三级预防的最佳效果。

(二)预后

儿脑瘫虽然是一种非进行性脑损伤综合征,但其功能障碍的程度会随着年龄的增加、个体以及环境条件的变化而发生变化。小儿脑瘫预后的相关因素包括:①与脑损伤的程度及是否存在并发损害或继发损害有关;②与是否早期发现异常早期干预有关;③与是否采用正确的康复治疗策略,实施包括医教结合在内的综合康复有关;④与是否实施正确的康复护理、管理及康复预防措施有关;⑤与包括社会因素、辅助技术、环境改造等各类环境因素有关。

(马丙祥 张建奎 李华伟 邰先桃)

参 考 文 献

[1] 李晓捷,唐久来,马丙祥,等.脑性瘫痪的定义、诊断标准及临床分型.中华实用儿科临床杂志,2014, 29(19):1520.

[2] 中国康复医学会儿童康复专业委员会.中国脑性瘫痪康复指南(2015):第一部分.中国康复医学杂志, 2015,30(7):747-754.

[3] 李晓捷,邱洪斌,姜志梅,等.中国十二省市小儿脑性瘫痪流行病学特征.中华实用儿科临床杂志, 2018,33(5):378-383.

［4］Maclennan AH，Thompson SC，Gecz J.Cerebral palsy：causes，pathways，and the role of genetic variants.Am J Obstet Gynecol，2015，213（6）：779-788.

［5］中国康复医学会儿童康复专业委员会.中国脑性瘫痪康复指南（2015）：第十部分.中国康复医学杂志，2016，31（4）：494-498.

［6］马丙祥，冯刚.疏通矫正手法治疗小儿痉挛型脑瘫的临床研究.中国康复医学杂志，2007，22（4）：354-356.

［7］马丙祥，冯刚.推拿按摩疗法在小儿脑瘫康复中的临床应用与实验研究.中国康复医学杂志，2004，19（12）：947-949.

［8］中国康复医学会儿童康复专业委员会.中国脑性瘫痪康复指南（2015）：第四部分.中国康复医学杂志，2015，30（10）：1082-1090.

［9］Geerdink Y，Lindeboom R，De WS，et al.Assessment of upper limb capacity in children with unilateral cerebral palsy：construct validity of a Rasch-reduced Modified House Classification.Developmental Medicine & Child Neurology，2014，56（6）：580-583，584-586.

［10］Kwon TG，Yi SH，Kim TW，et al.Relationship between gross motor function and daily functional skill in children with cerebralpalsy.Annals of Rehabilitation Medicine，2013，37（1）：41-49.

［11］Blumetti FC，Wu JC，Bau KV，et al.Orthopedic surgery and mobility goals for children with cerebral palsy GMFCS level Ⅳ：what are we setting out to achieve.Child Orthop，2012，6（6）：485-490.

［12］马丙祥，张建奎，李华伟."抑强扶弱"推拿法治疗痉挛型脑瘫尖足的临床对比观察.中国康复医学杂志，2011，26（4）：374-376.

［13］袁青，刘龙琳，沈秀进.论"靳三针"学术内涵.中国针灸，2014，34（7）：702.

［14］马丙祥，雷爽，张建奎，等.脑性瘫痪中医辨证分型调查结果分析.中华中医药杂志，2013，28（12）：3545-3547.

［15］马丙祥，张建奎，李华伟.中医药治疗方法在小儿脑瘫康复中的应用.中医研究，2010，23（4）：8-10.

［16］王雪峰，沈红岩，鲁英，等.中药熏洗对痉挛型脑瘫患儿肌张力及踝关节活动度影响的临床研究.中华中医药学刊，2008，26（10）：2109-2110.

［17］张琼，姚树桥.学龄期儿童适应技能评定量表的信度和效度研究.中国临床心理学杂志，2003，11（1）：28-30.

［18］陈佳英，魏梅，何琳，等.上海市 Denver Ⅱ发育筛查量表适应性研究.中国儿童保健杂志，2008，16（4）：393-394.

［19］史惟，王素娟，杨红，等.中文版脑瘫患儿粗大运动功能分级系统的信度和效度研究.中国循证儿科杂志，2006（2）：122-129.

［20］史惟，李惠.中文版脑瘫患儿手功能分级系统的信度和效度研究.中国循证儿科杂志，2009（3）：263-269.

［21］Brazelton TB，Nugent JK.Neonatal behavioral assessment scale.4th ed.London：Mac Keith Press，2011：1-79.

［22］Burger M，Louw QA.The predictive validity of general movements--a systematic review.Eur J Paediatr Neurol，2009，13（5）：408-420.

［23］杨红，史惟，邵肖梅，等.全身运动质量评估对高危新生儿神经学发育结局的预测效度和信度研究.中国循证儿科杂志，2007，2（3）：172-180.

［24］侯方华，杨红，王艺，等.单次不安运动质量评估对高危儿运动发育的预测价值.中国儿童保健杂志，2010，11（18）：846-848.

［25］尤伟,尤梦晶,尹明霞.基于牛津大学证据分级系统的中医推拿治疗脑瘫患儿临床疗效的 Meta 分析.云南中医中药杂志,2017,38(5):30-33.

［26］陈滢如,朱江.我国近 10 年针刺治疗小儿脑瘫临床应用概况.中华中医药杂志(原中国医药学报),2010,25(6):896.

第二节　自　闭　症

一、定义与术语

（一）定义

自闭症,又称孤独症谱系障碍(autistic spectrum disorders,ASD),是一类发育性疾病群,与遗传因素相关性高。ASD 起病于婴幼儿时期,涉及语言、认知、情感、行为等多方面的发育障碍。患者主要表现为社交沟通障碍,即不善于与人沟通,难以建立正常的社交关系,语言发育迟缓,肢体语言单调;此外,还表现出异常行为,如反复玩手、喜欢开关灯等刻板行为,或过分沉迷于不寻常的兴趣,或存在自言自语、说广告语言、鹦鹉学舌等异常语言行为。本指南参考国家中医药管理局《24 个专业 104 个病种中医诊疗方案(试行)》,结合 2010 年国家卫生部办公厅印发的《儿童孤独症诊疗康复指南》,中医重点专科孤独症协作组制定的"孤独症中医诊疗方案""孤独症中医临床路径"编写,旨在充分利用我国中西医结合的方法促进孤独症谱系障碍患者的尽快康复,减轻家庭和社会的负担。

（二）中医术语表达

1. 社会交往障碍　可用"视无情""目无情""眼不视人""目光回避""不愿交际""孤僻独行""自我封闭""表情淡漠,精神抑郁""急躁易怒,情绪不宁"等术语来描述。

2. 语言及言语发育障碍　可用"语迟""无语""少语""独语""言语重复""发声怪异""吐字不清""喃喃自语""言语难以理解"等术语来描述。

3. 特殊行为表现　可用"五迟""呆病""痴症""无慧""童昏""姿势奇特""动作刻板重复"等术语来描述。

二、流行病学

孤独症谱系障碍的发病率呈上升趋势,原因尚不明确,可能是定义范围的扩大、诊断标准的改变、诊断与筛查工具的改进,也可能是研究方法的改变及医学界和公众对孤独症关注与认识的提高,或者是发病率的绝对提高。国内目前没有关于 ASD 统一标准的调查体系,故调查中研究者采用的孤独症诊断标准、调查人群的年龄,调查方法、样本的选择与数量等不一致,一定程度上影响了调查结果的准确性和普遍性,使 ASD 患病率的报道结果存在差异。全国 ASD 患病率在 0.28‰~2.5‰,其中男童为 3.37‰,女童为 1.62‰,男童总患病率为女童的 2.08 倍;城市儿童为 3.35‰,郊区、农村儿童为 0.84‰。20 世纪 80~90 年代,欧美、日本的 ASD 患病率基本在 1.0‰以下。21 世纪以来,欧美各国报道的孤独症患病率均高于 2.0‰。我国儿童 ASD 的总患病率已与发达国家水平相接近。随着年龄增长,患儿症状会有所改善,但大部分患儿存在社会适应不良,给家庭、社会带来沉重经济和精神负担。

三、病因病机

ASD 的病因主要责之于先天不足，肾精亏虚，或后天失养，心脾两虚，脑失所养，不能安神定志，或肝肾不足，不能推动血行，致痰湿蒙蔽心窍，心神不宁。《左传·成公十八年》："周天子有兄而无慧，不能辨菽麦，不知分象犬"。《国语·晋书》："童昏不可使谋"。《诸病源候论·小儿杂病诸侯》："数岁不能行侯，四五岁不能语侯"。《阎氏小儿方论》："心气不足，五六岁不能言"等。故 ASD 病位在脑，与心、肾、肝、脾有关。病性属本虚标实之证。患儿先天不足，肾精亏虚，不能藏精生髓，脑居颅内，脑为髓海，患儿先天肾精不足，导致肾精亏虚不能化髓充脑，神失所养，元神不得滋养而发为精神活动异常。后天失养，心脾两虚，脾失健运，不能运化水湿，使痰湿蒙蔽心窍，脑失所养，表现出精神抑郁，表情淡漠，闷闷不乐，少语、错语、无语、发音不清等症状。肝肾亏虚，虚火上炎，肝失疏泄，表现出病情随情绪变化而波动；病程日久，情志不遂，肝郁化火，则性情急躁易怒。长期的肝气郁结，升发不利，会造成儿童生长发育迟缓，内心及行为上的内向、孤独，导致自我封闭的状态。

四、诊断

（一）西医诊断

可根据患者语言、认知、情感、行为等多方面的症状、体征。参考中国精神障碍分类及诊断标准（CCMD-3）和卫生部办公厅 2010 年印发的《儿童孤独症诊疗康复指南》中的诊断标准进行西医诊断。

（二）中医诊断

可参考国家中医药管理局《24 个专业 104 个病种中医诊疗方案（试行）》，结合专家共识，将 ASD 分为心肝火旺证、痰蒙心窍证、肾精亏虚证、心脾两虚证等证型。

五、康复评定

（一）身体功能与结构评定

身体功能与结构评定包括：通过全身体格检查评定躯体发育情况，如头围、面部特征、身高、体重、有无先天畸形、视听觉有无障碍、神经系统有否阳性体征等；通过病史询问、行为观察评定语言能力、社交沟通行为、刻板行为、感知觉异常、自伤、共患病及其他问题行为等；通过电生理检查（如脑电图、诱发电位）、影像学检查（如头颅 CT 或磁共振）、遗传学检查（如染色体核型分析、脆性 X 染色体检查）评定相关结构有无异常等。此外，还用专门的量表进行整体功能的评定。

1. 儿童孤独症评定量表（childhood autism rating scale，CARS）　基于 ICD-10 和 DSM-Ⅳ制定，量表包括 15 个项目，每个项目 4 级评分。总分<30 分为非孤独症，总分 30~36 分为轻至中度孤独症，总分≥36 分为重度孤独症。该量表应由经过培训的专业人员评定，量表内部一致性、评定者信度及效度均较好。为 2 岁以上患者常用的诊断工具。

2. 孤独症诊断观察量表（autism diagnostic observation schedule，ADOS）　适用于从无语言的幼儿到语言流畅、智力正常或更高智商的成人，该量表使用者需要经过培训，通过观察对儿童交流、交往、游戏、想象力进行评定，是一个标准化、半定式的评定量表，评定者信度、重测信度、内部一致性均较好，效度也较好，广泛地用于孤独症临床和科研工作。

3. 孤独症诊断访谈量表修订版（autism diagnostic interview-revised，ADI-R）　是一种以

评定者为基础、标准化、半定式、专业人员用的访谈量表,共包括6个部分(应诊患儿的家庭背景、发现异常的时间和各种里程碑的发育情况、言语和交流、社交发展和游戏、兴趣和行为、多种非特异的行为和特殊技能),其中言语和交流、社交发展和游戏、兴趣和行为3部分与ICD-10、DSM-Ⅳ中儿童孤独症诊断标准关系最为密切,反映了儿童孤独症的3大类核心症状,是评定和判断儿童有无异常的关键。该量表评定者信度、重测信度、内部一致性均较好,效度也较好,需要培训后方可使用,可用于2岁以上儿童孤独症的辅助诊断,在许多国家作为诊断的"金标准"。

(二)参与行为评定

1. 贝利婴儿发展量表(Bayley scales of infant development) 由智能量表、运动量表和社会行为记录表三部分组成。贝利量表共有244个行为项目,施测时间约需45min。智能量表(mental scale)163项,内容有知觉、记忆、学习、问题解决、发音、初步的语言交流、初步的抽象思维等活动;运动量表(motor scale)81项,测量坐、站、走、爬楼等大动作能力,以及双手和手指的操作技能;社会行为记录表(infant behavior record)是一种等级评定量表,用来评价儿童个性发展的各个方面,如情绪、社会行为、注意广度及目标定向等。适用于出生后到30个月的婴幼儿。

2. 儿童孤独症行为量表(autism behavior checklist) 包括5个能区57个项目,每个项目4级评分,总分≥31分提示存在可疑孤独症样症状,总分≥67分提示存在孤独症样症状,适用于8个月~28岁的人群。当界限分定于67分时,灵敏度为0.38~0.58,特异度为0.76~0.97,适用于18月龄以上儿童孤独症的筛查。

3. 克氏孤独症行为量表(Clancy autism behavior scale,CABS) 共14个项目,每个项目采用2级或3级评分。2级评分总分≥7分或3级评分总分≥14分,提示存在可疑孤独症问题。该量表针对2~15岁的人群,适用于儿保门诊、幼儿园、学校等对儿童进行快速筛查。

4. 婴幼儿孤独症量表(checklist for autism in toddlers,CHAT) 包括9个询问父母、由父母回答的项目和5个专业人员观察评定的项目,灵敏度为0.18~0.85,特异度为0.98~1.00,适用于18月龄婴幼儿孤独症的筛查。

5. 改良婴幼儿孤独症量表(modified checklist for autism in toddlers,M-CHAT) 该量表为CHAT父母问卷部分的扩充版,共包括30个项目,由父母根据儿童的情况予以填写,灵敏度为0.95~0.97,特异度为0.95~0.99,可用于24月龄婴幼儿孤独症的筛查。

6. 两岁儿童孤独症筛查量表(screening tool for autism in two-year-olds,STAT) 包括12个项目,反映儿童游戏、交流和模仿技能,需要经过培训的人员对儿童进行评定,灵敏度为0.92,特异度为0.85,适用于2~3岁儿童孤独症的筛查。

7. 社会交往问卷(social communication questionnaire,SCQ) 项目来自孤独症诊断访谈量表修订版(autism diagnostic interview-revised,ADI-R),共40个项目,评价儿童的社会交互作用、语言和交流、重复和刻板行为,由父母根据儿童情况填写,界限分为15分,灵敏度为0.85~0.96,特异度为0.67~0.80,适用于4岁以上儿童孤独症的筛查。

此外,可用格塞尔发育诊断量表(Gesell development diagnosis schedules,GDDS)测试行为发育。

(三)环境评定

家庭环境、社区环境及患儿生长发育所处的人文环境对患儿的康复具有非常重要的作用。可通过问诊、调查问卷及访察等方式进行评定。家庭环境评定主要包括住宅外部结构和内部结构,如入口、楼梯、地面、家用电器的安全性、浴室安全性、电源插座的位置及安全性、电话及紧急出口等。社区环境评定主要包括人行道、台阶、走廊、洗手间、公用电话使用等。人文环境评定主要包括患儿父母的受教育程度、家庭成员及患儿接受健康教育情况、父母与孩子的交往情况及家庭与幼儿园、学校、社区、康复机构的社会交往情况等。

六、康复治疗

自闭症儿童的现代康复方法包括社会技能干预和儿童语言训练方法。中医康复方法包括针灸疗法、推拿疗法等。

(一)针灸康复疗法

ASD 的核心病机为本虚标实,脾肾亏虚为本,痰蒙心窍或心肝火旺为标,针灸康复治则为健脾补肾,养心安神,或豁痰宁心,醒脑开窍。针灸取穴与操作手法应围绕病机,灵活选择。

1. 头针　ASD 病位在脑,采用头针治疗,取其近治作用。醒神开窍头针疗法能显著提高 ASD 患儿的智商、语言能力以及社会适应能力。头针选用智九针即额五针与四神聪,额五针定位:距离前额发际上 2cm 处,左右大脑外侧裂表面标志之间,由前向后共刺 5 针,每针刺 15~20mm,5 针之间距离相等呈扇形排列。每日 1 次,每周休息 1d,60 次为一疗程。

2. 体针　通过对针灸治疗孤独症的文献研究发现,针灸治疗 ASD 通常以百会、廉泉、风池、膻中、内关、神门、中脘、关元、天枢、阳陵泉、足三里为基本处方,旨在健脾益肾、醒神开窍。临床可根据患者情况,辨证选用不同的配穴。如心脾两虚型配心俞、脾俞,心肝火旺型配劳宫、心俞,痰迷心窍型配丰隆、内关,肾精亏虚型配太溪、肾俞。若合并运动障碍者可配秩边、委中等。针刺顺序为从上到下、从前到后快速点刺。每周 3 次,10 次为 1 个疗程。

(二)耳穴贴压疗法

耳穴贴压疗法简便易行、无创无痛,患者易于接受,且可持续治疗。以肝、肾、心、脑点为主穴,填精益髓,补肾疏肝养心;同时根据具体临床症状的不同进行分型选穴,达到标本兼治的目的。若患儿以语言障碍为主要临床表现,同时配合贴压口、舌,刺激局部语言发育;若以刻板重复的动作行为为主要临床表现,同时配合贴压内分泌、交感、神门,神门在三角窝的边缘,属于肾水系统,其可调节人体的心系统,刺激穴位以达到心肾平衡、镇静安神的目的,联合内分泌和交感可促进神经发育和大脑的发展;若以社交障碍为主要临床表现,配合贴压脑干,以脑干点镇静息风、健脑提神,达到益脑聪智的目的。将黏有王不留行籽的胶布贴于一侧相应耳穴,每天早晚用手按压 2 次,每次按压 1~2min,以穴位微有发热感为度。左右耳穴交替使用,治疗 3 天后休息 1d,再换另一侧耳穴操作。

(三)推拿疗法

推拿疗法补益脾肾,清泻心肝,有豁痰开窍、醒脑益智的作用,且可通过手与患儿肌肤的接触,起到医患沟通的作用,提升患儿对医生的依从性,达到提高疗效的目的。一项随机对照研究还指出,推拿腹部可通过"肠脑"联系,以"肠"促进"脑",改善脑神经营养状态,促进脑部突触联系,提高治疗效果。其他文献研究表明,推拿治疗 ASD 以补脾经、补肾经为主,配合搓揉手指脚趾指节,促进经脉之气的顺接。对症处理,如纳食不佳,加运板门、揉内关;咀嚼吞咽慢,加揉四横纹、揉廉泉;便秘,加清大肠、揉天枢、揉支沟穴;便溏,重补脾,加揉外劳宫、清补大肠。按揉脐周穴位,如中脘、气海、关元、天枢穴,顺摩腹部可健脾和胃、消食导滞。重点诊查和按揉合谷、手三里、梁门、天枢、伏兔、足三里穴。最后以捏脊手法结束操作。每日1次，每次30min，10次为1个疗程。

（四）西医康复治疗

1. 作业疗法 作业疗法应用于ASD，不仅易于操作，而且，能有效改善患儿的日常生活能力，帮助患儿的功能障碍恢复，对孤独症患儿的康复具有非常重要的价值。一项随机对照研究表明，应用机构康复训练联合作业疗法治疗孤独症患儿，其疗效显著高于单纯接受医疗机构康复训练的患儿。另一项随机试验表明，作业疗法配合针灸治疗ASD，与单纯针灸治疗比较，采用作业疗法的人群疗效优于对照组。

2. 言语疗法 有步骤、分阶段地对ASD患儿进行语言训练，可因势利导，触动他们说话的兴奋点，使他们逐渐从不愿说到敢说、想说、会说、争先恐后地说，从而提高口语水平，补偿他们的语言缺陷。孤独症儿童的语言康复训练主要适用于轻度和中度的孤独症儿童。一项随机试验表明，对孤独症谱系障碍（ASD）儿童实施团体语言训练联合常规康复训练的方法，结果显示，团体语言训练结合常规康复训练的患儿语言功能恢复较好。

3. 行为分析疗法（ABA） ABA采用行为主义原理，以正性强化、负性强化、区分强化、消退、分化训练、泛化训练、惩罚等技术为主，矫正孤独症患儿的各类异常行为，同时促进患儿各项能力的发展。

经典ABA的核心是行为回合训练法（DTT），其特点是具体和实用，主要步骤包括训练者发出指令、患儿反应、训练者对反应做出应答和停顿，仍在使用。现代ABA在经典ABA的基础上融合其他技术，更强调情感与人际发展，根据不同的目标采取不同的步骤和方法。

用于促进儿童孤独症患儿能力发展、帮助患儿学习新技能。

4. 健康教育课程（TEACCH） 儿童孤独症患儿虽然存在广泛的发育障碍，但在视觉方面存在一定优势。可充分利用患儿的视觉优势安排教育环境和训练程序，以增进患儿对环境、教育和训练内容的理解、服从，全面改善患儿在语言、交流、感知觉及运动等方面存在的缺陷。

如，可根据不同训练内容安排训练场地，强调视觉提示，即训练场所的特别布置，玩具及其他物品的特别摆放；建立训练程序表，注重训练的程序化；训练内容包括儿童模仿、粗细运动、知觉、认知、手眼协调、语言理解和表达、生活自理、社交以及情绪情感等。

5. 人际关系发展干预（RDI） RDI是人际关系训练的代表。因为共同注意缺陷和心理理论缺陷是儿童孤独症的核心缺陷。共同注意缺陷是指患儿自婴儿时期开始不能如正常婴儿一样形成与养育者同时注意某事物的能力。心理理论缺陷主要指患儿缺乏对他人心理的推测能力，表现为缺乏目光接触、不能形成共同注意、不能分辨别人的面部表情等。因此，患儿缺乏社会交往能力，不能和他人分享感觉和经验，无法与亲人建立感情和友谊。RDI通过人际关系训练，旨在改善患儿的共同注意能力，加深患儿对他人心理的理解，提高患儿的人际交往能力。

（五）中西医结合综合疗法

1. 中药治疗联合教育训练 ASD患者可根据证型服用相应中药，疏肝理气、补益心神、补肾填精。研究表明，中药对ASD患者有清心平肝，安神定志，活血养血，开窍醒神，聪脑益智的作用。建中汤、中成药静帅康胶囊、聪脑益智胶囊等对ASD具有一定疗效。教育训练可根据ASD患儿的心理状况和发育水平制订个性化的治疗课程，具体内容包括行为治疗（如锁链法、示范学习法、奖励与惩罚疗法、暂时隔离法、消极练习法及放松疗法等）和结构化教育(如划定不同的活动和学习空间以构成环境结构,构建视觉结构以进行简单的分类及排序,建立常规及程序时间表等)。教育训练能促使儿童与环境协调、融合。中药治疗联合行为教育的临床疗效明显优于单纯的行为教育治疗。

2. 针灸疗法联合西药治疗　研究发现,运用针灸联合利培酮治疗的有效率为 82.86%,而单纯西药治疗的有效率为 53.33%,针灸联合西药可明显提高临床疗效,稳定自闭症患者的情绪,纠正异常行为,改善易激惹和睡眠不良等异常行为。

3. 针灸疗法联合教育训练　研究表明针灸联合行为疗法可以改善自闭症患者临床症状,提升其社会适应能力。大量临床研究表明,针灸联合应用行为训练比单纯应用针灸疗法和单纯应用行为训练疗效更加显著。

此外,还有研究表明,针灸联合音乐疗法,推拿联合音乐疗法等方法也能改善 ASD 患儿的临床症状,提高智力和语言能力。

七、康复护理

(一)基础综合能力护理干预

对患儿进行基础综合能力护理干预,主要从亲子间沟通的护理、听觉与视觉护理、日常生活能力的护理、异常行为的护理、社会交往能力的护理、安全问题的护理 6 个方面进行。

1. 亲子间沟通的护理　通过让患儿父母与患儿在一起活动,在这个过程中,应引导患儿多与其父母进行眼神交流及身体的接触,强调父母在整个活动过程中的陪伴作用,从而训练患儿对情感的表达与接受。

2. 听觉与视觉护理　通过各种声音刺激与图像刺激来帮助患儿发展对外界刺激的注意能力及反应能力,让患儿识别不同的图像以及颜色,利用音乐或者儿歌吸引患儿注意力,使患儿主动参与活动中。

3. 日常生活能力的护理　医护人员根据患儿的智力及现有的生活技能状况,制订具体明确的训练计划,按计划教会患儿自己如厕、吃饭、洗手等日常自理活动,训练时强调将复杂的动作分解成简单的多个步骤,分步骤教导患儿,从而培养患儿独立的日常生活能力。

4. 异常行为的护理　当患儿出现不合常理的举动时。例如:发脾气、尖叫、刻板动作,应用正负性强化法及精神鼓励结合物质鼓励,耐心引导患儿纠正错误的行为,培养良好的行为习惯。

5. 社会交往能力的护理　训练患儿社交基本礼仪,让患儿与同龄儿童多接触,创造合适的语言环境,从而提升患儿的社交能力。在社会交往能力的护理中,语言训练尤为重要,应不断与患儿进行沟通,引导患儿与他人交流,从而达到提高患儿语言沟通能力的目的。

6. 安全问题的护理　当患儿尚无危险的概念时,医护人员及家长需要进行看护,避免患儿跌倒丢失,当患儿存在撞头、咬手等自伤行为时,要及时制止。

(二)饮食起居调护

"食饮有节,起居有常",是中医养生学的重要指导思想,人外应天地,与日月四时相应,因此起居上也应该寤寐应昼夜,这样可以使机体免受四时八风之邪。

1. 饮食有节　首先,减少谷蛋白和酪蛋白饮食。ASD 患儿可能由于感染、有毒化学物或某种食物引起胃肠道炎症或过敏,产生病理改变,不能将谷蛋白或酪蛋白彻底分解,形成过多短肽片段,这些短肽片段具有阿片活性。过量短肽片段通过消化道进入血液,穿过血-脑脊液屏障进入大脑时,会影响人的中枢神经系统的功能,同时也可能伴有谷蛋白或酪蛋白引起的自身免疫反应,对大脑直接造成损伤,导致大脑功能失调。故应减少谷蛋白和酪蛋白摄入。其次,增加维生素 B$_6$ 和维生素 C 摄入。有研究表明,维生素 B$_6$ 可能通过纠正自闭症患者体内多巴胺的代谢异常发挥治疗作用,大量摄入维生素 C 的疗法对患自闭症的孩子进行了治疗,结果表明他们在语言和行动等方面都有较大的改善,获得了一定疗效。因此各类坚果如花生、核桃、松子、榛子,蔬菜中芹菜、黄花菜,苹果等富有维生素的水果,可多食用。

2. 起居有常 ASD 患儿普遍存在睡眠不好,主要表现难以入睡、易醒、睡眠时间过多、生物钟紊乱等,睡眠不好可使患儿认知功能、行为能力进一步加重并且引起胃肠问题,因此要保证 ASD 患儿起居规律。可以在保证患者睡眠环境良好舒适的基础上,慎饮浓茶、咖啡等,保持心情愉悦,必要时可以用音乐助眠。

（三）情志调护

首先,要注意患儿所处环境的质量,避免引起患儿的恐慌和畏惧,以和蔼可亲的态度跟患儿交流和沟通,明确患儿的所需,跟患儿成为好朋友。让患儿感到温暖,愿意密切配合护理人员的工作。其次,要让患儿及其家属明确 ASD 的起因和特性,明确心理护理的重要性和必要性,通过健康教育,让患儿及其家属认识到,ASD 的治疗是一个慢性的心理治疗过程,树立战胜疾病的耐心和信心。此外,情绪的波动会影响患儿的治疗状况,当患儿出现情绪低落或者自卑和焦虑的情况时,护理人员应加强与患儿的沟通和交流,避免患儿因情绪低落而降低对疾病的耐受力。护理人员可应用"五行五志,相生相克"理论向患儿解释 ASD 的成功案例,让患儿保持自信、乐观和积极向上的态度,增强战胜病魔的信心。

（四）健康教育

普及 ASD 的早期症状、预防及治疗知识。提倡优生优育,早期识别该疾病,同时强调患者及家属正视该疾病,通过宣教或者培训的方式跟家长,尤其是患儿的母亲进行交流,加强对精神疾病的认识,明确患儿发病机制、护理和治疗的手段等,摆正自己的心态来面对该病症。增强患儿自信心的同时还要教患儿学会如何来面对日常生活中的压力,怎样解决和处理遇到的困难,加强对患儿的放松训练,降低外界的环境和其他因素对患儿的刺激性。

八、预防及预后

我国对自闭症的研究起步较晚,但在干预研究中也取得了一些成就。我国自闭症儿童尽管接受了一定的治疗,但在语言和社会能力方面并没有表现出太令人满意的结果。在感觉、认知和意识方面,相对来说,康复得较好,处在中等阶段,而健康、体力行为方面表现更佳。但是,鉴于儿童自闭症的主要症状就是语言和社会认知交往的障碍,所以,尽管后两项得分较好,却并不能说明我国儿童自闭症的康复情况良好,在儿童自闭症的治疗和训练上,还要进一步综合提炼改进方法,提高治疗和训练的效率。

基于中医治未病理论,可制订 ASD 的三级预防策略。一级预防为未病先防,经遗传流行病调查说明,ASD 患儿家族中自闭症患者和语言障碍者较正常人群明显增多,ASD 的发病存在遗传学基础;在拷贝数变异和候选基因分析中发现,ASD 患儿的多种临床表现和与之相关的染色体片段变异有关;因此,提倡优生优育尤为重要,有家族史的家庭,孕妇应尽早进行相关筛查。其次,对患儿的营养素摄入状况的调查表明,不同年龄自闭症儿童的维生素、矿物质摄入量普遍不足。而过量食用富含磷、硫、氯等成分的食物会呈现酸性体质,破坏体内酸碱平衡,引起体内各种代谢功能失调,影响重要器官的正常发育和功能发挥,这可能导致自闭症的发生与发展,故合理饮食也应重视。最后,设计制订符合中国儿童实际情况的 ASD 相关筛查量表,规范早期儿童 ASD 筛查亦尤为重要,因为这与自闭症儿童开始接受治疗和训练的年龄有很大关系,在儿童自闭症的康复中,开始治疗的年龄是一个非常关键的因素,它很大程度上决定着治疗的效果。绝大部分自闭症儿童是在 3 岁以后才接受治疗,还有一部分是在 6 岁以后才开始接受治疗。二、三级预防为既病防变,二级预防是对已病个体采取积极措施,防止 ASD 继续发展。三级预防是积极治疗原发病,预防并发症与失能的发生。ASD 起病隐匿,需要早期发现、早期诊断、尽早介入康复。

对自闭症谱系障碍早期信号、典型症状表现的识别,并依此进行准确可靠的诊断,对自闭症早期干预及其家庭来说都是极其关键的。通过对自闭症儿童的早期诊断、早期干预,一定程度上提高了患儿生活自理、认知、社会交往及适应社会的能力,具有重要的社会意义。今后的研究需要对自闭症谱系障碍的早期信号和典型症状进行研究,同时对自闭症的早期筛查也需要政府的政策支持和社会各界的关注。

(郐先桃　赵　嬿　马丙祥)

参 考 文 献

[1] Huerta M, Bishop SL, Duncan A, et al.Application of DSM-5 criteria for autism spectrum disorder to three samples of children with DSM- Ⅳ diagnoses of pervasive developmental disorders.Am J Psychiatry, 2012, 169 (10): 1056-1064.

[2] Mc Partland JC, Reichow B, Volkmar FR.Sensitivity and specificity of proposed DSM-5 diagnostic criteria for autism spectrum disorder.J Am Acad Child Adolesc Psychiatry, 2012, 51(4): 368-383.

[3] 吴亮, 李红霞. 中国孤独症谱系障碍儿童及其康复状况研究. 国外医学: 医学地理分册, 2018, 39(2): 101-103.

[4] Myers S M, Johnson C P.American academy of pediatrics council on children with disabilities.Management of children with autism spectrum disorders.Pediatrics, 2007, (120): 1162-1182.

[5] Mattila ML, Kielinen M, Jussila K.An epidemiological and diagnostic study of as perger syndrome according to four sets of diagnostic criteria.Journal of the American Academy of Child and Adolescent Psychiatry, 2007, 46 (5): 636- 646.

[6] 陈莲俊. 自闭症诊断与服务的发展趋向——美国《精神疾病诊断与统计手册》第五版草案评介与预测. 中国特殊教育, 2011, 134(8): 59-65.

[7] Bellini S, Peter J, Benner L.A meta-analysis of school based social skills interventions for children with autism spectrum disorders.Remedial and Special Education, 2007, 28(3): 153-162.

[8] 陈顺森, 白学军, 张日昇. 自闭症谱系障碍的症状、诊断与干预. 心理科学进展, 2011, 19(1): 60-72.

[9] 傅小燕, 曲丽芳. 儿童自闭症的中医研究进展. 内蒙古中医药, 2012, 31(4): 108-110.

[10] 景颂. 针对孤独症患儿应用作业疗法的效果分析. 临床研究, 2018, 26(10): 48-49.

[11] 李诺, 刘振寰. 中医对自闭症的认识及治疗现状. 中国中西医结合儿科学, 2009, 1(2): 150-152.

[12] 陶国泰. 儿童少年精神医学. 南京: 江苏科学技术出版社, 1999.

[13] 吴希如, 林庆. 小儿神经系统疾病基础与临床. 北京: 人民卫生出版社, 2000.

[14] 李翠鸾, 翟静, 杨楹. 儿童孤独症的病因学研究与治疗现状. 山东精神医学, 2006, 19(4): 303-307.

[15] 丁一芸, 卫利, 王素梅. 自闭症中西医研究进展及中医研究思路浅析. 世界中医药, 2014, 9(6): 820-

823.

［16］郭兰婷，李元媛.我国儿童孤独症临床研究的发展与展望.中国心理卫生杂志，2011，25（6）：460-463.

［17］罗维武，林力，陈榕.福建省儿童孤独症流行病学调查.上海精神医学，2000，12（1）：3.

［18］李建华，钟建民，蔡兰云，等.三种儿童孤独症行为量表临床应用比较.中国当代儿科杂志，2005，7（1）：59-62.

［19］龚俊，邹时朴，李维君，等.孤独症筛查量表（CHAT-23）的应用与信效度分析.现代医院，2018，18（12）：1809-1814.

［20］程艳然，熊振芳，卢金清，等.中西医结合干预自闭症的研究现状.湖北中医杂志，2017，39（5）：63-66.

［21］樊越波.孤独症谱系障碍康复研究进展.中国康复理论与实践，2012，18（11）：1044-1046.

［22］肖宇硕，卢金清，蔡佩，等.中西医治疗儿童自闭症的研究概况.湖北中医杂志，2014，36（9）：80-82.

［23］曾海辉，陈爽，杨小琴，等.靳三针疗法辅助治疗儿童孤独症30例临床观察.中医儿科杂志，2014，10（2）：47-50.

［24］赵宁侠，张宁勃，焦文涛，等.针刺配合利培酮片改善自闭症儿童异常行为疗效观察.陕西中医，2015，36（8）：1070-1071.

［25］姜秀芳，袁兆红，尤玉慧.针刺对儿童孤独症康复训练的影响.临床医药文献电子杂志，2017，4（27）：5154，5156.

［26］周晓强，王涛，孙玲，等.针药结合治疗儿童孤独症临床研究.中国中医药信息杂志，2018，25（8）：30-33.

［27］樊亚妮，李建军，张武军.针药结合治疗孤独症心肝火旺型48例.吉林中医药，2017，37（04）：400-403.

［28］吕贤蕊，樊华，李巧莲，等.基于中医五行理论的推拿针灸联合治疗自闭症患儿的临床效果.世界中医药，2018，13（7）：1731-1735.

［29］刘娟，黄雪花，刘娅.孤独症患儿临床护理干预的研究进展.护理学报，2017，24（14）：36-39.

［30］叶雅萍，林慧敏.心理护理在自闭症护理中的积极作用.临床合理用药，2014，7（4）：152.

第三节　智力发育障碍

一、定义与术语

（一）定义

智力发育障碍（intellectual developmental disorder，IDD）是一种起始于发育期的思维、社会和实践三大领域中认知功能损害和社会适应能力两种缺陷。只有智商（intelligence quotient，IQ）和社会适应能力（social adaptation ability）共同缺陷才可诊断。中医认为 IDD 是指儿童发育过程中神情呆滞、反应迟钝、智能迟缓、言语落后等的一种病证，该病与先天禀赋不足、后天失养、脑髓空虚、五脏虚损、痰瘀阻滞等密切相关。

（二）中医术语表达

智力发育障碍常用中医"五迟""五软""呆病""惚塞""痴呆""胎弱""胎怯"等术语表达，但这些术语并不专门用于 IDD。本病的重点为智力障碍，用小儿"呆病"来描述更为合适。

二、流行病学

《美国精神障碍诊断与统计手册(第5版)》(DSM-5)统计普通人群IDD患病率约为1%,严重IDD患病率约为60/万;我国年龄小于7岁的儿童IDD患病率为0.931%,年均发病率为0.133%,相当于我国已有IDD儿童1 300万例,每年新增13.6万例,且男性比女性发病率高,农村地区患病率高于城市。

三、病因病机

智力障碍的病位在脑,涉及心肾肝脾,尤以心肾二脏病变为多见。《类证治裁·卷之三》:"脑为元神府,精髓之海,实记忆所凭也"。人体的高级中枢神经功能活动即为"元神"。心脑相通,《素问·灵兰秘典论》:"心者,君主之官,神明出焉",《素问·邪客》:"心者,五脏六腑之大主也,精神之所舍也"。脑与肾相通,《医学入门》:"脑者髓之海,诸髓皆属于脑,故上至脑,下至尾骶,髓则肾主之"。脑为髓之海,肾中精气充盛,则髓海充盈,脑得所养,故耳聪目明,思维敏捷,记忆力强。临床多见虚实错杂。患儿先天禀赋不足,气血亏虚,髓海不足;后天调摄失宜,脏腑功能失衡,阴阳失调,痰、瘀交阻,痹阻脑窍而发病。心藏神,开窍于舌,言出于心;脾主运化,气血生化之源,乃后天之本。小儿"脾常不足",气血生化不足,心神失养,则精神淡漠、萎靡、言语迟缓。脾气不健,易生痰湿,上蒙清窍则呆。小儿"肾常虚",肾精未充,肾气未盛,故脑髓不足,髓海空虚,神无所依,则智力不聪,反应迟钝。肝主语,小儿"肝常有余""肾常虚",水不涵木,木亢侮金,肝肾功能失常则语言发育障碍。复久病多瘀,痰瘀交阻,病势缠绵,经久不愈。

四、诊断

(一)西医诊断

可根据患者病史、症状、体征、智力评估、社会适应能力评估结果及神经影像学检查结果,参考中华医学会儿科学分会神经学组等2018年发布的《儿童智力障碍或全面发育迟缓病因诊断策略专家共识》的诊断标准进行西医诊断。

(二)中医诊断

可参考国家中医药管理局《24个专业104个病种中医诊疗方案(试行)》及《中医儿科临床诊疗指南·精神发育迟滞》,结合专家共识,将IDD分为脾肾两虚证、心脾两虚证、肝肾不足证、阴精亏虚证、痰瘀阻滞证等证型。

五、康复评定

(一)智能测试

智能测试常用的有丹佛发育筛查测验(Denver developmental screening test,DDST)、格塞尔发育诊断量表(Gesell development diagnosis schedules,GDDS)、Stanford-Binet智能量表(Stanford-Binet intelligence scales,fifth edition)、韦氏儿童智力量表(Wechsler intelligence scale for children,WISC)。

(二)适应性行为测试

适应性行为评估标准包括:个人独立的程度和满足个人、社会要求的程度。美国精神发育迟缓协会(American Association on Mental Retardation,AAMR)对"适应社会的能力"提出了 10 个具体的标准：交流和沟通、生活自理、家居情况、社会交往技巧、社区参与、自律能力、保证健康和安全能力、学业水平、空闲时间、就业（工作）情况。以上 10 项适应能力中，至少有两项缺陷，才认为有适应性行为能力的缺陷。传统的适应性行为测量方式是由第三方（一般是父母或者老师）提供报告，将结果记录在等级量表上，以进行评估。

目前，国外使用最为普遍的测验是 AAMR 适应性行为量表（AAMR adaptive behavior scale，ABS）、文兰德适应能力量表（Vineland adaptive behavior scales，VABS）等。国内现多采用左启华教授修订的日本 S-M 社会生活能力检查，即"婴儿 - 初中学生社会生活能力量表"，适应性行为评定量表第 2 版（adaptive behavior assessment system - second edition，ABAS-Ⅱ）目前也已经被引入我国。

1. 婴儿 - 初中学生社会生活能力量表　共有 132 个项目，包括 6 种行为能力：①独立生活能力；②运动能力；③作业；④交往；⑤参加集体活动；⑥自我管理。适用于 6 个月 ~15 岁儿童社会生活能力的评定，当评分小于 9 分时提示社会适应能力的降低，如伴有 ID 的降低即诊断智力发育障碍。该量表信度为 0.98，效度为 0.95。

2. ABAS-Ⅱ中文版（儿童用）　分三个层面评估适应性行为，包括一般适应综合能力；主要适应领域（概念技能、社会技能和实用技能）；具体适应技能（沟通、社区应用、学习功能、健康与安全、社交等 10 个方面）。适用于 6~18 岁儿童。该量表三个层面信度均大于0.86。

六、康复治疗

目前 ID/IDD 康复治疗手段较多，西医康复治疗主要包括：教育训练、认知训练、语言训练、多感官治疗、非侵入性物理因子治疗、心理疗法、药物干预、运动疗法等。本指南为中西医结合康复指南，不单独对教育训练、认知训练、语言训练、多感官治疗、非侵入性物理因子治疗、心理疗法进行详细介绍。下列中西医结合康复方法均根据证据强度由高到低进行编排。

（一）针灸康复疗法

国内外针灸干预 IDD 的临床研究逐渐增多，临床康复疗效较好。IDD 的核心病机为本病多因先天禀赋不足、后天失养、脑髓空虚、五脏虚损发病，亦有痰瘀阻滞者。虚证以补其不足、益智健脑、醒脑开窍为基本原则，实证宜化瘀通络、涤痰开窍，若属虚实夹杂者则应虚实并治。相应的针灸康复治则为补肾健脑、开窍益智。针灸取穴与操作手法当围绕病机，灵活选择。一项纳入 6 个随机对照研究 1 720 例靳三针治疗智力低下的 Meta 分析表明，靳三针为主头针治疗智力低下有明显疗效，且与年龄呈负相关，随年龄增长疗效降低。一项纳入 316 例小儿精神发育迟缓的多中心临床研究，采用靳三针为主头针治疗智力低下患儿，主穴为四神、智三、脑三和颞三针，每周治疗 6 次，连续治疗 4 个月为 1 疗程。研究结果表明，靳三针疗法可提高智商及改善儿童适应性行为障碍。

（二）中西医结合综合疗法

1. 针灸结合认知训练　一项纳入 300 例 0~6 岁精神发育迟滞患者的临床研究，采用靳三针配合智力训练治疗，研究结果表明：针灸结合认知训练可提高智力障碍患者整体认知功能、记忆力及日常生活活动能力。针灸取穴以百会、四神聪、智三针、脑三针为主穴，选配相应穴位。认知训练包括强化患儿摄食功能、语言呼吸功能、做口形游戏、听觉刺激训练、填图游戏、算数、物体的辨认，通过生活各种体验促进患儿学习视觉、触觉、深部感觉、嗅觉、味觉等感觉刺激,治疗可采用日 1 次,30 次为一个疗程。

2. 针灸结合中药治疗　目前有两项研究采用针灸结合中药口服治疗智力低下患儿,结果均表明针灸结合中药可明显提高智力低下患儿的智力水平,改善患儿的语言功能、社会适应能力。

3. 中医综合康复治疗　一项应用中药、针灸、穴位埋线、穴位注射等中医综合疗法治疗智力低下的研究,选用温阳健脾、养血活血、开窍醒神、聪脑益智中药;针灸以头针为主,选穴以智三针、四神针、脑三针、颞三针等为主;穴位进行埋线以心俞、脾俞、肾俞为主;穴位注射以哑门、风池、内关、通里、肾俞、足三里穴位为主,药物选择三磷酸胞苷二钠注射液。通过综合治疗,智力低下患儿智力水平及社会适应行为能力方面明显改善。

（三）中药/中成药干预

IDD 患者可根据证型服用相应中药,益智健脑、醒脑开窍为、补益心脾、补肾填精、化瘀通络、涤痰开窍。临床研究表明,参苓白术散、补中益气汤、菖蒲丸、调元散等中药复方对 IDD 具有一定的疗效。

七、康复护理

要早期发现和干预智力障碍儿童,此外,还应进行相应的护理干预,主要措施如下:

1. 饮食调护　多食用富含蛋白质、维生素和益智食物,包括动物内脏、水果、核桃、木耳、芝麻、海参等。

2. 起居调护　日常生活中要防止儿童出现跌打损伤,走失、受骗和接触危险物品,避免意外发生。

3. 提高日常生活能力　进行日常生活能力训练,包括独立穿衣、吃饭等;同时加强体适能、平衡等训练。

4. 提高社会交往能力　引导 IDD 儿童进行口语表达,鼓励参与集体活动,提高社会参与能力。

5. 健康教育　大力开展科普宣传,普及和提高 IDD 的预防及治疗,早发现、早预防、早治疗 IDD 儿童。

八、预防及预后

（一）预防

基于中医治未病理论,制订 IDD 的三级预防策略。一级预防为未病先防,消除引起 IDD 的病因,主要包括:①卫生教育和营养指导;②产前和围产期保健;③传染病的免疫接种;④遗传代谢检查及咨询;⑤环境保护;⑥减少颅脑外伤及意外事故,正确治疗脑部疾病、控制癫痫发作;⑦对高危新生儿进行随访,早期发现疾病,给予治疗,早期营养供应和适当的环境刺激对智力发育有良好作用;⑧对学龄前儿童定期进行健康检查;⑨新生儿代谢疾病筛查;⑩产前诊断、羊水检查等。二级预防为既病防变,积极干预 IDD,防止症状加重。对已明确诊断 IDD 患者及时进行中西医结合康复训练。三级预防是积极治疗原发病,预防并发症的发生。目标是采取综合治疗措施,正确诊治脑部疾病,提高智力障碍患儿的智力功能水平、社会适应能力以及生活自理能力,减少智力障碍及参与受限的程度,防止发展为智力残疾。

（二）预后

智力障碍的预后与病情严重程度、诊断时间、康复治疗开展时间、康复方法等因素密切相关。

1. 轻、中度智力发育障碍 经过积极的综合干预大部分可参与社会,做一些简单的工作,能够自食其力。

2. 重度智力发育障碍 经过综合干预后部分可生活自理。

3. 极重度智力发育障碍 经过综合干预可有一定程度改善,但生活难以自理,大部分患儿需要终生照顾。

(马丙祥 李华伟 张建奎 邰先桃)

参 考 文 献

[1] 王新宪,朱庆生.中国0~6岁残疾儿童抽样调查报告.北京:中国统计出版社,2001:66-77,94-103.

[2] American Psychiatric Association.Diagnostic and statistical manual of mental disorders(DSM-V)[S].5th ed.Washington,DC:American Psychiatric Publishing,2013.

[3] American Psychiatric Association.Diagnostic and statistical manual of mental. disorders(DSM-IV)[S].4th ed.Washington,DC:American Psychiatric Association,2000.

[4] 李毓秋,邱卓英.适应性行为评定量表第二版中文版(儿童用)标准化研究.中国康复理论与实践,2016,22(4):378-382.

[5] 黄红,徐珊珊.婴幼儿精神发育迟滞的诊断及早期干预.中华实用儿科临床杂志,2013,28(11):879-880.

[6] 严双琴,陶芳标.儿童智力低下的早期干预及早期筛查.中国儿童保健杂志,2015,23(2):153-155.

[7] 孔勉,刘振寰,黄晨.中医儿科临床诊疗指南·精神发育迟滞(制订).中医儿科杂志,2016,12(2):1-5.

[8] 李均平,贺君.靳三针治疗儿童精神发育迟滞疗效与年龄关系的研究——基于观察性研究的Meta分析.广西中医药大学学报,2015,18(4):137-139.

[9] 张致祥,左启华,雷贞武,等."婴儿-初中学生社会生活能力量表"再标准化.中国临床心理学杂志,1995,3(1):12-15,63.

[10] 李毓秋,邱卓英.适应性行为评定量表第二版中文版(儿童用)标准化研究.中国康复理论与实践,2016,22(4):378-382.

[11] 胡怡佳,黄任秀,覃中华,等.靳三针配合智力训练治疗儿童精神发育迟滞疗效观察.上海针灸杂志,2015,34(3):208-210.

[12] 刘玉堂,赵宁侠,陈冬梅.调元散结合针刺康复治疗智力低下心脾两虚证33例.现代中医药,2018,38(4):29-33.

[13] 袁嫣,孙宇博,冯涛珍,等.中药结合针刺治疗肝肾亏虚型智力低下患儿85例.吉林中医药,2016,36(11):1157-1160.

[14] 余亚兰,刘玉堂,宋虎杰.中医综合方案改善智力低下患儿智力水平及社会适应行为能力.中医学报,2018,33(12):2496-2500.

第一节　压力性尿失禁

一、定义与术语

（一）定义

压力性尿失禁（stress urinary incontinence, SUI）是指喷嚏或咳嗽等腹压增高时出现不自主的尿液自尿道外口溢出；尿动力学检查表现为充盈性膀胱测压时，在腹压增高而无逼尿肌收缩的情况下出现不随意的漏尿现象。中医将压力性尿失禁归为膀胱咳，首见于《素问·咳论》，属于"六腑咳"之一。这一古病证以"咳而遗溺"为主症，大抵是肺、膀胱同病。《千金翼方》中称作"妇人遗尿不知出时"。《妇人大全良方》中称为"遗尿""失禁""小便失禁"等。

（二）中医术语表达

中医古籍中有关压力性尿失禁的相关术语见于历代医家著作中，《素问·咳论》曰："肾咳不已，则膀胱受之，膀胱咳状，咳而遗溺"。"咳而遗溺"即"咳嗽遗尿""咳嗽遗溺"；"膀胱咳状"即咳嗽引起膀胱的遗溺症状，而不是膀胱病变引起咳嗽症状。压力性尿失禁还可用"妇人遗尿不知出时""遗尿""失禁"等表达。

二、流行病学

在我国女性中，SUI患病率为18.9%，SUI患病率随年龄增加而增加，50~59岁达到28.2%的患病高峰，此后逐渐降低；不同区域患病率不同，总体来说城市患病率低于农村。造成压力性尿失禁的危险因素有很多，其中年龄、尿失禁病史（首次在孕前和孕中）、产程延长和阴道分娩是主要危险因素。孕前多产、高体重指数、高龄是孕妇发生SUI的易患因素。而结婚年龄晚、初产后体力劳动开始晚等是SUI的保护因素。经济状况是SUI生活质量的重要影响因素。若按中国有1.4亿老年人、每年可能有4 700万老年人发生尿失禁，给社会经济带来严重负担。

三、病因病机

本病以虚证为主，病位在膀胱。《素问·灵兰秘典论》："膀胱者，州都之官，津液藏焉，气化则能出矣"；《素问·咳论》："膀胱咳状，咳则遗溺"。同时与肺、脾、胃、心、肝、肾、三焦的功能密切相关。《素问·咳论》曰："五脏六腑皆令人咳，非独肺也"，又曰："肾咳不已，则膀胱受之。"指出咳嗽不独在肺，且膀胱咳的症状为咳而遗溺。《诸病源候论·小便病诸候》提到："小便不禁肾气虚，下焦受寒也。"《资生集》谓："产后小便不禁属脾肾虚"。《妇人大全良方》则认为"乃心肾之气，传送失度之所由也"。

四、诊断

（一）西医诊断

1. **诊断标准**　尿失禁的诊断以采集病史和体格检查为主，对于单纯性 SUI 和无手术指征的 SUI 患者应避免有侵入损害的影像学检查和尿动力学检查。具体可参考中华医学会妇产科学分会妇科盆底学组发布的《女性压力性尿失禁诊断和治疗指南（2017）》进行诊断。

2. **压力性尿失禁的分度**

（1）Ingelman-Sundberg 分度法：轻度：尿失禁发生在咳嗽、喷嚏时，不需使用尿垫；中度：尿失禁发生在跑跳、快步行走等日常活动时，需要使用尿垫；重度：轻微活动、平卧体位改变时发生尿失禁。

（2）尿垫试验：常采用 1h 尿垫试验，试验时膀胱充盈，持续 1h，从试验开始患者不再排尿。预先放置经称重的尿垫（如卫生巾）。试验开始 15min 内患者喝 500ml 白开水；之后的 30min，患者行走，上下 1 层楼的台阶。最后 15min，患者应坐立 10 次，用力咳嗽 10 次，原地跑步 1min，拾起地面物体 5 次，再用自来水洗手 1min，试验结束时，称重尿垫，要求患者排尿并测量尿量。漏尿量≥2g 为阳性。轻度：2g≤漏尿量<5g；中度：5g≤漏尿量<10g；重度：10g≤漏尿量<50g；极重度：漏尿量≥50g。

3. **SUI 的分型诊断**

（1）分型诊断并非必需，但对于临床表现与查体不甚相符以及经初步治疗效果不佳的患者建议进行尿失禁的分型诊断。主要分为尿道高活动型 SUI 和括约肌缺陷型 SUI。可以通过尿动力学检查结果进行分型。

（2）腹部漏尿点压（abdominal leakage point pressure，ALPP）结合影像尿动力学检查进行分型：Ⅰ型 SUI：ALPP≥90cmH$_2$O（1cmH$_2$O=0.098kPa）；Ⅱ型 SUI：ALPP 60~90cmH$_2$O；Ⅲ型 SUI：ALPP≤60cmH$_2$O。Ⅰ型和Ⅱ型为尿道高活动型 SUI，Ⅲ型为 ISD 型 SUI。

（3）根据最大尿道闭合压（maximum urethral closure pressure，MUCP）分型：MUCP>20cmH$_2$O（或>30cmH$_2$O）提示尿道高活动型 SUI；MUCP≤20cmH$_2$O（或≤30cmH$_2$O）提示 ISD 型 SUI。

（二）中医诊断

本指南参考中西医结合康复临床研究成果及专家共识，将漏尿分为肾气亏虚、气血亏虚、湿热下注三种证型。

五、康复评定

（一）尿失禁评定

1. **排尿功能评定**　持续 3~7 日的排尿日记是客观测量平均排尿量、白天和夜晚时间频率以及尿失禁发作频率的可靠工具。排尿日记对变化很敏感，是衡量结局的可靠方法。3 日排尿日记在临床较为常用。多数研究证实了 3 日排尿日记在大部分参数评估方面的结果有效性和证据充足性与 7 日排尿日记的结论近乎相同，患者负担较小，另外还可增加患者在临床实验中的依从性。

2. **尿失禁症状程度评定**　国际尿失禁咨询委员会尿失禁问卷表简表（international urinary incontinence advisory committee urinary incontinence questionnaire-short form，ICIQ-SF）

是目前使用最广泛的尿失禁程度评定量表,其 Cronbach' α=0.92。该量表主要对患者漏尿的频率、漏尿量及漏尿对日常生活的影响进行评分,评分越高代表症状越严重。量表自发布以来已被翻译为多个语种推广使用,ICIQ-SF 中文版易于理解,具有较高的信效度。其稳定性超过 95%,Cronbach' α=0.72~0.88,Kappa 值为 0.71~0.92。但目前大量研究证实 ICIQ-SF 量表在评估中老年人群尿失禁症状较为常用,其他人群的适用情况仍需进一步研究。部分研究发现其特异性及敏感性不足,对尿失禁严重程度的划分亦缺乏进一步的验证。1h 尿垫试验临床操作简便迅速、有效且无创,可在标准条件下进行监督和执行,可量化尿失禁患者的漏尿情况,能立即提供客观、定量的尿失禁分级分析。然而,由于第一次试验与第二次试验的差异可达 24g,敏感性、特异性、重复试验的可靠性和再现性较差,因此它是一种证据尚不充分的评定方法。

3. 盆底肌肌力评定

(1)徒手肌力评定:PERFECT 评估方案简单可靠、较为常用。PERFECT 是一个首字母缩略词,P(Power)评估指检时最大自主收缩的力量(或压力,使用压力式会阴仪测量的力量);E(Endurance)评估耐力,即最大自主收缩力量减少超过 35% 之前的持续时间,R(Repetition)评估最大自主收缩的重复次数(最多 10 次);F(Fast)评估快速收缩能力,即在休息至少 1min 后,1 秒最大收缩放松的次数,E(Every)、C(Contraction)、T(Timed)合起来提醒测试者记录每次收缩的时长。PERFECT 评估方案不仅可以评估盆底肌的肌力,还可以评估盆底肌的耐力、协同收缩和反射性收缩的能力,是一种标准化的记录方法,具有良好信度和效度,重复测量的信度相关性为 0.929。其中肌力评估以改良牛津肌力分级法评定,该分级法操作方便、简单有效,以手指感受到的盆底肌收缩状态为准,分 0~5 级,等级越高,盆底肌收缩功能越好。但目前部分研究发现改良牛津肌力分级法在评估盆底肌肌力方面的信效度证据不足,建议在评估过程中应注意三个肌力标准:强度、持续时间和位置变化,肌肉收缩产生的压力和强度范围,可以从不可觉察到强有力的挤压等。

(2)生物反馈肌力检测:基于 Glazer 肌电评估方案的生物反馈盆底肌力检测是临床较常用的盆底肌力评定方法。生物反馈治疗仪主要测量盆底肌收缩所产生的最大张力即肌电值。它可将肌电信号转化为视觉或声音信号反馈给患者,整个检测过程以清晰的图像形式呈献给受试者,帮助指导患者进行盆底肌的自主收缩与扩张。Glazer 肌电评估,可采集分析盆底肌群在进行一系列收缩和放松指令时盆底肌的肌电信号,对整个盆底肌的快、慢肌功能进行评估,系统展示评估肌肉功能的指标,可量化评定盆底肌力及盆底肌群受损程度。Glazer 肌电评估与生物反馈肌力检测相结合可集评估与治疗两大功能于一体,临床使用较广泛,两次重复测量的信度相关性为 0.86。

(二)日常和社会能力评定

轻中度 SUI 患者基本日常生活活动能力正常,但重度 SUI 可导致工具性日常生活能力(IADL)或社会功能严重损害。国际上建议使用以患者为主导的调查问卷客观评价尿失禁对生命质量的影响。尿失禁对生命质量的影响建议使用中文验证的尿失禁影响问卷简表(incontinence impact questionnaire short form, IIQ-7),IIQ-7 为 ICI 在 2005 年提出,Cronbach' α=0.824,信效度较高。尿失禁对患者性生活的影响建议使用盆腔器官脱垂 - 尿失禁性生活问卷简表(pelvic organ prolapsed urinary incontinence sexual questionnaire-12, PISQ-12),PISQ-12 亦为 ICI 在 2005 年提出的,Cronbach' α=0.725,信效度较高。

（三）其他康复评定

1. 性功能评定 SUI 患者的盆底肌群受损松弛，盆底肌群的松弛可导致患者性功能的减退。目前国际通用的女性性功能指数（female sexual function index，FSFI）调查问卷较为临床常用，Cronbach' α=0.75。主要包括性欲程度、性唤起、阴道润滑情况、性高潮情况、性满意度和性交疼痛情况 6 个方面的内容。分数越高，性功能越好。

2. 心理状态评定 长期 SUI 导致患者产生自卑、抑郁和焦虑等不良心理，同时这些不良心理会加重 SUI 的病情，形成恶性循环。临床常用汉密尔顿焦虑量表（Hamilton anxiety scale，HAMA）和汉密尔顿抑郁量表（Hamilton depression scale，HAMD）评分。

六、康复治疗

目前针对 SUI 的现代康复治疗包括手术治疗和非手术治疗。国际尿失禁专家咨询委员会（International Consultation on Incontinence，ICI）和英国国家卫生和临床医疗优选研究所（National Institute for Health and Clinical Excellence，NICE）建议对尿失禁患者首先应进行非手术治疗，以康复治疗为主，包括物理治疗，行为干预、生活方式的调整及药物治疗，其具有并发症少、风险小的优点，可减轻患者的尿失禁症状，也可用于手术前后的辅助治疗，若非手术治疗不能耐受或效果不佳、疾病严重影响生活质量，则考虑进行手术治疗，目前采取的手术方法主要有：尿道中段悬吊带术、自体筋膜悬吊术、耻骨后库柏韧带悬吊（Burch）术等。

（一）物理治疗

1. 盆底肌训练（pelvic floor muscle training，PFMT） 盆底肌训练又称为 Kegel 运动，通过主动运动增强患者盆底肌肉的张力和收缩力，提高括约肌力量，为患者盆底提供可靠稳定的支撑力，维护膀胱颈和尿道的正常位置，NICE 推荐其作为 SUI 的一线治疗。可参照以下方法实施：每次持续收缩盆底肌（即提肛运动）不少于 3s，松弛休息 2~6s，如此反复 10~15 次，每天训练 3~8 组，持续 8 周以上或更长时间。盆底肌训练可借助生物反馈治疗仪监督盆底肌肉的肌电活动，指导患者进行正确的、自主的盆底肌肉训练，疗效优于或与单纯盆底肌训练相当。

2. 电刺激治疗 对于不能主动收缩盆底肌的患者可采用盆底神经肌肉电刺激的方法，联合 PFMT 应用。多项临床随机对照试验结果显示，PFMT 结合电刺激治疗 SUI 效果更加显著。电流反复刺激盆底神经和肌肉，能够增加盆底肌的收缩力，反馈抑制交感神经反射，降低膀胱活动度。电刺激疗法无绝对禁忌证，心脏起搏器、妊娠、重度盆腔器官脱垂、阴道炎和出血为相对禁忌证。

3. 功能磁刺激治疗（functional magnetic stimulation，FMS） FMS 是借助磁刺激技术调控肌肉活动的盆底肌被动锻炼法，Meta 分析证实磁刺激能有效改善 SUI 症状，提高患者生活质量；且磁刺激治疗急迫性尿失禁和膀胱过度活动症短期疗效较电刺激显著，对盆腔深部疼痛效果优于电刺激。可参照以下方法实施：患者排尿后坐在治疗椅上，启动治疗系统；先以 5Hz 频率刺激，开 5s 关 5s，共 10min；休息 3min 后频率逐步增加到 50Hz，开 5s 关 5s，共 10min 刺激强度的设置为逐渐调至患者所能承受的最大强度，磁刺激治疗为 2 次 / 周，20min/ 次。

（二）生活方式干预

多个指南建议 SUI 患者应制订排尿计划，体育锻炼和饮食疗法联合治疗，鼓励肥胖患者减轻体重，改变饮食习惯如戒烟、限制液体摄入、减少咖啡因的摄入等，避免或减少腹压增加的活动。

（三）针灸治疗

国内外针灸干预 SUI 的临床研究逐渐增多，临床康复疗效较好。一项纳入 504 例患者的大样本多中心临床随机对照试验表明，接受 6 周，每周 3 次，每次 30min 的腰骶部（中髎、会阳）的针灸治疗后，SUI 患者漏尿发生率降低，疗效持续 24 周。但是需要进一步探究这种干预的长期效果和作用机制。此外，在多项病例对照试验中毫针、电针、灸法、穴位埋线、腹针临床上也取得了不错的疗效。

（四）中西医结合治疗

1. 针灸联合治疗　临床上，针灸疗法联合中药治疗、穴位按摩联合盆底肌训练、针灸联合盆底肌训练、艾灸联合盆底肌训练等联合方法治疗 SUI 的病例对照研究较多，结果表明效果优于单纯针刺治疗和单纯的盆底肌训练。

2. 中药联合治疗　临床上单纯中药治疗 SUI 的相关研究较少，多在中药治疗基础上加上盆底肌训练，SUI 的常见临床证型为肾气亏虚、气血亏虚、湿热下注。临床上中药方常见使用金匮肾气丸方加减、当归补血汤、补中益气汤，然后联合盆底肌训练治疗 SUI。在多项病例对照试验中，服药治疗 4 周左右，每天 2 次，联合盆底肌训练 4 周，每天 3 次，治疗后 SUI 患者漏尿率下降。

3. 功法联合治疗　八段锦是一项以肢体运动为主，辅以呼吸吐纳的养生方式。背后七颠百病消这一式动作涉及吸气提肛，提肛即提会阴的婉转说法，产后压力性尿失禁是患者的内脏收摄不住，若经常做此动作，有提升作用，加强盆底肌肉的力量，进而改善患者盆底肌的协调性和对尿排泄的控制力。一例个案报道显示，采用八段锦联合盆底肌训练，其中八段锦处方：调理脾胃需单举、两手攀足固肾腰、背后七颠百病消，4~7 次 /d。按八段锦处方练习 1 月余后腰膝酸软、足冷较前稍有改善，遗尿症状减轻，舌淡、苔薄白，脉沉软。继用此八段锦方案护理干预月余，4 个月后回访，患者遗尿症状消失。需要更多的研究提供依据。

七、康复护理

（一）慢性病管理

多项队列研究或临床随机对照试验结果显示 2 型糖尿病患者、COPD、心血管疾病等慢性病会加重压力性尿失禁发生可能性。

（二）饮食护理

一个多中心、临床随机对照试验结果显示个体化饮食干预，减少高脂、高能量以及咖啡等刺激性较大食物的摄入，增加蛋白质以及膳食纤维等的摄入；并认真记录每天摄入的卡路里及食品种类；适当的液体摄入，饮水量每日 2 000ml，饮水每 2~3h/ 次，晚上减少液体摄入，能减少夜尿次数，提高睡眠质量。

（三）心理护理

一项随机对照试验结果表明有效沟通和疏导患者情绪，促进患者心理健康。

（四）健康教育

1. 教授 SUI 产品使用方法　包括垫片、导尿管、子宫托等。

2. 家庭环境改造　尽可能提供就近的卫生间，调整照明和提高地板防滑。建议患者穿宽松衣服,方便快速脱下。

3. 皮肤护理　一项综述建议保持皮肤清洁、干燥,避免产生湿疹;如需插导尿管时,应及时观察,避免因长时间使用导尿管,增加尿道感染风险。

4. 肠道管理　欧洲泌尿外科学会指南建议应该预防和治疗便秘。

5. 健康排尿习惯和生活方式　一项临床随机对照试验和欧洲泌尿外科学会指南等多个指南均建议,应指导患者自我管理,记录排尿日记(渐进排尿时间表),以及规律运动改善盆底肌肌力(例如 Kegel 运动);同时鼓励患者进行体育活动,达到减重效果,运动处方可参考第七点康复治疗的相关叙述。戒烟,避免用力咳嗽等不良习惯。

八、预防及预后

基于中医治未病理论,制订 SUI 的三级预防策略。一级预防为未病先防,针对 SUI 高危人群(顺产女性、老年女性、有家族史的家庭妇女等),每年定期筛查 SUI 高危人群,详细评估认知水平,发放 SUI 自助行为治疗手册,内容包括 SUI 疾病介绍,如何定位和使用骨盆底肌肉,如何进行日常锻炼,如何控制尿急,以及如何完成排尿日记的指导;在中医辨证理论指导下制订个体化食疗方案,艾灸及推按关元、气海、肾俞等保健穴;组织高危人群练习盆底肌训练导引功和八段锦等传统功法。二级预防是既病防变,对已发生 SUI 患者采取积极干预手段(可参考第七点康复治疗),指导进行中医疗法联合康复训练(例如耳针联合盆底肌训练),内容包括治疗持续时间、强度、频率等,防止 SUI 恶化及预防其复发。三级预防是积极治疗原发病和基础疾病(2 型糖尿病患者、COPD、心血管疾病等慢性病),预防并发症发生。

已有研究表明,SUI 患者在监督下进行盆底肌训练 12 个月内治愈率达到 58.8%,且盆底康复训练配合中药治疗比单纯盆底康复训练治愈率高,其中,气血亏虚型患者治愈率较高,复发率较低;湿热下注型疗效次之,肾气亏虚型患者复发率较高。因此及时进行中西医康复训练,能有效改善 SUI 症状。

(王芎斌)

参 考 文 献

［1］北京大学妇产科学系.北京大学女性压力性尿失禁诊疗指南(草案).中国妇产科临床杂志,2012,13(2):158-160.

［2］江道斌,陈芳.膀胱咳证治源流探讨.中华中医药杂志,2018,33(04):1285- 1288.

［3］陆永辉,刘志顺,刘保延.压力性尿失禁中医病名规范化探讨.上海针灸杂志,2016,35(11):1385-1386.

［4］Zhang L, Zhu L, Xu T, et al.A population-based survey of the prevalence, potential risk factors, and symptom-specific bother of lower urinary tract symptoms in adult chinese women.European Urology,2015,68(1):97-112.

［5］白军,杨斌健,陈薇玲,等.压力性尿失禁病因学研究进展.中国妇产科临床杂志,2017,18(04):382-384.

［6］中华医学会妇产科学分会妇科盆底学组.女性压力性尿失禁诊断和治疗指南(2017).中华妇产科杂志,2017,52(5):289.

［7］罗德毅,沈宏.女性尿失禁的诊断与鉴别诊断.中国实用妇科与产科杂志,2017,33(10):1002-1005.

［8］Konstantinidis C, Kratiras Z, Samarinas M, et al.Optimal bladder diary duration for patients with suprapontine neurogenic lower urinary tract dysfunction.International Braz J Urol, 2016, 42(4): 766-772.

［9］沈丽琼,金晓燕,王攀峰,等.尿失禁症状评估工具的研究进展.护理学杂志,2017,32(01):107-110.

［10］王茹.基层医院实施个体化盆底肌肉评估与锻炼对盆底康复治疗的作用.实用妇科内分泌杂志(电子版),2018,5(27):88-90.

［11］张静,肖琳,罗小婉,等.生物反馈电刺激联合盆底肌训练对产后尿失禁患者盆底康复临床效果的影响.中国医学创新,2016,13(18):96-98.

［12］罗伟,任艳蕊,易绍媛,等.以生物反馈治疗仪为平台的 Glazer 法评估产后康复情况.中国妇幼保健,2015,30(10):1499-1501.

［13］Felde G, Ebbesen M H, Hunskaar S.Anxiety and depression associated with urinary incontinence.A 10-year follow-up study from the Norwegian HUNT study(EPINCONT).Neurourol Urodyn, 2017, 36(2): 322-328.

［14］吴珊,陈晓辉.会阴侧切对初产妇盆底肌功能和性功能影响的随访观察.中国性科学,2018,27(08):96-99.

［15］覃碧芳,成志,金燕,等.不同盆底康复治疗方案对产后压力性尿失禁康复的疗效分析.中国医学创新,2016,13(19):1-5.

［16］许萍,高诚,陈芳,等.凯格尔运动联合盆底神经肌肉电刺激治疗女性压力性尿失禁的效果.临床医学,2019,39(03):68-69.

［17］杨欣,王建六,孙秀丽,等.北京大学女性压力性尿失禁诊疗指南(草案).中国妇产科临床杂志,2012,13(02):158-160.

［18］Peng L, Zeng X, Shen H, et al.Magnetic stimulation for female patients with stress urinary incontinence, a meta-analysis of studies with short-term follow-up.Medicine, 2019, 98(19): 1-19.

［19］Kobashi K C, Albo M E, Dmochowski R R, et al.Surgical treatment of female stress urinary incontinence: AUA/SUFU guideline.J Urol, 2017, 198(4): 875-883.

［20］Liu Z, Liu Y, Xu H, et al.Effect of electroacupuncture on urinary leakage among women with stress urinary incontinence: a randomized clinical Trial.Jama, 2017, 60(24): 2493.

［21］石宁,刘立安.针灸治疗女性压力性尿失禁的临床研究进展.按摩与康复医学,2015,6(09):38-40.

［22］娄静,马翠霞,刘佳宁.生物反馈疗法联合穴位按摩治疗产后压力性尿失禁临床观察.实用中医药杂志,2018,34(10):1250-1251.

［23］常小丽,王晓凤,洪学兰,等.针灸配合盆底肌训练治疗女性压力性尿失禁的临床观察.中外女性健康研究,2018,10(20):85-97.

［24］张鼎,安军明,王夏,等.艾灸联合盆底肌训练对女性单纯压力性尿失禁患者尿失禁严重指数的影响.河南中医,2019,39(01):117-121.

［25］王艳,董传菲,宫双,等.艾灸加生物反馈电刺激结合运动疗法治疗女性轻中度压力性尿失禁的临床研究.针灸临床杂志,2018,34(10):1-5.

［26］张林,沈建武,曾凡雄,等.中医药治疗女性压力性尿失禁临床研究进展.国际中医中药杂志,2017,39(10):957.

［27］苏孟珂,屈森林.补中益气汤加减治疗压力性尿失禁进展.中医临床研究,2018,10(25):138-141.

［28］梅雪峰,夏雨果,田英,等.补中益气汤加减联合凯格尔运动治疗女性压力性尿失禁临床研究.新中医,2017,49(08):64-66.

［29］李成男. 补中益气汤加减联合凯格尔运动法治疗老年女性压力性尿失禁的效果研究. 当代医药论丛, 2018, 16（11）: 69-70.

［30］钟木英, 陈雁, 李羚, 等. 八段锦干预产后压力性尿失禁 1 例. 中西医结合护理（中英文）, 2018, 4（11）: 193-195.

［31］Blomquist J L, Muñoz A, Carroll M, et al.Association of delivery mode with pelvic floor disorders after childbirth.JAMA, 2018, 320（23）: 2438.

［32］王丹, 宋悦, 吴颖, 等. 心理护理在产后压力性尿失禁 80 例患者中的应用效果分析. 国际精神病学杂志, 2019, 46（01）: 189-192.

［33］Blomquist J L, Muñoz A, Carroll M, et al.Association of delivery mode with pelvic floor disorders after childbirth.JAMA, 2018, 320（23）: 2438.

［34］李燕, 张先庚, 王红艳, 等. 老年女性尿失禁护理干预新进展. 中国疗养医学, 2017, 26（10）: 1035-1037.

［35］Riemsma R, Hagen S, Kirschner-Hermanns R, et al.Can incontinence be cured? a systematic review of cure rates.BMC Med, 2017, 15（1）: 63.

第二节　围绝经期综合征

一、定义与术语

（一）定义

围绝经期综合征是指在绝经前后由于卵巢功能衰退引起神经内分泌的变化, 或因手术、放射治疗破坏卵巢功能而绝经的, 可出现一系列以自主神经功能紊乱为主的综合征。多见月经紊乱、阴道干涩、烘热、汗出、失眠、烦躁、易怒、焦虑等一系列生理及精神心理症状和体征。

（二）中医术语表达

中医古代医籍对本病无专篇记载, 多散在见于"脏躁""郁证""年老血崩""妇人经断复来""不寐""百合病"等病症中, 中医学统称为"经断前后诸证"或"绝经前后诸证"。汉代《金匮要略·妇人杂病脉证并治》首次提出"脏躁": "妇人脏躁, 喜悲伤欲哭, 像如神灵所作, 数欠伸"。《景岳全书·妇人规》指出: "妇人于四旬外经期将断之年。"

二、流行病学

中国绝经后女性人群日益庞大, 目前我国约有 1.67 亿围绝经期女性, 约占全球 1/4, 围绝经期综合征的发病率为 68.1%。预计到 2030 年, 中国超过 50 岁的妇女将达 2.8 亿。我国多以 40~60 岁围绝经期妇女为研究对象, PMS 发病率约为 40.49%~79.8%。其中最常见的五种症状是疲劳（75.84%）、失眠（69.39%）、易怒（67.02%）、心悸（62.78%）和抑郁（61.88%）。其他症状如 90% 的女性有过潮热、盗汗的症状, 伴发尿失禁的患病率为 37.2%, 外阴阴道症状患病率为 45%。家庭月收入低下、失业或经济压力大、家庭关系不和谐、医疗保险程度低、教育程度低、社会支持程度低等人群的 PMS 患病率较高。

三、病因病机

围绝经期综合征的核心病机是肾气渐衰，天癸将竭，阴阳失衡而致。《素问·上古天真论》曰："女子七七，任脉虚，太冲脉衰少，天癸竭，地道不通，故形坏而无子也"。肾藏精，为先天之本，内蕴真阴真阳，为脏腑阴阳之源。肾中精气能促进机体生长发育和生殖。天癸的产生标志着女子机体发育和生殖功能的成熟。女子"七七"之年绝经前后，肾气亏虚，天癸日渐不足，机体阴阳失和，妇女进入围绝经期，出现月经减少甚或停止。

四、诊断

（一）西医诊断

可根据患者病史、症状、体征及实验室检查结果，参照 2012 年中华医学会妇产科学分会颁布的《绝经期管理与激素补充治疗临床应用指南（2012 版）》进行诊断。

（二）中医诊断

参照国家中医药管理局公布的《中医病证诊断疗效标准》中关于绝经前后诸证的诊断标准，围绝经期综合征辨证分型包括：肝肾阴虚证，又兼肝旺、心火旺；肾阳亏虚，兼脾阳虚、心脾两虚。

五、康复评定

（一）围绝经期综合评定

Kupperman 评分量表是目前使用最广泛的 PMS 综合评定量表，具有较高的信度和效度，但该量表缺乏对绝经期女性心理和社会方面的评定。围绝经期评定量表（menopause rating scale，MRS）是国际上 PMS 的流行病学和临床研究中广泛应用的工具，主要评估围绝经期女性的躯体感觉、心理感觉和泌尿生殖道症状，其中文版心理、躯体和泌尿生殖系统症状三个维度的 Cronbach' α 分别为 0.88、0.68、0.59，具有良好的信效度。格林围绝经期评估量表（the Greene climacteric scale）用于筛查评估围绝经期女性的心理和躯体状态，但缺少对生活质量的评估。

（二）情绪评定

围绝经期女性常伴有抑郁、焦虑等情绪障碍，常用流调中心用抑郁量表（center for epidemiologic studies depression scale，CES-D）、患者健康问卷 9 项（patient health questionnaire-9，PHQ-9）及中文版广泛性焦虑量表（generalized anxiety disorder，GAD-7）来评估围绝经期女性的情绪状况。

（三）睡眠功能评定

匹兹堡睡眠质量指数（Pittsburgh sleep quality idex，PSQI）是目前临床和实验中用于评估睡眠质量最常用的量表，常被国内外的临床研究和流行病学调查用于评估围绝经期女性的睡眠状况，具有较好的信度和效度。该量表中文版的 Cronbach' α=0.85，且具有较好的信效度。

（四）盆底功能评定

可用国际尿失禁咨询问卷（international consultation on incontinence questionnaire，ICIQ）、泌尿生殖简表（urogenital distress inventory-6，UDI-6）中文版评估围绝经期女性尿失禁情况。膀胱过度活动症评分（overactive bladder symptom score，OABSS）重复信度良好（ICC=0.917 2）可用于评定膀胱功能情况。女性性功能指数（female sexual function index，FSFI）可以较好地

反映中国女性的性功能状况。

（五）认知功能评定

1. 整体认知功能评定　中年女性认知症状指数（the cognitive symptom index for midlife women，CSW）是从中年女性症状指数（the midlife women's symptom index，MSI）衍生出来的评估围绝经期女性认知状况的量表。

2. 记忆力评定　在美国妇女健康研究报告中发现自我报告健忘与围绝经期状态存在显著的相关性，围绝经期女性比绝经期前更容易健忘 1.4 倍。围绝经期女性在工作记忆和非文字记忆有显著性的下降。可以采用数字广度测试、复杂图形测试来评估。

3. 注意力、执行能力评定　一些研究发现围绝经期的女性在注意力出现下降，执行能力中的信息处理速度下降可以采用言语流畅性测验、图形删除测验来评估。

（六）肌肉骨骼评估

国外研究发现围绝经期晚期骨丢失明显加快，围绝经期女性已经开始出现明显的骨量减少。目前国内常采用亚洲人骨质疏松自我筛查工具（osteoporosis self-assessment tool for asians，OSTA），灵敏度、特异度和准确率分别为 0.59、0.57 和 0.58。由国际骨质疏松基金会（the International Osteoporosis Foundation，IOF）研发的骨质疏松风险试验（one-minute osteoporosis risk test，IOF test）2011 年被中华医学会骨质疏松与骨矿研究分会用来评估骨质疏松的风险，但是临床上尚未推广使用。体重或体重指数是骨质流失率的一个重要预测因子，较低的体重和体重指数有着较高的骨质流失率。骨折风险评估工具（fracture risk assessment tool，FRAX）是 2017 年英国骨质疏松症预防和治疗临床指南推荐评估骨折风险的评估工具，但该评估在中国人群研究结果中存在较大差异。

（七）生存质量评定

绝经期生存质量量表（menopause-specific quality of life，MENQOL）同时评估了各项症状对绝经期妇女的生存质量的影响程度，具有更高的针对性和特异性，是国外常用的评估围绝经期女性健康状况的量表。中文版 MENQOL 各维度 Cronbach's α 均>0.7，具有较高的信度、效度和反应度，能较全面、客观地反映更年期妇女的生存质量。

（八）患者对自身疾病的认知评价

围绝经期表征问卷（menopause representations questionnaire，MRQ），问卷包括对绝经的症状识别、结果、持续性及可控制和治疗的认知。每个条目均采用 5 级评分法，该量表存在中文版，但缺乏关于中国人群的信效度检测。

六、康复治疗

围绝经期综合征的主要临床治疗方法包括激素替代治疗、非激素药物治疗及心理调摄。激素替代治疗方案可分为单用雌激素、单用孕激素和及两者联合应用。另外，根据患者伴随症状不同，对症治疗。如烦躁不安者，可服用适量的镇静剂，如阿普唑仑、谷维素等；骨质疏松者，可补充钙剂。目前康复治疗，主要针对患者出现的主要功能障碍，进行针对性的治疗。

（一）整体康复治疗

1. 运动疗法

（1）太极拳：系统评价结果显示太极运动对于围绝经期妇女的躯体疼痛、总健康、生命力、心理健康有明显改善作用，同时对于妇女脊柱骨密度的改善也有积极意义；另一系统评价结果显示太极拳锻炼可以减轻更年期女性身体疼痛等症状，是一种安全有效的治疗方法。

长期的太极拳锻炼能够缓解或消除围绝经期妇女潮热出汗、失眠、烦躁、耳鸣、头痛、心悸、感觉异常等症状,产生一定心理效应,使人变得豁达、沉着、乐观、随和,激发积极生理应答,改善社会适应能力,从而提高生活质量。

（2）八段锦:一项纳入 13 个随机对照试验,共 1 284 例患者的 Meta 分析结果显示运动干预无论是健身气功运动八段锦、非健身气功运动如步行、跳绳等还是音乐运动对围绝经期患者的临床疗效均优于不运动的围绝经期患者,其中八段锦与非健身气功运动相比并没有明显优势。受纳入研究数量和质量限制,上述结论尚需更多高质量研究加以验证。练习八段锦可以提高围绝经期女性骨密度,有效改善围绝经期女性的失眠、焦虑、抑郁、胸闷、心悸等症状,提高习练者的生活质量。

（3）易筋经:一项随机对照研究结果表明,易筋经练习可有效改善围绝经期女性的睡眠质量及抑郁症状等症状。

（4）瑜伽:一项纳入 88 名受试者的随机对照试验显示,瑜伽练习可以缓解压力、焦虑等更年期症状,提高练习者的生活质量,对该类人群的生理、心理改变都有积极影响。

2. 针灸疗法　一项共纳入 28 个随机对照试验的系统评价表明,针刺治疗 PMS 疗效显著。另一项纳入 40 个随机对照试验的 Meta 分析结果显示,针刺治疗 PMS 临床疗效优于西药,针刺组 MI 评分的影响优于西药组,且针刺的不良反应更少。一项纳入 19 个随机对照试验的系统评价亦指出针刺治疗 PMS 的疗效很可能优于西药,且针刺的不良反应少。上述系统评价纳入的文献质量均不高,需要更多高质量的证据来进一步证实。

针灸治疗 PMS 方法多样,主要包括体针、电针、耳穴疗法、刮痧、穴位埋线、腹针、头针、灸法等。目前有两项系统评价表明电针治疗围绝经期综合征有较好的疗效,且优于西药。一项纳入 8 篇随机对照试验耳穴贴压法治疗 PMS 患者总体有效率明显较高,值得在临床和护理工作中推广。一项纳入了 6 个随机对照试验的 Meta 分析显示,刮痧加西药治疗能有效提高 PMS 患者治疗效果。另有部分随机对照研究表明温针灸能改善围绝经期症状。其中 3 项结果表明在改善症状方面温针灸比单纯针刺有更好的临床疗效。有 3 项结果发现温针灸对于脾肾阳虚型 PMS 患者的疗效十分显著。有 3 项随机对照研究,共纳入 360 名患者,结果表明,穴位贴敷疗法可以有效改善 PMS 的症状。

3. 音乐疗法　一项纳入 118 名受试者的随机对照研究表明,音乐治疗组和音乐配合运动组与对照组相比均对于围绝经期综合征症状的缓解有一定的积极作用。另一项研究表明五行音乐疗法联合中药治疗不仅对围绝经期抑郁症状的改善效果更佳,且联合治疗方法比单纯运用五行音乐疗法对围绝经期抑郁症患者的性激素水平可以起到调节作用。

4. 中药疗法　一项纳入 6 篇文献的系统评价证实,中医药治疗围绝经综合征有一定的疗效,且安全性较高。但由于国外研究多为单味药研究,且研究数量偏少,降低了上述结论的可靠性。一篇关于二仙汤治疗更年期综合征的系统评价中,纳入 16 个研究,共 1 594 名受试者,结果显示由于纳入的研究质量较低,当前的结果显示,二仙汤治疗组和对照组相比没有显著性差异甚或有矛盾的效果,因此还尚不能对证据进行评价。一项纳入 345 名受试者的随机对照研究表明,坤泰胶囊治疗绝经综合征疗效显著,且其有效性和安全性均优于雌激素。

5. 中西药联合治疗　中西药联合治疗围绝经期综合征具有一定的临床疗效。一项关于疏肝法联合激素替代疗法治疗围绝经期综合征的 Meta 分析纳入 18 项临床试验、共计 2 050 例患者,分析结果提示,疏肝法联合激素替代疗法治疗围绝经期综合征在临床疗效和安全性方面具有一定优势。

（二）情绪障碍康复治疗

一项相关 Meta 分析中表明针刺能显著降低更年期评定量表的心理、躯体、泌尿生殖功能分,改善围绝经期症状。针灸结合西药治疗围绝经期抑郁症在降低 HAMD 评分上更具优势,且针灸对比百忧解、黛力新西药不良反应更少。3 项相关系统评价研究结果表明,针刺治疗(包括针刺结合西药)围绝经期情绪障碍或抑郁症均安全有效。

情志疗法治疗绝经综合征患者可根据情志轻重等级不同及表现方式不同,进行治疗方案的调整。一项多中心随机对照临床研究结果显示,中医情志疗法治疗绝经综合征有较好的临床疗效和安全性,中医情志治疗组与安慰剂对照组比较,具有显著性差异。另一项随机对照研究结果表明,中药治疗和中医心身同治均能明显改善围绝经期综合征的躯体症状和情感障碍,中医心身同治方案改善围绝经期综合征中重度情绪障碍患者疗效更确切,并且具有良好的稳定性。

一项随机对照的临床试验将心理疗法与中草药(中药补肾舒肝颗粒)相结合治疗更年期妇女中度至重度情绪障碍,试验结果表明,在改善更年期妇女心境障碍的生理、心理症状方面,中药联合心理疗法对于中度心境障碍患者表现出明显的优势,对于严重的情绪障碍没有观察到优势证据。

（三）睡眠障碍康复治疗

一项纳入 31 个随机对照试验,共纳入 2 433 名受试者的 Meta 分析研究结果表明,针刺可显著降低更年期相关睡眠障碍妇女的睡眠障碍,针刺疗法应作为改善围绝经期和绝经后妇女睡眠障碍的多模式方法的一部分。4 项相关系统评价研究结果显示,针刺治疗围绝经期睡眠障碍安全且具有一定疗效,与西药或中药疗法相比可能存在一定优势。Meta 分析结果表明中医药治疗围绝经期综合征与西药疗效相当,副作用少,安全性高。

（四）尿失禁康复治疗

一项随机对照研究发现通过电针、中药联合盆底肌训练对于治疗轻中度围绝经期妇女压力性尿失禁,能减少尿漏量,增加腹部漏尿点压力、最大尿道闭合压,提高膀胱顺应性,明显改善患者生活质量。研究显示针灸对围绝经期妇女压力性尿失禁有辅助治疗作用。一项关于桂附地黄丸联合盆底康复治疗压力性尿失禁的临床试验观察发现,桂附地黄丸与雌三醇分别联合盆底康复治疗围绝经期盆底功能障碍临床效果显著,并可改善围绝经期症状,提高患者生活质量。一项综合分析了 15 个随机对照试验、共 1 344 名受试者的系统分析结果显示,对比西药治疗,中草药在改善围绝经期非结构异常子宫出血患者的月经正常化率、更年期症状和血红蛋白计数方面更具有优势,不良反应及复发率更低。

（五）骨质疏松康复治疗

有两项系统评价结果表明太极拳锻炼对围绝经期和绝经后妇女的骨骼健康有积极的影响,经过太极拳锻炼后 PMS 患者脊柱骨密度与对照组相比有显著提高,且不良反应较少。1 项纳入 101 名受试者的随机对照研究发现,天癸散敷贴脐部可以提高围绝经期骨量减少妇女的血 $TGF-\beta_1$ 含量,全面调节成骨细胞和破骨细胞的活性,从而起到提高患者腰椎骨密度 T 值和改善临床症状的作用。

（六）认知障碍康复治疗

中药可改善围绝经期认知功能,纳入 100 例主诉为记忆力下降的更年期妇女患者的临床研究表明,口服宁神合剂在改善短时记忆及总的记忆能力方面较尼尔雌醇组效果更好。一项随机对照研究纳入绝经早期门诊患者 57 例,结果表明坤泰胶囊在维持绝经早期妇女的正常认知功能有一定作用,副作用少于雌激素治疗。

七、康复护理

1. 起居调护　调整生活方式,指导患者重新设计生活目标,培养新的兴趣。合理安排日常活动,做到起居规律,多参加户外活动,增加日晒时间,鼓励患者坚持力所能及的劳动和体育锻炼,可选择中医养生太极拳、气功等,改善全身血液循环,是缩短围绝经期、减轻各种不适症状的有效方法,散步、慢跑等均可使机体达到最大氧气摄取量。

2. 饮食调护　《素问·脏气法时论》说:"五谷为养、五果为助、五畜为宜、五菜为充"。饮食注意配伍和整体观,饮食有规律,辨证施食,保证营养,平衡膳食,搭配恰当,烹调合理,营养丰富,品种多样。饮食上可以清淡微酸的食物为主,因酸味入肝,可调节气机,辛辣助火的食物宜少。宜补充钙剂及维生素 D 预防骨质疏松,适量的蛋白质及热能饮食,低钠、低脂低胆固醇、多维生素及纤维素,足量矿物质和微量元素,比如瘦肉、虾、牛奶、豆类、山楂、新鲜水果和蔬菜。同时注意戒烟戒酒。

3. 情志调护　根据每个人的文化程度、性格特点、兴趣爱好以及容易接受的指导方式及护理需求进行评估,确定个人存在的健康问题并制订自我护理计划,建立健康的生活方式,学会自我调节和自我监测。应有意识地转移患者的病理性注意中心,根据患者具体情况培养一些爱好与兴趣,使心理活动的外指向增强,鼓励患者多参加集体活动,从集体生活中获得友爱。丰富生活内容如听奏音乐、栽种花草、书法、下棋、画画、烹饪等。在中医护理过程中,指导患者控制情绪,担忧和偏见会使围绝经期综合征症状加重,患者家属应多包容、安慰、鼓励患者积极面对生活,让患者体会到亲情的温暖,减轻焦虑及烦躁情绪。鼓励患者不断学习科学文化知识,常思考。并使其家人了解围绝经期妇女可能出现的症状及诱发因素,协调其周围人际关系,创造良好的家庭及社会环境,有利于提高其生活质量。

4. 症状护理　①潮热症状护理:潮热症状是妇女卵巢功能衰退的标志性症状。房间的温度应调节舒适,夏天的室内温度调节在 20~24℃、冬天在 24~26℃为宜,湿度宜调节在 50%~60%。潮热症状后有出汗时要及时更换干净衣物,防止着凉感冒。②泌尿生殖系统症状护理:围绝经期患者的雌激素水平会降低,导致酸性降低,易诱发泌尿系统感染和阴道炎症,嘱患者要勤更换内衣裤,注意干燥清洁,每日可用清水清洗会阴部,多饮水,可坚持做腹式呼吸及提肛运动,也可到医院在专业治疗师指导下做盆底肌肉的康复治疗,尽量不憋尿,性生活适度。③失眠、关节疼痛、头晕三个症状在围绝经期患者中发生率最高,注意加强睡眠卫生教育,做到按时作息,规律锻炼,但避免过度运动,睡眠环境应安静、避免白色灯光直射,睡前勿使用手机,勿喝浓茶、咖啡等兴奋性饮品,对于有头晕症状的患者,其家属应注意陪护,预防跌倒。关节疼痛的患者注意不要过度运动,注意局部关节保暖,尽量避免吹空调,饮食及药物上补充钙质,必要时可去医院就诊行康复治疗。

5. 健康教育　围绝经期症状的严重程度除了受体内激素水平的影响,与心理社会因素、生活方式、自我保健意识、机体的衰老等也有着较为密切的关系。对患者进行更年期生理卫生知识宣教,消除患者的心理压力和精神负担,作息规律、放松精神、劳逸适度,坚持锻炼,注重人文关怀和心理疏导。

八、预防及预后

针对 PMS 及其相关疾病的预防与治疗,可制订三级预防策略。基于中医治未病理论,其一级预防为未病先防。针对 PMS 高危人群进行健康指导；指导人群调节起居饮食（积极锻炼、健康低脂饮食），调摄情志，戒烟戒酒。二、三级预防为既病防变。二级预防是对已病个体采取积极措施，改善 PMS 症状、提高生活质量。三级预防是积极治疗原发病，预防并发症如高脂血症、心血管疾病及骨质疏松等的发生。PMS 是女性衰老的必经过程，症状或轻或重，需要早期发现、早期诊断、尽早介入康复。在绝经一年后，一部分女性便没有症状，但患者可以在绝经后几年之内都会有症状。绝经后女性肥胖率比年轻女性升高，动脉硬化发生率增加，冠心病发病率也上升。随着骨量逐渐减少，绝经后女性易发生骨质疏松症，进而引起骨折，影响日常生活。

运动的多种形式太极拳、八段锦、瑜伽在缓解更年期患者症状方面具有较好的疗效。积极有效地进行康复，可以改善不适症状，缓解心理压力，并且减少绝经后患高脂血症、心血管疾病及骨质疏松等疾病的风险，提高生活质量。

（陈尚杰　唐　巍）

参 考 文 献

［1］Maki P M, Kornstein S G, Joffe H, et al.Guidelines for the evaluation and treatment of perimenopausal depression: summary and recommendations.Journal of Women's Health, 2019, 28(2): 117-134.

［2］Ruan X, Cui Y, Du J, et al.Prevalence of climacteric symptoms comparing perimenopausal and postmenopausal Chinese women.Psychosom Obstet Gynaecol, 2017, 38(3): 161-169.

［3］Lu S, Zhang H L, Zhang Y J, et al.Prevalence and risk factors of urinary incontinence among perimenopausal women in Wuhan.Journal of Huazhong University of Science and Technology[Medical Sciences], 2016, 36(5): 723-726.

［4］Mann C, Mahner S, Thaler C.Menopause.MMWFortschr Med, 2019, 161(3): 50-57.

［5］Bromberger J T, Epperson C N.Depression during and after the perimenopause: impact of hormones, genetics, and environmental determinants of disease.Obstetrics and Gynecology Clinics, 2018, 45(4): 663-678.

［6］孟方，段培蓓，胡倩，等.刮痧联合清心滋肾汤治疗围绝经期综合征阴虚火旺证临床观察.中国针灸，2016, 36(8): 821-826.

［7］黄琳，刘琴，刘月.围绝经期评定量表 Meno pause Rating Scale(MRS)中文版信度及效度分析.护理研究，2018, 32(21): 119-121.

［8］王颖，李青.太极运动对围绝经期妇女生活质量影响的系统评价.中国老年学杂志，2019, 2(39): 584-587.

［9］Wang Y, Shan W, Li Q, et al.Tai Chi exercise for the quality of life in a perimenopausal women organization: a systematic review.Worldviews on Evidence-Based Nursing, 2017, 14(4): 294-305.

［10］王莹莹，陈虹，薛晓静，等.针刺治疗围绝经期情绪障碍安全性和疗效的系统评价.辽宁中医杂志，2018, 45(12): 2478-2484.

［11］Feng J L, Wang W, Zhong Y, et al.Acupuncture forperimenopausaldepressive disorder: A systematicreviewand meta-analysis protocol.Medicine(Baltimore), 2019, 98(7): e14574.

［12］成晓玲，周仲瑜，黄伟，等.电针与激素替代疗法比较治疗围绝经期综合征系统评价.中国中医药信息杂志，2018, 25(3): 107-111.

［13］文彩玉珠，刘亚飞，潘小丽，等.手针和电针治疗围绝经期综合征：随机对照试验.中国针灸，2017, 37(5): 491-495.

［14］Sun Z L, Jin Y B, Jin H F.Ear Acupuncture for perimenopause syndrome：a multi-centered randomized controlled trial.Journal of Acupuncture and Tuina Science, 2011, 9(5)：287-290.

［15］Ren Q, Yu X, Liao F, et al.Effects of Gua Sha therapy on perimenopausal：a systematic review and meta-analysis of randomized controlled trials.Complement Ther Clin Pract, 2018, 31(5)：268-277.

［16］Meng F, Duan P B, Zhu J, et al.Effectof Guashatherapyonperimenopausal syndrome：arandomizedcontrolledtrial.Menopause, 2017, 24(3)：299-307.

［17］杨春英, 刘炼, 葛红霞, 等.穴位埋线治疗围绝经期综合征临床对照研究.中国针灸, 2014, 34(10)：961-964.

［18］Wang Y, Lou X T, Shi Y H.Erxian decoction, a Chinese herbal formula, for menopausal syndrome：An updated systematic review.Journal of Ethnopharmacology, 2019, 1(18)：33530.

［19］李淑杏, 雷鹏琼, 陈长香.不同形式的音乐疗法对临床护士围绝经期综合征的影响.中国老年学杂志, 2015, 35(4)：957-959.

［20］Kotlyar A.I Ching balance acupuncture treatment of migraines, insomnia, and depression in a post-ovariectomy patient receiving hormone replacement therapy.Med Acupunct, 2018, 30(1)：41-45.

［21］闫学花, 陈书英, 闫利荣, 等.水突穴体表电刺激联合耳穴贴压治疗围绝经期综合征临床疗效观察.中国针灸, 2018, 38(10)：43-47.

［22］Chen M N, Lin C C, Liu C F.Efficacy of phytoestrogens for menopausal symptoms：a meta-analysis and systematic review.Climacteric, 2015, 18(2)：260-269.

［23］Chiaramonte D, Ring M, Locke A B.Integrative Women's Health.Med Clin North Am, 2017, 101(5)：955-975.

［24］JeonK L S, Hwang M H.Effect of combined circuit exercise on arterial stiffness in hypertensive postmenopausal women：a local public health center-based pilot study.Menopause, 2018, 25(12)：1442-1447.

［25］Vikram H, Argyrios Z, Susan L N, et al.Diet quality scores inversely associated with postmenopausal breast cancer risk are not associated with premenopausal breast cancer risk in the california teachers study.The Journal of Nutrition, 2018, 148(11)：1830-1837.

［26］Rathnayake K M, Weech M, Jackson K G, et al.Impact of meal fatty acid composition on postprandial lipaemia, vascular function and blood pressure in postmenopausal women.Nutrition Research Reviews, 2018, 31(2)：1-11.

［27］ESHRE Capri Workshop Group.Perimenopausal risk factors and future health.Human Reproduction Update, 2011, 17(5)：706-717.

［28］Mcvay M A, Copeland A L.Smoking cessation in peri- and postmenopausal women：A review.Experimental and Clinical Psychopharmacology, 2011, 19(3)：192-202.

［29］Sacide A, Abdullah E, Huseyin K, et al.Diagnostic utility of osteocalcin, undercarboxylated osteocalcin, and alkaline phosphatase for osteoporosis in premenopausal and postmenopausal women.Annals of Laboratory Medicine, 2012, 32(1)：23-30.

［30］Chiu H Y, Pan C H, Shyu Y K, et al.Effects of acupuncture on menopause-related symptoms and quality of life in women in natural menopause：a meta-analysis of randomized controlled trials.Menopause, 2015, 22(2)：234-244.

［31］曾令烽, 杨伟毅, 梁桂洪, 等.传统太极功法干预对改善骨密度流失疗效及安全性的系统评价.中国组织工程研究, 2019, 23(27)：4420-4428.

［32］Wang Y, Shan W, Li Q, et al.Tai Chi exercise for the quality of life in a perimenopausal women organization：a systematic review.Worldviews Evid Based Nurs, 2017, 14(4)：294-305.

32检